讚譽

對的人在對的時間，寫出了這本對的書。我們正在親眼目睹自體免疫疾病人口的急遽增加，其中包含了超過八十種診斷病症。布魯醫師非常成功地幫助讀者了解這類的發炎疾病（含關節炎和纖維肌痛症），能夠如何藉由她研發出的飲食和生活型態改善計畫來獲得控制。她這套循序漸進的方法，根據的是自身多年的醫師執業經歷，以及首度了解到基因、生活型態和營養會導致這些疾病的新興醫學研究。書中描述的是，以生活型態控制慢性發炎疾病的最新方式。對於正在找方法解決發炎問題的人，這本實用新知提供了真正的幫助。

——傑佛瑞・布蘭德博士，美國營養學院院士（FACN），
個人化生活型態醫學中心（Personalized Lifestyle Medicine Institute）理事長

這是一本傑作。完整讀完本書的人所得到的，不只是減輕症狀的方法，而是真正能夠帶你走上康復之路的地圖。布魯醫師為疼痛治療帶來希望，引領人們找到療癒的根源。

——大衛・瓊斯醫師，功能醫學中心（Institute for Functional Medicine）理事長

充滿洞見。醫療先驅布魯表示，逆轉慢性疾病不僅做得到，而且只要開始遵行她的改善計畫，就有立竿見影的成效。她詳盡地解釋了免疫系統如何運作、要進行哪些檢測和問卷來自我診斷，並提供了個人化治療計畫和食譜。

——《出版人週刊》

U0018269

免疫系統
全方位復原計畫

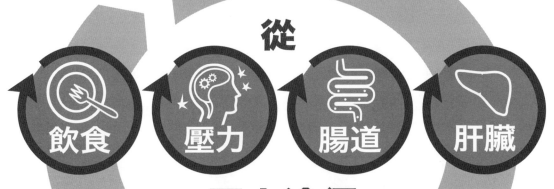

THE IMMUNE SYSTEM
RECOVERY PLAN

從

飲食　壓力　腸道　肝臟

四大途徑
全面拯救你的免疫系統

A Doctor's 4-Step Program
to Treat Autoimmune Disease

蘇珊・布魯 醫師 著 | 馬克・海曼 醫師 序 | 蜜雪兒・班德 執筆 | 毛佩琦 譯
Susan S. Blum, MD　　Mark Hyman, MD　　Michele Bender

本書獻給數百萬深受自體免疫疾病之苦的患者
它能給你帶來希望的訊息

如果人不改變自己的方向，終將走向那個方向的終點。

（If you do not change direction, you may end up where you are heading.）

目次

推薦序　從隱性流行病的疼痛與折磨中解脫的希望／馬克·海曼醫師　7

前言　　全新的醫病關係　　11

Chapter 1　自體免疫疾病基本知識　　21

PART 1　　45
食物是最好的藥物

Chapter 2　食物是最好的藥物　　47

Chapter 3　免疫系統食療指南　　69

Chapter 4　免疫系統食療食譜　　100

PART 2　　115
認識壓力的影響

Chapter 5　認識壓力的影響　　117

Chapter 6　壓力管理指南　　140

Chapter 7　壓力管理食譜　　169

PART 3　　185
打造健康的腸道

Chapter 8　打造健康的腸道　　187

Chapter 9　腸道完全治療指南　　202

Chapter 10　腸道保健食譜　　226

PART 4   239

維護肝臟的功能

Chapter 11   維護肝臟的功能   241

Chapter 12   養護肝臟指南   269

Chapter 13   養護肝臟食譜   291

PART 5   305

其他關於自體免疫你不得不知的事

Chapter 14   感染與特定自體免疫疾病   307

結語   336

致謝   338

附錄一：書籍、音樂、居家治療和養生療程   341

附錄二：補充品與草本植物指南   343

附錄三：健康飲食重點和蔬果採購清單   347

附錄四：幫助解毒的抗發炎點心   351

蘇珊·布魯醫師的問與答   352

註釋

參考文獻

從隱性流行病的疼痛與折磨中解脫的希望

你知道是哪種疾病的女性患者人數，比心臟病和乳癌加總的女性患者人數更多嗎？

你知道全美有兩千四百萬名患者，而美國國家衛生研究院（National Institutes of Health, NIH）卻僅撥 5.4％的預算來研究可能致病原因的是哪種疾病嗎？

答案是：自體免疫疾病。

因為自體免疫疾病的樣貌和種類有很多種，所以在大多數情況下很容易被人忽略。類風濕性關節炎、紅斑性狼瘡、多發性硬化症、發炎性腸道疾病、腸炎、糖尿病、甲狀腺機能低下、乾癬等，都屬於自體免疫疾病。我們把這些疾病視為不同的疾病，但事實上它們是屬於同一種疾病，只是因患者年齡、性別和基因的不同，而呈現不同的形態。自體免疫疾病侵犯影響的層面幾乎遍及全身上下，有些自體免疫疾病侵犯神經系統——像是自閉症，甚至是憂鬱症——有些則影響人的關節、肌肉、皮膚、內分泌、心臟等處。當身體的免疫系統而非外來分子如細菌，攻擊自體組織時，就會引發自體免疫疾病。自體免疫疾病超過一百多種，任何一個自體免疫疾病患者都能告訴你，這種病對他們的生活品質所造成的巨大影響。

新的科學研究及透過功能醫學方式的實務應用——指出了引發自體免疫疾病的幾種基本原因，但其中大部分都被西醫醫師所忽略。西醫醫師常試圖以強效藥物來阻斷免疫系統的攻擊，但這些藥物通常有危險的副作用。

事實上，幾乎所有自體免疫疾病的根本原因都差不多：微生物、環境毒物、過敏原、壓力和不良的飲食。只要排除這些根本原因，再輔以良好的飲食和生活模式來支持身體的最佳功能運作，你就能擺脫這些疾病恢復健康。

蘇珊‧布魯醫師具開創性的著作《免疫系統全方位復原計畫》，是自我療癒的絕佳指南。布魯醫師教你如何找出自體免疫疾病的根源，並恢復免疫系統的平

衡。她為數百萬飽受自體免疫疾病之苦的患者，制定了明晰的痊癒路線圖，並提供改變飲食、營養補充品與環境的方法，協助患者處理甚至逆轉自體免疫疾病。布魯醫師自己曾受自體免疫疾病折磨，因此亟欲找出治療之道，最後以本書中所介紹的方法成功地治療了自己的自體免疫疾病並痊癒。

西醫治療自體免疫疾病的方法，是以強效藥物如 Advil 或 Aleve 這類「非類固醇類消炎止痛藥」（non-steroid anti-inflammatory drugs, NSAIDs）、prednisone（腎上腺皮質醇）等類固醇藥物、methotrexate 等抗癌藥物，或商品名為恩博（Enbrel）、復邁（Humira）、類克（Remicade）等抑制「腫瘤壞死因子－α」（Tumor Necrosis Factor-α, TNF-α）強力發炎分子作用的製劑來停止免疫反應。但這些新藥減緩免疫系統的效果太強，以至於提高了癌症與致命感染的風險。它們會產生經常性且嚴重的副作用，而且只能緩解部分症狀。

這些藥物或許在短期內對部分患者有救命的效果，但從長期來看它們對於解決疾病的病因毫無幫助。

布魯醫師和我是使用功能醫學的原則來探究問題的根源。我們著手處理諸如毒物、感染、過敏原、不良的飲食與壓力等潛在病因，成功治好了數百名自體免疫疾病患者。

我自己也從這些方法中獲益。慢性疲勞症候群（chronic fatigue syndrome, CFS）有自體免疫問題的特徵，而且血液檢測清楚顯示我的身體正在攻擊自己。在排除體內的汞中毒問題之後，我的慢性疲勞與自體免疫問題都因此痊癒。

我們許多患者也是如此。我和布魯醫師等幾位醫師針對每個病患逐一找出病因——毒物、過敏原、感染、不良飲食、壓力——並處理所有的問題，同時加回讓身體功能最佳化所需的要素，像是未經加工天然完整的全食物、營養素、運動、壓力管理、乾淨的水與氧氣、社群、連結與意義。

以下是一些康復者的故事，它們也可能發生在你身上。

• 一名患有混合型結締組織疾病（mixed connective tissue disease, MCTD）的十歲女孩前來看診，她的皮膚、關節、肝臟、血球都嚴重發炎。醫師過去試

圖以大劑量靜脈注射類固醇與免疫抑制劑的化療藥物來控制她的症狀，但效果不彰。沒人問過為什麼。為什麼她會發炎？是什麼造成她免疫系統過度活躍？他們只想停下她的免疫反應。但兩個月的無麩質、無乳製品飲食，清除了她腸道中的壞菌，再以全食物與補充品恢復營養後，她的病情大幅好轉。一年之後，她已經沒有任何症狀、停了藥，自體抗體也回復正常。這種在西醫醫療下不曾出現的疾病逆轉案例，現在只要透過運用布魯醫師的書《免疫系統全方位復原計畫》人人都能做到。

- 一名四十二歲女性患有令她行動困難的乾癬性關節炎。她無法自行上下樓梯、進入浴缸，也無法正常照顧她的孩子。我們展開治療（包括禁食麩質與其他食物過敏原、清除體內重金屬、平衡她的免疫系統）九個月後，她走進我的診間，不但瘦了十四公斤之多（發炎會讓人肥胖），疼痛和乾癬也完全消失。

- 一名男性多年來一直飽受腹瀉帶血與潰瘍性結腸炎所苦。飲食改變與各種幫助消化的補充品雖然有幫助，但直到我們清除了他腸道中的壞菌，並請他禁食麩質之後，他的病情才真正得到改善。

- 最近一名的患者是有慢性疲勞、多發性硬化症，以及腦部有小的白色發炎疤痕組織。她在清除含汞的補牙填充物並接受徹底的排毒計畫後，症狀幾乎全數消失。當她再次接受磁振造影掃描時，因多發性硬化症造成的所有白色疤痕組織都不見了！

各地的功能醫學治療正在幫助無數病患從自體免疫疾病中康復。蘇珊·布魯醫師是其中一位充滿遠見的治療者，在布魯健康中心，她改善了數以千計患者的生活。她找出疾病的誘因，**例如隱藏的微生物、毒物、過敏原等，同時以營養補充品、植物或藥草處方與「前驅」藥**[1]**如益生菌來輔助身體功能**，這是目前在先

進醫學中醫療從業人員所實踐的治療方式。這種稱為功能醫學的治療方式，已幫助了全世界成千上萬的患者恢復健康。《免疫系統全方位復原計畫》一書清楚透澈地介紹了功能醫學寶貴的智慧，只要遵行書中介紹的這套簡單且具革命性的治療計畫，你也可以治療自體免疫疾病的病因，逆轉疾病，把身心健康的禮物送給自己。

功能醫學給了我們知識，教給我們方法。你只需要去做，就對了。

馬克‧海曼（Mark Hyman）醫師
寫於美國麻州西斯托克布里吉（West Stockbridge）

全新的醫病關係

在美國，有種流行病愈來愈嚴重。這種病不會登上報紙頭條，不會變成晚間新聞，但它確實存在，不僅會讓身體愈來愈虛弱，甚至有致死的可能。這種流行病指的正是自體免疫疾病（autoimmune disease），**這是美國目前最盛行的慢性病，約有兩千三百五十萬名美國人罹病**。比起癌症或心臟病，更多人罹患這種慢性病，但多數人連這種疾病是什麼都不清楚。毫不誇張地說，缺乏對這種疾病的意識正在殺死我們。自體免疫疾病不僅會造成嚴重的疼痛、殘疾，更可能奪人性命。更糟的是，因為傳統西醫醫師不是找不出問題，就是找不出問題的根源，使得許多自體免疫疾病患者深受這種病症折磨。

功能醫學（functional medicine）是自體免疫疾病的解答，這個醫學領域在過去十年間漸趨成熟。希望就在這裡，你已握在手中。

本書緣起

自體免疫疾病的種類超過一百種，但它們都是起因於免疫系統問題的嚴重慢性疾病。本書敲響一記警鐘，告訴讀者：**在疾病尚未惡化並引發嚴重疼痛、殘疾甚至死亡前早期發現，仍有逆轉（改善）並治癒的機會**。最初的症狀可能是輕微的疲勞、肌肉或關節疼痛，和總覺得有哪裡不對勁的不適感。只要接受簡單的血液檢測，就能及早確診，然後跟著本書的步驟，就能在大腦、關節、甲狀腺、血管和其他重要器官產生不可逆轉的損傷前，讓免疫系統恢復平衡。如果你的免疫疾病問題已有一段時間，且已損害身體組織，本書將幫助你改善病情，並將教你如何逆轉這種疾病的影響，防止特定組織傷害惡化。身為醫師，我很早就知道有葛瑞夫茲氏病（Graves' disease）、類風濕性關節炎、克隆氏症（Crohn's disease）、

潰瘍性大腸炎、紅斑性狼瘡、多發性硬化症（multiple sclerosis, MS）、橋本氏甲狀腺炎（Hashimoto's thyroiditis）、乾癬、圓禿（或稱圓形禿或鬼剃頭）、白斑症、修格蘭氏症候群（Sjögren's syndrome，或稱乾燥症候群）、硬皮症等自體免疫疾病，但當我被診斷出患有這些疾病的其中一種時，我的個人生活與職業生涯被永遠地改變了。

我的心路歷程

在我繼續往下講之前，請容我就像對我診所裡的病患所做的一樣，先自我介紹一下。我是蘇珊・布魯醫師，是預防醫學專科醫師，也是紐約西奈山醫學院（Mount Sinai School of Medicine）預防醫學系的臨床助理教授，同時亦為紐約萊伊布魯克（Rye Brook）的布魯健康中心（Blum Center for Health）創辦人。

就讀醫學院時，我展開了傳統西醫之路。接著在內科住院醫師訓練階段，我很快理解到自己不想只關注疾病或病症，而想把重點首先放在預防這些情況上。但在當時，預防醫學以篩檢和公共衛生項目為主，而非醫師日常看診的一部分。醫學院並未傳授醫師協助病患改變行為的方法，像是如何吃得健康或減輕壓力等。我知道做為一名醫師，我必須走另外一條路，所以我到當時被認為是非主流的機構接受培訓。其中我對壓力、營養與疾病之間的關係尤感興趣。

我從傳統西醫的主流道路，走上偏向整體醫學的醫療方式，再踏進功能醫學的新興領域。我先在華盛頓特區的身心醫學中心（Center for Mind-Body Medicine）修完課程，學習到壓力管理技能與逆轉壓力對身體影響的方法。接著，我在美國功能醫學會（Institute for Functional Medicine）理解了食物如何增進健康或引發疾病等過程。我自己執業時，開始運用過去所學關於壓力管理與營養的知識，並親眼見證這些方法如何協助病患預防且真正逆轉慢性疾病。於是，這兩個概念——預防與逆轉慢性疾病——成了我的熱忱所在，也是我目前執業的主要核心。若把這些技術運用在自體免疫疾病這個領域上，可以真正改變患者的人生。

我知道這一點，不僅因為我見證了自體免疫疾病患者使用這些方法後得到改

善，也因為在我被診斷出罹患自體免疫疾病後，看到它們在我身上所產生的影響。

大約十年前，一位朋友問我為什麼我的雙手那麼黃，讓我發現這件事。我先前沒特別注意到這個狀況，但她說的沒錯，所以我立刻接受血液檢測想找出原因。

「你有甲狀腺機能低下症。」醫師在檢測結果出來後告訴我。我？甲狀腺問題？我不敢相信。甲狀腺機能低下症，是甲狀腺無法製造足夠的甲狀腺荷爾蒙所造成。甲狀腺荷爾蒙可協助把橘黃色蔬果中所含的營養素 β－胡蘿蔔素轉化成維生素 A。因為轉化並未正常進行，所以我健康飲食所攝取的那些 β－胡蘿蔔素無法得到妥善處理，以致這些營養素在我體內累積，造成手部發黃的症狀。事後回想起來，這並非唯一的症狀。另一個症狀是我要非常努力才能不讓體重增加，而且我經常感到疲倦，當時我並沒有意識到這些是某種問題的症狀，因為它們已長久成為我生活中的一部分，以至於我一直以為這些情況是「正常」的。

進一步的檢測顯示更多的壞消息。我患有一種稱為橋本氏甲狀腺炎的自體免疫疾病。換句話說，我的免疫系統——正常情況下身體日常負責抵禦感染與入侵者的系統——不再能保護我或自我防禦。事實上，我的免疫細胞轉而對付我的甲狀腺，對它進行攻擊與傷害，使它無法順利分泌充足的甲狀腺荷爾蒙。我很震驚。我幾年前開始吃素、固定運動、做瑜伽和冥想，且有虔誠的宗教信仰。我在心理治療中已坦然面對心中罣礙，最後終於對人生感到滿足。因為我已經做了所有自認為正確的事，還被診斷出有自體免疫疾病，讓我既驚訝又害怕。我也是醫師，我不敢相信自己的體內竟發生著我所不知道的事。

不過，我的家庭醫師對於這個令人難過的消息不以為然。「沒什麼大不了的。」他說。「妳只要服用甲狀腺荷爾蒙替代藥物就沒問題了。」沒什麼大不了的？或許對他來說沒什麼大不了，但我的直覺告訴我不對勁。我的身體已經失去平衡，我想知道答案。為什麼我會患有這種病？為什麼是現在得病？為了更了解這種疾病，我決定藉這次機會，探索所有傳統與非傳統西醫可提供的治療。**我不想吃那種只會掩蓋問題或控制症狀的藥物，我想知道為什麼一開始會有這些症狀出現？**

功能醫學對我的幫助

被診斷出罹患橋本氏甲狀腺炎的契機，帶我深入探索功能醫學這個獨特且當時算是相當新的一門領域。功能醫學考慮的是全人整體醫療，而非僅著眼於症狀治療。在確診之後，我開始運用在功能醫學會所學到的原則來進行自我治療。檢測結果顯示，我的基因傾向（genetic predisposition）是屬於自體免疫疾病的高危險群。我得知了自己的身體不易排出汞（汞是一種會傷害人體組織的毒物，也是自體免疫疾病的潛在因素）。於是，我開始吃無麩質飲食、避免食用重金屬汙染嚴重的魚類（如鮪魚、旗魚、鰻魚、銀花鱸魚），然後接下來的兩年，我清除掉多顆補牙的汞齊（amalgam，即為銀粉中的汞合金），並且開始喝高蛋白飲來減輕發炎、增進肝臟功能（肝臟是人體主要的排毒器官，這麼做有助於把汞與其他毒物從身體排出）。我被診斷出罹患橋本氏甲狀腺炎，並開始以功能醫學治療這種自體免疫疾病的兩年後，抗體指數終於回復正常，疾病也治癒了。我服用少量的甲狀腺藥物左旋甲狀腺素（levothyroxine），感覺精神充沛、體重得以控制。我非常雀躍，想與病患分享自身心得。

這僅是第一步。我的甲狀腺在最初診斷時已經受損，所以我接下來的目標是治療甲狀腺——這個過程因人而異，取決於甲狀腺已經遭受自體免疫疾病攻擊多長時間。以我而言，甲狀腺已因橋本氏甲狀腺炎嚴重受損，所以我當時與往後都需要以甲狀腺藥物持續治療。雖然如此，我現在服用的劑量已是十年前的一半。現在我覺得比以前更健康、更有精神。我的抗病旅程讓我學會身體需要什麼、如何詢問，以及如何傾聽。慢性疾病的康復需要時間和努力，但是做得到。我的親身經驗就是證明。我自己做到了，我也下定決心要藉專業幫助其他自體免疫疾病患者對抗病魔。

多年前我曾在身心醫學中心的專業訓練課程中，為一群醫療專業人士演講。在演講中，我談到食物就是藥物的重要性，以及呼吸、放鬆這類簡單技巧對治癒疾病的效用。我很意外地發現，這些重要且足以改變生命的概念，在場的兩百位

聽眾大多聞所未聞，而這些人都是醫療專業人士！我簡直難以置信。這些醫師如果自己不懂、也不執行這些觀念，如何指導病患？我當時才體認到，該是廣為宣傳的時候了，讓我診所的病患和來聽我演講聽眾以外的人，都了解這件事！

功能醫學的助益

在數年的計畫（與對此機會多年的夢想）之後，二〇一〇年我在紐約萊伊布魯克創辦了布魯健康中心，關注在功能醫學、身心醫學與預防醫學的全面性整合。中心另設有烹飪教室指導病患與客人如何吃得健康，身心靈中心傳授一系列放鬆技巧，不僅能預防，更能治療慢性健康問題。再加上我身為醫師所提供的功能醫學治療，為病患帶來了成效卓越、甚至改變人生的成果。

我不是唯一被醫師告知必須吞藥丸過日子的病人，當然也不是唯一認為應該有更好治療方式的人。在我的布魯健康中心功能醫學門診中，病患經常向我訴說傳統西醫診斷出他們罹患自體免疫疾病後所說的話：「你要習慣止痛劑。你這輩子都需要吃這種藥。」「我們不清楚為什麼人們會罹患這種疾病。」「你的免疫系統無法治療。」這只是其中的一些例子，但一再出現的主題通常是「沒有痊癒的希望」。傳統西醫的想法是你應該接受診斷結果，接受終身難逃跟止痛劑與抑制免疫系統的藥物抗戰，並且接受以上兩者的副作用（有些副作用可能很痛苦而且是長期的）。我不願接受這種束手無策，也無力為目前美國兩千三百五十萬自體免疫疾病患者做任何事的想法。但自體免疫疾病日益流行，我知道有許多這類病症的患者無法親赴我的門診，於是才寫了本書，好把這個有效又健康的治療方式提供給更多人。

許多傳統西醫都抱有「跟疾病妥協」的態度。這種態度只會讓病患有一種徹底的無力感，**也會讓疾病惡化，因為它小覷了身體的自然療癒機制。身心之間的連結既真實又強大。**許多研究顯示，如果人感覺較能掌控病況，就能提高治癒的機會。當人感覺能為自己做點什麼的時候，在身體出現健康問題的情況下，表現、感受和生活狀況也都會較佳。患者的確能夠自助！這是功能醫學的核心原則

之一，身為這個領域的專家，我現在就要告訴你，你對自己的身心健康有多少的掌控權。

　　所謂的功能醫學專家到底是什麼？我先告訴你，怎樣「不算」這領域的專家。多數傳統西醫會記錄你的症狀，並找出能結合這所有症狀的診斷，以決定你的治療方式。所以，如果你的朋友跟你有相同症狀，你們通常會得到相同的診斷和治療。這種方式一般對於闌尾炎、摔斷腿等外傷或健康問題來說是有效的，因為手術等治療方式可以解決立即的問題或症狀。不幸的是，這種治療方式對於複雜的慢性疾病如自體免疫疾病的預防與治療，通常成效不彰。

　　功能醫學專家就好比醫療偵探，要先蒐集你過去的線索（成長的地方、家庭狀況、創傷經驗、醫療史等）與現在的線索（環境中的潛在毒物、社交生活、壓力程度、人際關係、飲食、運動、睡眠習慣、症狀等）。掌握了這些訊息之後，功能醫學專家會試著找出你的身體是如何無法正常運作，以及其原因。這類偵查工作是我提供給布魯健康中心病患的服務，也是我用來治療自己嚴重自體免疫疾病的方式。本書將透過一些互動單元介紹給你這種治療方式。

　　知名的預防醫學專家，常被稱為功能醫學之父的西尼・貝克（Sidney Baker）曾說：「如果你坐在一枚圖釘上，問題不在治療疼痛，而是趕快找到這枚圖釘，然後把它拿掉。」本書將協助你找到這些造成免疫系統無法正常運作的圖釘，把它們逐一移除。並將帶領你完成四大關鍵步驟，清除對免疫系統不利的因素，確保身體擁有正常運作所需的要素。

免疫系統全方位復原計畫

　　我寫這本書是為了要分享希望和療癒的重要訊息。令人震驚的是，**市面上居然沒有告訴一般人免疫系統是如何運作與修復的類似書籍**。這正是我在接下來的章節中要探討的內容。我將解釋我如何協助**數百名**紅斑性狼瘡、類風濕性關節炎、修格蘭氏症候群、橋本氏甲狀腺炎、葛瑞夫茲氏病等自體免疫疾病患者，治癒症狀、減少抗體。

在正常情況下，抗體是免疫細胞製造用來攻擊並摧毀外來入侵者的分子，但罹患自體免疫疾病時，這些抗體會被誤導轉而攻擊並傷害自己的身體組織。這些病症很多都是慢性疾病，不僅令人體力衰弱，甚至可能危及性命。事實上，自體免疫疾病是六十四歲以下女性的十大死因之一。

本書將協助你釐清自己是**什麼感覺**、**為何經歷某些症狀**、**如何治療這些症狀**的潛藏原因，好治癒你的自體免疫疾病。一本書怎麼可能涵蓋所有的自體免疫病症？因為這些病症多數都有相似的潛藏失衡狀況。藉由本書各章的檢核表、問卷、自我評估等互動單元，讀者可以自行操作我跟患者在診所裡所進行的程序。當然，讀者無法自行做血液或糞便檢查（這些需要醫療專業人士處理），但只要進行本書所介紹的四大步驟，讀者就可以學會治療各種自體免疫病症。治癒與預防自體免疫疾病的四大步驟包括：

- 步驟一：食物是最好的藥物
- 步驟二：認識壓力的影響
- 步驟三：打造健康的腸道
- 步驟四：維護肝臟的功能

我建議讀者按照這四大步驟的順序進行，即能得到最佳的效果。但這些步驟也可單獨進行，如果你希望，也可以一次只針對某領域著手。本書依四大步驟分為四部，每一部再各分成三章。

- 每一部的第一章，會先**清楚解釋免疫系統如何受該主題影響**，例如免疫系統如何回應壓力，或消化道健康如何影響免疫系統等。
- 第二章為**自我評估**。我會按照這些評估的結果，協助你制定個人化的治療計畫。本章將提供你執行計畫所需的所有資訊，包括如何把這些工具與日常生活整合、如何制定長久的生活模式。
- 第三章提供**食譜**，讓讀者了解如何把食物納入個人化的治療計畫中。每一種食譜都包含其中一種步驟的治療所需的食物。

在逐一探討四大治療步驟的同時，我會解釋每個步驟為什麼重要的原因，並且讓你看到自己多快就能獲得改善。不管是單一步驟或是所有步驟，施行這些步驟之後，你的免疫系統將立即得到改善。這是為每個患者制定治療計畫的基礎，也是最簡單有效的「藥物」。

本書將回答下列問題及更多其他問題：

- 五 A（制酸劑 antacids、抗生素 antibiotics、止痛藥 Advil、酒精 alcohol、動物性食品 animal foods）是怎麼讓你生病的？
- 為什麼身體會把典型美國飲食的常見食物誤認為入侵者，讓免疫系統開始攻擊自體組織？
- 汞和其他毒物如何改變身體組織的構成，導致免疫系統攻擊自體組織？
- 常見的病毒，例如引發傳染性單核球增多症的人類疱疹病毒第四型（Epstein-Barr virus，又稱 EB 病毒），如何持續刺激免疫反應，使人長期腫脹、僵硬、浮腫且疲勞？
- 停止身體免疫反應的傳統西醫治療法如何造成嚴重的副作用，如失眠、體重增加、肌肉疼痛、血壓升高、憂鬱等症狀？
- 如何將功能醫學與傳統西醫治療結合運用，以提供最大的效果與最低的風險？
- 你得過的每種病毒：唇疱疹、水痘、帶狀疱疹、肝炎、EB 病毒等——都可能殘留在體內演變為自體免疫疾病。如何確保身體不發展出這些疾病？
- 為什麼 70％的免疫系統都位於腸道？為什麼平衡消化道裡的好壞菌能帶來最佳免疫功能？
- 腸道中正常的細菌數量為什麼能降低過敏與自體免疫疾病的發生？

對所有人都有益處

我想特別強調一點，雖然本書的重點為自體免疫疾病，但書中介紹的免疫系統全方位復原計畫，可以讓每個人都擁有更健康、更平衡的免疫系統。書中列出

的步驟已經成功幫助我的氣喘與過敏患者，也幫助了那些每次碰到流感或感冒病毒就難以倖免的朋友。

現今自體免疫疾病的患者比過去大幅增加，這種疾病盛行的原因之一，是我們身處有毒食品、壓力、化學物質、重金屬連續轟炸的環境。我們無法遺世獨居，但我們可以提高自我意識，改變進入屋內、家庭與體內的東西，**藉以保護自身的健康。我們每一個人都有選擇權，也有責任好好照顧自己**。

還有一件事我們必須了解：對於發生在我們身上的事，我們握有掌控權。沒錯，**被診斷出罹患自體免疫疾病確實要嚴肅看待，但不是被判了無期徒刑，也不必這樣看待這種病**。你不必終身活在痛苦中，也不必終身服用令人乏力的藥物。你可以治好自己的免疫系統。我知道，因為我跟許多病患都經歷過這個過程，更因為我走過來了。

本書將教你治療甚至逆轉自體免疫疾病，以及一開始就預防這種疾病的方法。我的目標是希望讀者藉由本書能看到自體免疫疾病是可治療的，而且除了終身服藥以外，還有其他永久性的解決方式。希望絕對存在，而且你就是自我療癒的啟動者，你可以做很多事來幫助自己。你並不孤獨，我將在這裡指導你展開復原之旅。我們現在就開始吧！

> 美國國家衛生研究院（NIH）指出，「過去十年的研究發現，使得自體免疫研究成為最具前景的新興領域之一。」

開始之前

我了解書中的醫療專業資訊可能會讓你覺得有點吃不消，書中的治療計畫則要你做出不少飲食與生活的改變。但讀這本書的時候，請你深呼吸，不要見樹不見林。我希望你知道自己擁有不必用藥的選擇——真正有助於治好免疫系統的選擇。可是有時候你**也需要**專注在「樹」上，亦即書中四大步驟的細節，但同時請

放眼於我們企圖達成的目標：從最深層的部分治療你的身體。

我寫這本書的目標有三個。首先，我希望你知道有龐大的科學文獻支持這種治療，與這種讓免疫系統恢復平衡的方法。不熟悉功能醫學與我在書中向各位分享的研究的醫師，可能會跟你意見相左。你的醫師不清楚這些資訊，不代表他們是錯的。本書的目標是賦予你力量，讓你找回自己的健康。我也希望你有信心跟其他人分享這些資訊。

我的第二個目標，是提供給你其他患者在我診所得到的治療。自體免疫疾病的患者數百萬計，而我只有一個人，所以我才決定寫這本書。本書分為幾個部分，因此你可以根據自己的速度陸續讀完。要做的事很多，但你不必在一週或一個月內全部做完。不要感覺太有負擔，你可以做得到的。而且請記住，資源隨手可得：你可以從我們的網站得到協助，如果這對你來說太複雜，你可以找一位功能醫學醫師來幫忙你弄清楚一些資訊（請參見附錄）。

本書的第三個目標，是散播希望的訊息。我很雀躍有這個機會讓你知道毋須放棄、毋須終身受制於慢性病痛與藥物。誠摯祝福每一位讀者進行改變的同時──我知道這些改變可以幫助你好轉──都能踏上療癒之旅。

Chapter 1

自體免疫疾病基本知識

健康的免疫系統

你的免疫系統包含體內一群保護你免於感染與疾病的免疫細胞，這就是免疫系統常被稱為細胞「大軍」的原因。每天當你暴露在可能造成感染與疾病的來源中時——如病毒、細菌、黴菌、寄生蟲和食物的異性蛋白（foreign proteins）——你的免疫系統就會採取行動。為了抵抗防禦，身體會召喚許多不同的士兵，但為了了解免疫系統疾病，我們的重點將放在淋巴細胞（lymphocytes）這支大軍上。淋巴細胞是一種白血球細胞，負責保護身體，抵擋有害的外來物，如感染等。如果淋巴細胞沒有正常運作，就會造成免疫疾病。組成淋巴大軍的「士兵」有兩種，第一種是殺手 T 細胞（killer T cells），它們會直接攻擊無法辨識、被視為入侵者的細胞。我把這種直接攻擊想作是細胞對細胞間的戰鬥。另一種細胞稱為 B 細胞，這種細胞會產生一些分子，亦即抗體，來抓住免疫系統認為可能造成危險的外來物。在抓住外來物之後，免疫系統就會產生更大的反應，引起發炎。這件事發生的同時，新的化合物會被釋放出來攻擊外來物、殺死它，並把它從身體清除。你可以把抗體想成從 B 細胞釋放出來殺死入侵者的子彈。免疫系統的這兩種士兵——製造抗體的 B 細胞和殺手 T 細胞——會啟動全身發炎反應的過程。雖然這個過程的開始可能不盡相同，但最後你所感覺到的大致是相同的。所以完善健康的免疫系統的第一個定義，就是殺手 T 細胞與產生抗體的 B 細胞得到平衡，使免疫系統也獲得平衡。

當免疫系統採取行動時，你有時候會確實有所感覺，而有時候則渾然未覺，視入侵者而定。舉例而言，這些外來入侵者可能是細菌及病毒。如果你因為細菌

感染得了鼻竇炎或耳炎，你可能會感覺到免疫系統發揮作用時所產生的鼻塞，或耳朵、鼻竇的疼痛。如果你因為病毒罹患流感，則可能會發高燒。這些都是免疫系統與細菌或病毒打仗所產生的症狀。你也可能產生較劇烈的反應，例如肌肉或關節有如關節炎般的發炎症狀。這些都是免疫系統正在抵抗感染的跡象。如果你的免疫系統夠強壯，那麼你體內的戰爭可能最多一兩週就會停下來。一旦免疫系統完成任務，它就會放鬆回到正常的狀態，觀察並等待下一個犯罪分子出現，發炎反應也會消失。對擁有健康免疫系統的人來說，這是一個良好且正常的過程，我們需要這些殺手 T 細胞和抗體來保持健康。

T 細胞的種類不只一種。輔助型 T 細胞（T helpers）和調控型 T 細胞（T regulators）會告知殺手 T 細胞和 B 細胞要怎麼做，該啟動或停止免疫反應。不同類型的 T 細胞需要保持平衡，使免疫系統在完成任務後能正常關閉。因此，保持 T 細胞平衡，是健康免疫系統的第二個定義。

雖然你的免疫系統需要保持警覺以保衛身體不被感染或毒物侵害，但免疫系統也需要小心以免把自身細胞誤認為入侵者而傷害身體組織。在發育早期階段，你的免疫細胞需要學習分辨什麼是身體自然的一部分，也就是「自體」、什麼是外來物質，也就是「非自體」。這種分辨的能力稱為耐受性（tolerance）。因此，健康免疫系統的第三個定義是免疫系統僅攻擊入侵者，而非自體。

健康免疫系統的三大定義：
1. 殺手 T 細胞和製造抗體的 B 細胞得到平衡。
2. 輔助型 T 細胞和調控型 T 細胞得到平衡，能啟動或關閉免疫系統。
3. 免疫系統有能力辨別外來入侵者（如病毒或細菌）與身體本來的一部分（如細胞和組織）。

錯亂的免疫系統

當免疫系統的三大健康定義統統出錯時，就會出現自體免疫問題。身體開始製造過多的殺手 T 細胞或抗體（依自體免疫疾病不同而異，稍後詳文討論）停不下來，以致免疫反應無法終止。（前兩種問題也可在氣喘或過敏患者身上看到，因為他們對過敏原這種物質產生過度的免疫反應。呼吸喘鳴、抽吸鼻子，甚至造成生命危險的舌頭腫大、喉嚨緊縮等症狀，都是免疫反應，而非過敏原所造成。）但對於患有自體免疫疾病的人而言，非常重要的是，本該攻擊外來入侵者的免疫細胞，卻轉而攻擊自體組織。把這三個問題加在一起，結果就是發炎及細胞器官損傷。

什麼是自體免疫疾病？

「自體免疫」涵蓋至少一百種以上的疾病，並非特定單一疾病，所以容易讓人搞不清楚，或許這也是為什麼這麼多人不熟悉自體免疫疾病，或不確定哪些疾病屬於自體免疫疾病的原因。再者，橋本氏甲狀腺炎、類風濕性關節炎、全身性紅斑性狼瘡、修格蘭氏症候群、乳糜瀉、多發性硬化症等病名，都沒有「自體免疫」幾個字，不像各種癌症病名常帶有「癌」字以及惡性腫瘤發現的位置，例如乳癌是乳房的腫瘤，結腸癌是結腸的腫瘤，皮膚癌是皮膚的腫瘤。病名沒有「自體免疫」這幾個字，使得不同的自體免疫疾病聽起來像是完全不同的疾病，但這與事實相去甚遠。

另外，自體免疫疾病病名並未指出疾病發生的身體部位，這點也容易讓人產生混淆。有些自體免疫疾病是**全身性**的，意思是自體攻擊遍布全身的所有組織，例如紅斑性狼瘡。另一些自體免疫疾病好發於特定器官，僅攻擊特定部位或器官，例如橋本氏症僅有甲狀腺受累。無論是前者或後者，它們的病名都不是問題發生部位的清楚指標。橋本氏症和葛瑞夫茲氏病發生在甲狀腺，多發性硬化症發生在大腦與脊髓，白斑症發生在皮膚，惡性貧血則發生於血球。雖然發病的部位

不同，但我們現在已經知道，這些疾病背後的問題非常相似。事實上，近來的研究已把重心從這些疾病影響的特定器官，轉移到引發這些疾病的潛在機制上。「自體免疫疾病的起因相似」這個觀念，是我們治療與逆轉這些疾病的關鍵。

一百多種不同的自體免疫疾病有著相似的特徵。它們都是嚴重的慢性疾病，都在免疫系統中有潛在的問題。另一個共通點是炎症，指身體內部包括大腦出現發炎與腫脹的情形。發炎可以引發相當廣泛的症狀，包括疲勞、浮腫、肌肉或關節疼痛，腹部不適如腹瀉、難以專心或腦霧（大腦思維很難清晰的狀態）等現象。你也可能有種惱人的感覺，儘管醫師找不出你哪裡有問題，但就是覺得哪裡不對勁。

透過使用功能醫學的方法，並將重點放在免疫功能失調的主因，研究人員發現了許多這類疾病的潛在誘發因素（誘發因素是導致不健康免疫反應的因子）。研究發現，**許多自體免疫疾病是由相似的因子誘發，例如麩質、重金屬、毒物、感染、壓力等**。這些疾病的主要差別，只在於免疫系統瞄準並攻擊身體不同部位的組織。基本上，多數自體免疫疾病的共通點比相異處多。因此，修復基礎系統——也就是你的飲食、壓力荷爾蒙、消化道健康、解決身體的毒素問題——將可治癒免疫系統，並對這些狀況有所助益。這就是我將在本書中詳加說明的劃時代療法，也是為什麼書中的治療計畫適用於**所有**免疫疾病，對於改善這些疾病都有幫助的原因。

是什麼造成自體免疫系統疾病？

美國國家衛生研究院估計，高達兩千三百五十萬美國人患有自體免疫疾病，而且盛行率正在上升。因為人數年年增長，許多專家都提出疑問：究竟是什麼原因造成自體免疫疾病？並投入研究找尋答案。人究竟為什麼罹患自體免疫疾病，目前有許多不同的觀點和看法。以下是證據最充分的一些解釋：

潛在誘發因素：現代日常飲食

麩質

　　現代農業技術中包含基因改造的部分。這意味著穀類的種子如玉米、黃豆、小麥在實驗室經過改造，以便長得更大或更有效率地抵抗病害。改變穀物基因的結果，讓它們出現了本來沒有的蛋白質。動物研究發現，這些蛋白質非常難以消化，容易導致以下症狀：

- 胃灼熱
- 胃食道逆流
- 多屁
- 進食後脹氣

　　我們也看到證據顯示，這些蛋白質會引發造成自體免疫問題的腸道免疫反應。自體免疫意味著免疫系統的細胞受損，轉而攻擊自己的細胞。麩質是小麥、大麥、卡姆麥（Kamut）、斯佩爾特小麥（Spelt）中所含的蛋白質，而基因改造使得我們所吃穀物中的麩質變得更強、更濃縮。食物中麩質的濃度變高，與過去數十年來食物過敏患者的比例升高有關。為什麼呢？因為麩質是我們飲食中相對較新的成分。

　　我們的祖先原本是狩獵採集者，他們吃的是動物、堅果、種子、莓果，而非穀物。接著人類轉為農耕（僅約十個世代之前），依時節更動，交替食用當季可取得的食物。這麼做的好處是可不停變換飲食，因為一直食用相同的食物容易增加過敏反應的風險。加工食品被製造商加工後已失去食物的原貌，通常所有的纖維質和許多養分已經流失。加工是為了延長食物的保存期限，讓更多食物可以提供給更多人，但我們現在已了解加工食品並不營養。典型美式飲食者多數餐點吃的是白麵粉，而非較健康的全食物。其實我們更應該攝取保持食物摘採時原貌的全食物。

麩質的問題在於它難以消化，大量大顆粒的麩質進入血液中，讓免疫系統提高警戒，把麩質當成外來物而產生抗體加以攻擊。不幸的是，抗體攻擊麩質時，卻也錯誤地攻擊了身體的組織。**這種現象稱為分子擬態（molecular mimicry），也是一般認為麩質造成自體免疫疾病的原因。**分子擬態不僅針對麩質，免疫系統把自體組織誤認為外來物時，也會發生這種狀況。

另一種食物可能引起發炎和免疫反應的方式，稱為免疫複合體疾病（immune-complex disease）。以麩質為例，抗體結合麩質，形成在體內流動的複合體。這些免疫複合體是免疫系統處理外來物常見且重要的方式，你需要免疫複合體來讓免疫系統正常運作。正常來說，免疫系統會把這些複合體從血液中清除，但如果數量太多，它們就會跑到不同器官去，導致局部發炎、組織損傷與自體免疫反應，這可能導致關節腫脹疼痛，因此被認為是風濕性關節炎形成的過程之一。

麩質是造成自體免疫疾病的主因嗎？對有些人來說，是的；對另一些人來說，則是拼圖中的一大片。我喜歡用這個拼圖的比喻，因為引發自體免疫疾病或免疫功能失調的原因有好幾種，而我的方法則是一次處理一片。我以本書的四大部分來處理最大，也是最常見的那幾種原因。其中部分原因為食物，但你也必須照顧好自己的壓力系統、維持腸道的健康（不要忘記這點是麩質引發問題的原因之一，如果你的腸道障壁能發揮正常功能，麩質或許根本不會造成問題），以及不讓身體負荷過多毒物。一旦你正視所有的拼圖碎片，拼圖才會完整，你才能看到健康的全貌。

纖維質、脂肪與維持免疫系統健康的營養

除了麩質以外，其他食品也可能影響你的免疫系統。動物性成分的飲食，如乳製品、雞蛋、牛肉等可能刺激發炎，讓消化道內的好菌失去平衡。纖維質和蔬菜對於菌叢的平衡非常重要，能夠提供肝臟營養，使肝臟有效清除體內毒物（你將於本書第十一章〈維持肝臟功能〉看到毒物如何提高免疫系統風險）。但不幸的，許多人並未攝取充足的纖維質與蔬菜，以從中得到它們所帶來的好處。

想打造健康的免疫系統，你必須把多種營養素納入飲食中，包括維生素 D、維生素 A、硒、鋅、好脂肪等，這些營養素通常是典型美式飲食所缺少的。舉例來說，加工食品經常充滿損害免疫細胞並造成許多問題的壞脂肪。我們將在下一章〈食物是最好的藥物〉詳談這個主題。

潛在誘發因素：慢性壓力與荷爾蒙失調

有些人情緒上並未感到太大壓力，但卻不按時用餐、睡眠不足或過度運動。這些行為會對身體造成負擔，促進腎上腺分泌壓力荷爾蒙皮質醇。另外，有些人可能僅照顧身體，心中卻焦慮、擔心、不安、沮喪，或有嚴重而持續的情緒創傷。這些也會引發相同的皮質醇反應。腎上腺是位於腎臟上方分泌所有壓力荷爾蒙的小腺體。我先說明並非所有的壓力荷爾蒙都是壞事，例如，在緊急情況下，你的腎上腺會分泌皮質醇和腎上腺素，提供你快速移動、尋求協助的能量。在重要的演說之前，壓力荷爾蒙也能讓人產生能量，幫助你專注及思考。

慢性壓力意味著皮質醇指數持續上升，如此一來免疫系統就會遭到損壞，難以復原。慢性壓力也會導致腎上腺疲勞，使腎上腺疲乏到無法產生讓身體正常運作的荷爾蒙，包括腎上腺素、脫氫異雄固酮（DHEA）、睪固酮。腎上腺疲勞的結果如下：

- 原因不明的疲倦
- 一夜好眠後隔天早上還是起不來
- 下午四點到六點間能量充沛
- 心中有沉重的負擔感
- 想吃偏甜或偏鹹的食物
- 低血壓
- 低血糖
- 易怒

腎上腺疲勞（adrenal fatigue），又稱為腎上腺衰竭（adrenal exhaustion）、腎上腺過勞（adrenal burnout），腎上腺疲勞與發炎及自體免疫疾病有關，因此了解並適當管理生活壓力非常重要。

壓力也對消化道的好菌多寡有負面影響，可能造成自體免疫疾病。如果你總是感覺疲勞、經常生病、出現關節炎、月經不規則、更年期障礙、減重困難，有可能是壓力荷爾蒙出了問題。我們將在第五章〈認識壓力的影響〉中，詳加討論這個主題。

潛在誘發因素：腸道中的好菌失衡

身體的免疫細胞，尤其是殺手 T 細胞和 B 細胞是自體免疫問題的關鍵。如果這些細胞無法正常運作，身體就會開始不停攻擊自體組織。為了協助這些細胞運作得更好，理解它們的發育過程是很重要的。人成年後是由骨髓製造免疫細胞，然後移到胸腺（胸骨下的一個小器官）、淋巴結，以及腸道黏膜表層下方的腸道相關淋巴組織（gut-associated lymphoid tissue, GALT）中。胎兒在母親子宮內時，胸腺非常活躍，出生後胸腺仍是免疫細胞的主要區域。隨著年齡增長，胸腺雖仍協助免疫細胞的成熟與發育，但活躍度會降低。

你的腸道黏膜要有充足的好菌（菌叢），這些好菌是幫助免疫細胞正常成熟的要角，因為它們會與腸道相關淋巴組織的細胞產生交互作用。如果好菌繁殖不夠多，免疫系統功能就容易失常。有幾件事可能影響好菌的多寡，正如我剛才提過的，一個是壓力因素，另一個則是我們生活充斥著所謂的五 A：制酸劑（antacids）、抗生素（antibiotics）、酒精（alcohol）、止痛藥（Advil）、動物性食品（animal foods）。這些東西伴隨著感染與其他藥物改變腸道內益菌的生態，破壞腸道障壁，使食物滲入腸道黏膜下方的腸道相關淋巴組織，進入血液中。發生這種情況時，免疫系統會把血液中的食物顆粒視為外來入侵物質，而產生抗體來攻擊食物。因此，你可能對這輩子一直在吃的食物發生異常反應。

益菌的另一項重要作用，是幫助腸道內的殺手 T 細胞發育，並學習分辨外來

物質（例如感染或細菌）與人體自體組織之間的差異。這就是為什麼維持益菌和腸道黏膜的最佳健康狀態、修復腸道，是保持免疫系統健康的根本之道。我們將在第八章〈打造健康的腸道〉進一步討論這個問題，但先了解：**健康的腸道對於免疫系統的平衡與正常運作至關重要。**健康的腸道不僅有助於預防自體免疫疾病，更可治療你的症狀、治癒免疫系統。

潛在誘發因素：毒物

毒物是指任何外來的、對身體產生有害反應的環境化學物質、重金屬或其他複合物，黴菌也包含在內，因為黴菌經常會產生危險的毒物。暴露於環境毒物下可能損害免疫系統與體內的其他細胞，並導致自體免疫疾病。我們當今受毒害的嚴重程度前所未有。事實上，美國疾病管制中心〈第四次人體環境化學品暴露全國報告〉（Fourth National Report on Human Exposure to Environmental Chemicals）檢測二一二種化學物質，發現多數美國人的血液和尿液中都含以上**全部**的化學物質。[1]這點並不意外，因為我們常經由食物、殺蟲劑、地下水、工業廢料與工業化學物質接觸到毒物。針對自體免疫疾病，我們特別關心任何可能改變去氧核糖核酸（DNA）、同樣攜帶遺傳訊息的核醣核酸（RNA）、細胞蛋白質化學結構的毒物，因為如此一來會激起身體的免疫反應。換句話說，毒物會改變你的組織結構，使身體把自體組織當作外來物加以攻擊。

自體免疫疾病相關研究最多的毒物是汞（疾病管制中心報告的二一二種毒物中，排行第六）。汞暴露來自於填補蛀牙的銀粉汞齊。汞也是燃燒煤炭或木材，以及焚化含汞物質的產物。這種情況已維持數十年之久，空氣中的汞已經進入土壤、河川以及海洋，存在於我們食用的許多魚類中，例如旗魚、鮪魚、銀花鱸魚、國王鯖魚（King Mackerel）等（食物鏈愈上層汞濃度愈高，吃小型魚的大型魚類通常汞含量最高）。研究已證實汞與橋本氏甲狀腺炎、葛瑞夫茲氏病、紅斑性狼瘡、多發性硬化症有關。汞是讓免疫系統把身體組織視為外來物，直接對組織造成傷害的毒物之一，而你現在已經知道，免疫系統會攻擊任何它無法辨識的

組織。**這就是為什麼本書中的一個關鍵部分是評估你潛在的毒物暴露，然後採取行動，盡可能地清除飲食與環境中的毒物**。這是我們將在第四部〈維護肝臟的功能〉進行的步驟。

另一個有關毒物的問題在於，體內毒物過多時，人體的主要解毒器官肝臟會因為要把毒物排出而過於疲勞。你可以把這種情況想成肝臟過勞。肝臟有很多解毒途徑，亦即負責排毒的酵素系統。每一種酵素系統都需要特定的營養素，如果毒物太多、營養素不足，肝臟就會耗損，造成毒物累積。肝臟也負責輔助處理身體自然製造的荷爾蒙。肝臟若因體內毒物濃度過高而疲勞，就難以處理身體自然製造的荷爾蒙與化學物質。其中，雌激素是經由肝臟代謝，肝臟特定的酵素系統需要正常運作，才能正常處理與代謝雌激素。但如果肝臟有壓力，雌激素就會不斷累積，使身體製造**更多**有毒性的雌激素，造成 DNA 受損並引發免疫反應。事實上，有毒的雌激素被認為是紅斑性狼瘡和風濕性關節炎的重要誘發因素。我們在第四部〈維護肝臟的功能〉將學到哪些特定食物和營養補充品，可以幫助荷爾蒙、化學物質和毒物更順利、更有效率地通過肝臟。

潛在誘發因素：感染

許多文獻認為自體免疫疾病與病毒有關，我稍後會討論這個潛在的關聯性。針對這點，解決之道並非去責怪病毒。所有人的體內都有病毒，免疫系統的職責是讓這些病毒不要發作，意思是讓病毒無法產生使我們生病的作用。然而，如果病毒仍有活性，免疫系統將處於強化的警戒狀態，而使身體持續發炎——這就成了問題。這種情況的症狀很廣泛，例如覺得浮腫、腫脹、僵硬、疲倦、思考或記憶出現障礙。舉例來說，造成傳染性單核球增多症的 EB 病毒就常造成這種情況。這種病毒會一直留在體內，時而未被察覺，時而引發問題。有不少病患告訴我他們罹患傳染性單核球增多症之後，感覺大不如前，而我檢測他們的血液時，經常發現 EB 病毒仍具活性。

這個問題的解決之道，是必須了解**為什麼**我們的免疫系統無法抑制這些病

毒。這也是我們將在本書中所做的事——我們將努力增強並平衡健康免疫系統的根本（飲食、壓力、腸道健康、減少積毒）。最終你的免疫系統將使病毒無法作怪，防止它們持續刺激免疫系統。

如何運用本書：打造你的健康夢想團隊

前文曾提到，自體免疫疾病已成為美國最盛行的慢性疾病，但這個問題目前尚未得到充分的關注，而這就是為什麼民眾會認為上述病症分屬不同疾病的原因。內分泌科醫師看橋本氏甲狀腺炎、葛瑞夫茲氏病，風濕科醫師看類風濕性關節炎和紅斑性狼瘡、腸胃科醫師看乳糜瀉、神經科醫師看多發性硬化症。結果造成沒有統一的治療法，我認為這拖慢了我們通盤了解自體免疫疾病、妥善治療根本原因的腳步。

另一個問題是這些病症傳統西醫的治療方式，都專注在使用藥物關閉身體的免疫反應來控制症狀。這麼做不一定都有效，而且通常會併發嚴重的副作用。例如，培尼皮質醇等類固醇藥物可能造成失眠、體重增加、血壓升高、肌肉疼痛、憂鬱等副作用。其他用來關閉免疫系統的藥物，可能會讓消化道產生嚴重的副作用，例如噁心、嘔吐，還有發燒、肌肉疼痛、貧血與反覆感染等。這些藥物也會損傷肝臟、肺臟與腎臟。這些藥物有一些可能服完兩年後還殘留在體內，如果女性在期間內懷孕會非常危險。這是一個關鍵問題，因為女性一生有75%的時間可能罹患自體免疫疾病。這個數據促使許多研究人員對性荷爾蒙如何影響自體免疫疾病展開研究。我將在最後一章談到壓力、壓力荷爾蒙、排毒、雌激素應由肝臟代謝、紅斑性狼瘡時，提供更多相關資訊。

這些藥物最重要的問題出在，它們只治療自體免疫疾病的**症狀**，而非**病因**。它們不去解釋**為什麼**免疫系統一開始會有狀況。如果我們不釐清原因，就只能控制症狀，而非根治自己的疾病。

傳統西醫如果懷疑你有自體免疫疾病，第一個進行的血液檢測項目會是抗核抗體（anti-nuclear antibody, ANA）。這個檢測並非針對特定的某種自體免疫疾病，

而是對全身性自體免疫疾病如紅斑性狼瘡的一般篩檢。醫師也可能會針對不同的特定器官疾病，如橋本氏甲狀腺炎、葛瑞夫茲氏病等進行檢測。正如我在前文所說的，健康免疫系統的抗體會鎖定攻擊可能造成感染與致病的外來物，但罹患自體免疫疾病後，抗體會鎖定**自體細胞**發動攻擊。醫療檢測第一個測得的抗體，通常就是抗核抗體。如果抗核抗體檢驗呈陽性，醫師才會再進行紅斑性狼瘡、類風濕性關節炎、修格蘭氏症候群、硬皮症、混合型結締組織疾病（mixed connective tissue disease）、多發性肌炎（polymyositis）、皮肌炎（dermatomyositis）等特定的檢驗。如果這些檢驗呈陰性，只有抗核抗體檢驗呈陽性，你不會被診斷為自體免疫疾病，至少現階段還不會。傳統西醫是觀察並等待症狀是否惡化，最終測得陽性。但這麼做無異是預期有一天你終將發展出其中一種特定疾病。

這種觀察、等待、什麼事也不做的治療法，違反所有預防醫學與功能醫學的原則，因為我們可以做很多事來**預防**自己的病症發展成嚴重的自體免疫疾病。事實上，你可能在檢測出抗核抗體陽性許多年後，才發展出實際的疾病或出現任何症狀。舉例來說，你可能驗出抗甲狀腺抗體多年，才注意到自己的甲狀腺機能有問題。你可能對麩質產生免疫反應多年，才出現乳糜瀉的症狀，例如小腸損傷等。我的目標，同時也是預防醫學與功能醫學的目標，是早期發現這些抗體，了解為什麼免疫系統出現異常，並加以修復，如此一來就能緩和殺手 T 細胞和抗體，預防它們傷害組織並演變為嚴重的疾病。

你現在已經了解，抗體和殺手 T 細胞對付有害的細菌、病毒或癌細胞時，對人體是有益的。但我們不希望抗體或殺手 T 細胞攻擊人體正常、健康的組織，因為會引發一連串的傷害和發炎，最終損傷人體功能。例如，類風濕性關節炎患者的抗體會導致關節變形，造成疼痛與功能受損。紅斑性狼瘡患者的抗體會攻擊血管內壁細胞，造成供血的器官受損（紅斑性狼瘡患者的腎臟損傷常是這樣造成的）。因此，在關節、血管或身體任何一處損壞之前，早期發現這些抗體非常重要。研究證明這是可行的，我也很確定這是可行的做法，因為這就是我每天在自

己診所治療病患的方式，也是我治癒自己的方法。本書即將教你怎麼做。

希望就在此處

本書的目標是帶來希望的訊息。你不必空等自己的疾病惡化，覺得無力逆轉病情。如果你已經確診，現在還為時未晚。除了終身服藥之外，**還有其他的選擇**。我的目標是讓你清楚這件事。只要跟著書中的步驟，你也可以重拾健康（是的，健康！）並逆轉疾病。

但我先說明我並非反對用藥。如果你的病情加劇，也就是症狀惡化，覺得疼痛難耐、極度不適，傳統西藥可能很有用也很必要。不過度過危機之後，你應該再次把重心轉到找出免疫功能失常的根本原因，然後解決這個問題。功能醫學並非另類療法。我本身是一名醫師，我跟病患與傳統西醫合作，有時候病患甚至一邊服著藥一邊接受我的治療。我想辦法修復病患的免疫系統基礎，好讓所有的症狀與抗體消失。時機成熟時，我會跟病患的醫師一起決定如何慢慢減少用藥。

我在本書中介紹四個治療計畫讓讀者自行操作。如果你正在服用自體免疫疾病藥物，仍可進行這些治療計畫。但如果你有顧慮，請與你的醫師討論這些計畫。書中許多建議與治療都只是改變生活模式，你不需要去做任何會讓自己或醫師覺得不舒服的事。另外也請務必記得，如果你的醫師不熟悉我所建議的一些做法，並不代表這些做法危險或有害，或許你的醫師尚未讀過相關研究，或還不認識這種治療法。不要覺得喪氣。我社區裡有很多過去心存懷疑的醫師，現在都急著把病患送來我這裡，跟我一起合作治療。為什麼呢？因為他們看到這種療法風險很低，效益卻很大。我充滿熱忱地推廣這種療法，因為這是治療自體免疫問題根本原因很科學的做法，不僅止於治療症狀而已。治癒自體免疫疾病真的有希望，我們可以協助你治療、逆轉並預防這種疾病。

最常見的自體免疫疾病

我看診時最常見到的自體免疫疾病，包括葛瑞夫茲氏病、橋本氏症（又稱為橋本氏甲狀腺炎）、紅斑性狼瘡（又稱為全身性紅斑性狼瘡）、多發性硬化症、類風濕性關節炎、修格蘭氏症候群（乾燥症）、乳糜瀉等。我也看過其他的自體免疫疾病，包括腎小球腎炎（glomerulonephritis，一種腎臟疾病）、第一型糖尿病、惡性貧血（紅血球損傷）、白斑症（皮膚症狀）。為達本書目的，我會先只集中在我最常看到的上述七種疾病上。以下是這些常見自體免疫疾病的資訊、個別症狀，以及如果你懷疑自己罹患某種疾病時應該接受的檢驗。但請記得無論你的病症是否為上述這七種之一，如果有自體免疫問題，你都必須修復自己的基礎系統。

乳糜瀉

乳糜瀉是麩質過敏造成的過敏反應，特徵是小腸內壁細小的指狀突起物絨毛遭到破壞。患者可能接觸麩質多年後，絨毛才被破壞並檢測確認為乳糜瀉，但在你確診前的這段時間，麩質卻可能造成其他消化道與自體免疫問題。由於許多人都有麩質過敏的問題，乳糜瀉已成為最廣為人知的自體免疫疾病。

乳糜瀉的症狀

麩質會造成腸道以外其他器官的自體免疫疾病，所以症狀很廣泛，肢體末端的麻木與刺痛感、疲倦、甲狀腺機能低下，都是可能的症狀。一些常見的症狀如下：

- 關節炎
- 一般腦霧現象
- 一般疲勞現象
- 腹瀉、進食後脹氣與胃灼熱
- 貧血

可要求醫師或醫療專業人員進行的檢測

診斷乳糜瀉的方式目前還相當混亂。腸胃科醫師只在切片結果顯示小腸絨毛受損時，才會做出乳糜瀉的診斷。但這種做法有其限制，因為你可能在測出陽性前，已患有所謂「沉默型」乳糜瀉數十年。因此，請向醫師要求進行**抗穀膠蛋白抗體檢測（anti-gliadin antibodies，AGA 檢測）與抗去醯胺基化穀膠蛋白抗體檢測（anti-deamidated gliadin antibodies，ADGA 檢測）**。這些檢測能敏銳判斷是否麩質過敏，可在小腸受損的好幾年前就測出陽性反應。檢測結果為陽性，是自體免疫正在攻擊體

內某部位的徵兆。在這種情況下，你可以預設自己已患有早期乳糜瀉，雖然尚未影響小腸，但已在身體造成極大的損傷，可能以橋本氏甲狀腺炎、葛瑞夫茲氏病、多發性硬化症或其他自體免疫疾病的形式出現。

令人疑惑的還不只如此，即使上述所有檢測都呈陰性，你仍可能對麩質過敏。這是因為檢測的目的是在判定是否患有乳糜瀉，但麩質也可能引發其他自體免疫疾病。因此，如果你患有任何一種自體免疫疾病——不一定是乳糜瀉——接受上述檢測是明智之舉，如果檢測呈陰性，你仍應該禁食麩質，因為研究顯示麩質與其他許多自體免疫疾病有關。

葛瑞夫茲氏病

身體產生刺激甲狀腺的抗體，導致甲狀腺分泌高濃度的甲狀腺荷爾蒙（也稱為四碘甲狀腺素或T4）時，就可能引發葛瑞夫茲氏病。這種情況稱為甲狀腺機能亢進。

葛瑞夫茲氏病的症狀

- 體重減輕
- 心搏快速
- 眼睛突出
- 失眠
- 感覺熱
- 煩躁
- 腹瀉
- 易怒
- 心悸

可要求醫師或醫療專業人員進行以下檢測

- 促甲狀腺素（thyroid-stimulating hormone, TSH）
- 游離四碘甲狀腺素（free T4，簡稱游離 T4）
- 游離三碘甲狀腺素（free T3，簡稱游離 T3）
- 甲狀腺刺激免疫球蛋白（thyroid-stimulating immunoglobulins, TSI）
- 促甲狀腺素受體抗體（TSH receptor antibody）

如果你患有葛瑞夫茲氏病，以下是可能出現的檢測結果：
- TSH 偏低，低於 0.5 mlu/L，通常更低或未測得。

- free T4 升高，通常超過 2.5 ng/dl。
- free T3 可能正常，但通常超過 4.0 pg/ml。
- 甲狀腺刺激免疫球蛋白或促甲狀腺素受體抗體其中一種呈陽性。如果兩者皆正常，那麼你並未罹患葛瑞夫茲氏病。

以上是典型葛瑞夫茲氏病可能出現的檢測數字。不過，有時候檢測結果只有其中一個數值超出範圍，例如 free T4 偏高，促甲狀腺素正常。這可能代表你早期發現了問題，因此是你參考本書做法，在疾病爆發前防範未然的絕佳時機。

橋本氏甲狀腺炎

橋本氏甲狀腺炎也稱為慢性自體免疫甲狀腺炎（chronic autoimmune thyroiditis），是最常見的自體免疫疾病。這種病免疫細胞侵襲的是甲狀腺。早期的橋本氏甲狀腺炎，甲狀腺仍運作良好，因此如果醫師只檢查你的促甲狀腺素，並未檢測抗體，可能錯過病症的早期階段。但不幸的是，早期是扭轉抗體並預防甲狀腺損傷的黃金期。如果免疫攻擊持續時間過長，甲狀腺可能產生永久損傷，需要終身進行荷爾蒙補充治療。

橋本氏甲狀腺炎的症狀
- 甲狀腺腫大
- 甲狀腺處在急性發炎期時有些人會感到喉嚨痛
- 疲勞
- 落髮
- 體重增加

可要求醫師或醫療專業人員進行以下檢測
- 促甲狀腺素（TSH）
- 游離四碘甲狀腺素（free T4）
- 游離三碘甲狀腺素（free T3）
- 抗甲狀腺球蛋白抗體（anti-thyroglobulin antibodies, ATA）和抗甲狀腺過氧化酶抗體（anti-thyroid peroxidase antibodies, anti-TPO Ab）

如果你患有橋本氏甲狀腺炎，以下是可能的檢測結果：
- anti-TPO Ab 或 ATA 其中一種抗體指數升高。但如果兩者皆正常，那麼你並未罹患橋本氏甲狀腺炎。

- TSH、free T4 和 free T3 指數有問題。如果這些指數正常，那麼你並沒有甲狀腺機能低下的問題。橋本氏甲狀腺炎早期，患者雖已罹患自體免疫疾病，甲狀腺仍可產生充足的甲狀腺素，這是進行本書療法的完美時機，因為你及早發現了問題，仍有機會逆轉疾病，預防甲狀腺損傷。以下是我建議用於篩檢的正常值：
  - TSH：< 3.0 mlu/L
  - free T4：> 1.0 ng/dl
  - free T3：> 2.6 pg/ml
- 如果 TSH 超過 3.0，或 free T4 低於 1.0、free T3 低於 2.6，甲狀腺可能開始出現因自體免疫疾病損傷的徵兆。你可以和醫師討論是否應採處方甲狀腺素補充療法。我將在第十四章〈感染與特定自體免疫疾病〉中，詳加討論治療橋本氏症的方法。

紅斑性狼瘡

紅斑性狼瘡的正式名稱為全身性紅斑性狼瘡（systemic lupus erythematosus），這種疾病涉及的身體組織比其他自體免疫疾病多，因為這種疾病會使身體對細胞的 DNA 產生抗體。因此，患者全身都可能出現病徵，也可能發燒，產生關節和肌肉疼痛。請記住，這些症狀可能反反覆覆，因為紅斑性狼瘡有緩解期與活躍期的循環。不幸的是，許多紅斑性狼瘡患者病情都十分嚴重，他們常因小血管損傷，引發所有器官（包括腎臟和心臟）發生問題而死亡。紅斑性狼瘡的患者女性多於男性，好發於二、三十歲的女性，因此研究人員認為雌激素與造成或引發此病有關。我將在第十一章〈維護肝臟的功能〉中，詳加解釋這個主題。

紅斑性狼瘡的症狀

- 疲勞
- 肌肉疼痛、虛弱
- 發作時發燒
- 受侵犯器官出現相關症狀，如關節疼痛、肌肉疼痛、呼吸困難
- 日晒後臉頰和鼻子出現蝴蝶斑
- 掉髮（非禿頭）
- 不痛的口腔或鼻腔潰瘍
- 寒冷或情緒波動引起手腳變色

可要求醫師或醫療專業人員進行以下檢測

- 抗核抗體（anti-nuclear antibodies）
- 抗磷脂抗體（anti-phospholipid antibodies）
- 抗雙鏈 DNA 抗體（antibodies to double-stranded DNA）
- 抗史密斯抗體（anti-Smith antibodies）

抗核抗體檢測，是紅斑性狼瘡的第一項篩檢。正如我所解釋的，檢測結果呈陽性不代表你有紅斑性狼瘡，除非其他三項檢測結果之一也呈陽性。

多發性硬化症

髓鞘是人體所有神經外側的保護膜，患有多發性硬化症的人腦部與脊髓的髓鞘有損傷，這種損傷即稱為硬化症。多發性硬化症好發於北歐人士和育齡婦女。最常見的第一症狀是中樞神經系統功能失常，如併發視神經炎。患者眼睛朝任何方向移動時，會感覺眼睛疼痛加劇。有時候症狀會自行消失，症狀再度出現時，則稱為發作或症狀惡化。

多發性硬化症的症狀

- 眼睛疼痛
- 身體可能任何部位產生麻木、刺痛或針刺感，兩週後仍未消失
- 四肢或軀幹腫脹
- 強烈的瘙癢感，尤其是頸部

可要求醫師或醫療專業人員進行以下檢測

- 沒有針對多發性硬化症的抗體檢測。須以核磁共振（MRI）看到大腦或脊髓的損傷時，才能確診。值得注意的是，只有神經系統症狀出現兩次或第二次發作後顯示腦部或脊髓產生第二個損傷，才能判定為多發性硬化症。僅一次發作就未再發作不被認為是多發性硬化症。

類風濕性關節炎

如果你患有關節炎，通常很難分辨類風濕性關節炎症狀，與年老、受傷後常發生的骨關節炎疼痛與腫脹之間的差異。類風濕性關節炎的起因是免疫細胞攻擊人體關節，導致組織損傷、發炎和疼痛。這是一種非常明確的關節炎形式，有時候欲確

認罹患哪一種關節炎的唯一方法，是接受血液檢測。

類風濕性關節炎症狀

- 肌肉疼痛
- 疲勞
- 低溫發燒
- 體重減輕
- 憂鬱
- 每天早晨關節僵硬（晨僵）達一小時以上，持續至少六週
- 三個以上的關節腫脹，持續至少六週
- 全身手腕或手指腫脹，持續至少六週
- 全身關節腫脹
- 皮下或發病關節出現結節或腫塊

可要求醫師或醫療專業人員進行以下檢測

- 手部 X 光
- 抗核抗體（ANA）、類風濕性因子（RF）和抗環瓜氨酸抗體（anti-CCP）血液檢測
- 血液測試：紅血球沉降速率（ESR）、高敏感度C－反應蛋白（high sensitivity C-reactive protein，有時稱為 Cardio CRP）檢測

　　接受以上所有血液檢測對你是有好處的，因為這些檢測可以判定你是否患有類風濕性關節炎。你可能 ANA 檢測呈陽性，其他都是陰性，在這種情況下，你並未罹患類風濕性關節炎。反之，RF 或 anti-CCP 檢測呈陽性，但 ANA 檢測正常，就屬於類風濕性關節炎。ESR 和 Cardio CRP 檢測是檢測身體目前發炎情況的指標，有助於監控疾病的發作。

修格蘭氏症候群（乾燥症）

　　修格蘭氏症候群可以單獨發生或與類風濕性關節炎合併發生。這種病症是對外分泌腺體的攻擊，使其減少分泌，因此患者通常會先感到口腔的唾液腺與淚腺分泌減少。90%的患者都是女性。

修格蘭氏症候群症狀

- 眼睛和嘴巴乾燥
- 陰道、皮膚、肺、鼻竇、消化道乾燥
- 疲勞
- 關節疼痛
- 肌肉疼痛
- 認知功能障礙

可要求醫師或醫療專業人員進行以下檢測

- ANA、anti-SSA/SSB（抗修格蘭 A 及 B 抗體）抗體檢測

  anti-SSA 或 anti-SSB 指數升高是判定有否罹患修格蘭氏症候群的依據。

嚴重症狀

　　以下是常見自體免疫疾病的症狀列表。如果你有任何以粗體標示的症狀，請盡快就醫，並要求接受上述的疾病檢測。列表中其他非粗體的症狀不具特定性，意思是自體免疫疾病以外的其他許多疾病，也可能引發這些症狀。如果你有四種以上的非特定症狀，但都屬於其中一種疾病的症狀，那麼你應該接受我所建議的檢測或 ANA 檢測。例如，如果你所有症狀都符合紅斑性狼瘡的相關症狀，即使未有特定的紅斑性狼瘡症狀，你仍應該接受檢測。這點很重要，因為許多疾病光憑症狀無法確診，接受檢測才能判定。我另於下文增列了其他幾種自體免疫疾病，因為這些疾病很容易辨別與檢測。

一般症狀

- 疲勞：所有自體免疫疾病
- 不舒服、不安或難受的感覺：所有自體免疫疾病
- 失眠：葛瑞夫茲氏病

發燒／體溫

- 如果你一直發燒，但卻非病毒或感染引起，或者一直感覺熱：紅斑性狼瘡、葛瑞夫茲氏病、乳糜瀉、修格蘭氏症候群

- 如果別人感覺冷而你感覺熱：甲狀腺機能亢進的葛瑞夫茲氏病
- 如果別人感覺熱而你感覺冷：甲狀腺機能低下的橋本氏甲狀腺炎

頭髮

- 掉髮，通常是塊狀或圓形落髮：圓禿（alopecia areata，又稱圓形禿或鬼剃頭；必須經診斷檢查確認，無法由血液檢測確認）
- 身體上所有毛髮脫落：全身性脫髮（alopecia universalis；必須經診斷檢查確認，無法由血液檢測確認）
- 頭髮變稀疏或一般性脫髮：乳糜瀉、紅斑性狼瘡、甲狀腺機能低下的橋本氏甲狀腺炎

皮膚

- 乾性皮膚：橋本氏甲狀腺炎
- 容易瘀青：乳糜瀉
- 皮膚瘙癢：乳糜瀉
- 臉頰和鼻梁有紅疹（蝴蝶斑），通常呈紅色，有些粗糙（非為粉刺），在陽光下更為惡化：這是紅斑性狼瘡的特定症狀
- 皮膚對太陽敏感：紅斑性狼瘡
- 身體上任何一處都可能出現紅疹：紅斑性狼瘡
- 冷時手指會變色：雷諾氏症候群（Raynaud's）、紅斑性狼瘡
- 皮膚下的結節或腫塊，通常出現在手或腳上：類風濕性關節炎
- 皮膚增厚：硬皮症
- 皮膚色素沉澱以塊狀出現在身體的任何地方：白斑症（必須經診斷檢查確認，無法經血液檢測確認）

眼睛

- 視力變化：紅斑性狼瘡、多發性硬化症
- 眼睛乾燥、搔癢或有異物感：修格蘭氏症候群、類風濕性關節炎
- 複視、眼睛不適、不自主的眼球跳動：多發性硬化症

喉嚨、頸部、聲音、嘴巴

- 腺體腫脹（淋巴結）：紅斑性狼瘡、修格蘭氏症候群
- 甲狀腺腫脹造成頸部腫大：橋本氏甲狀腺炎

- 口瘡或口腔潰瘍：紅斑性狼瘡、乳糜瀉、修格蘭氏症候群
- 難以吞嚥或說話：修格蘭氏症候群、多發性硬化症
- 失去味覺：修格蘭氏症候群
- 喉嚨沙啞：修格蘭氏症候群
- **口乾：修格蘭氏症候群、類風濕性關節炎**
- **過度口渴：第一型糖尿病**

肌肉、關節、肌腱

- **關節疼痛或關節腫脹：類風濕性關節炎、修格蘭氏症候群**
- 早晨關節僵硬持續超過一小時：類風濕性關節炎
- 全身疼痛、壓痛：修格蘭氏症候群、紅斑性狼瘡
- 肌肉無力：橋本氏甲狀腺炎、葛瑞夫茲氏病、多發性硬化症
- 肌肉痙攣和關節痛：乳糜瀉
- 抽筋、抽搐：多發性硬化症

體重變化

- 不明原因的體重減輕：葛瑞夫茲氏病、乳糜瀉、紅斑性狼瘡、第一型糖尿病
- 不明原因的體重增加：橋本氏甲狀腺炎、麩質過敏（非乳糜瀉）、第一型糖尿病

消化道胃腸道

- 便祕：橋本氏甲狀腺炎、乳糜瀉、多發性硬化症
- 腹痛：乳糜瀉、紅斑性狼瘡
- **脹氣、多屁、消化不良：乳糜瀉**
- **慣性或時好時壞的腹瀉：乳糜瀉**
- 噁心嘔吐：乳糜瀉、紅斑性狼瘡、葛瑞夫茲氏病
- 浮便、大便惡臭、帶血或油脂：乳糜瀉造成的吸收不良

情緒和思考

- 注意力難以集中：橋本氏甲狀腺炎、多發性硬化症、葛瑞夫茲氏病
- 憂鬱：乳糜瀉、多發性硬化症
- 易怒或焦慮：葛瑞夫茲氏病、橋本氏甲狀腺炎

平衡和神經症狀

- 四肢末端麻木、刺痛：紅斑性狼瘡、多發性硬化症、乳糜瀉、第一型糖尿病
- 頭痛：紅斑性狼瘡
- 癲癇：紅斑性狼瘡、乳糜瀉
- 行走困難、平衡失調、協調障礙：多發性硬化症
- 顫抖：多發性硬化症、葛瑞夫茲氏病
- 頭暈、眩暈：多發性硬化症

一般社會大眾對自體免疫疾病極感興趣，而且亟待得到更多資訊。美國衛生福利部（Department of Health and Human services）全國婦女健康資訊中心的致電者中，最多人詢問的健康議題即是自體免疫疾病與疾患，此一事實就足以證明這點。

PART 1

食物是最好的藥物

制定行動方針並堅持到底，需要的勇氣跟一名士兵所需有的無異。

——美國文學家愛默生（Ralph Waldo Emerson）

Chapter 2

食物是最好的藥物

你知道自己所吃食物中的分子,其實會告訴細胞該採取什麼行動嗎?細胞是否應該發炎?免疫細胞是否應該保衛身體不受感染?這種識別和下指令的過程稱為營養基因體學(nutrigenomics),這顯示我們的飲食與健康有深厚的關聯性。食物是一種訊息,在細胞層級上與身體溝通,能告訴身體該做什麼,有時效果更勝於藥物。很多人不知道,處方藥最多只對 50% 至 60% 的人有效。儘管我們才剛開始真正理解為什麼同樣的藥物對這個人有效,卻對另一個人無效,但很明顯的是,每個人都有不同的生化和基因結構。這個概念也適用於食物與食物過敏:每個人都有獨特的生化反應和不同的基因,因此不會對同樣的食物產生相同的反應。

本章將帶你認識食物為何如此重要。你將學到如何評估並了解是什麼讓你的生化反應獨一無二,接著我會教你如何利用這項資訊來建立個人化的營養計畫。我們將探索你的家族史和遺傳學,並且打造對你的生化與基因結構有正面影響的食物清單。我們將檢視哪些食物可能引發你的自體免疫疾病,並從飲食中剔除這些食物。這個做法大幅改善了我診所患者的自體免疫疾病和整體健康狀況。舉例來說,我有一個病患叫做伊萊絲,我們透過改變她的飲食治好了她的類風濕性關節炎。我們做的第一件事,就是去除她飲食中的麩質。如你所見,這是我對大多數病患採用的做法。我這麼做有充分的理由。一開始這樣做,幾天內伊萊絲的關節和肌肉疼痛消失了。採取這種新飲食方式的六個月內,她的體檢結果全部轉為正常(亦即未顯示類風濕性關節炎抗體)。麩質很明顯是元凶(至少是主因之一),因為只要她一吃含麩質的食物,第二天早上就幾乎無法行走。

大多數人把食物分為好食物和壞食物。「我今天吃得很健康」或「我今天吃

的都是垃圾」，是我們針對吃進肚子的食物經常聽到或說的話。許多人認為，食物對身體唯一的影響是增加體重或減輕體重，這完全背離事實。**食物遠遠不只是熱量而已**。你選擇吃什麼，每一天都對你的健康和感受有很大的影響，對你體內的發炎反應也有很大的影響。

什麼是發炎？

我常在書中提到發炎，因為我們愈來愈發現到發炎跟許多嚴重疾病與病症有緊密的關聯。所以到底什麼是發炎？發炎有目的嗎？有任何好處嗎？發炎，是體內釋放出化學物質和信使（messanger，或稱傳訊者），對你的身體產生刺激和腫脹。正常來說這是一個好的過程，有助於身體對外來的微生物或傷害產生反應。但如果這些過程因為發炎物質濃度過高，持續時間過長或失去控制，就可能干擾細胞的正常功能，造成身體的組織損傷。例如，發炎信使可能告訴你的脂肪細胞抓住脂肪，不要讓它消失。這顯然不太好，因為你將無法減輕體重或保持減重成果。發炎信使也可能損傷血管壁，增加斑塊、動脈粥狀硬化、心臟病和高血壓的風險。它們也可能刺激免疫系統，使免疫細胞不斷釋放更多化學物質。

因此，選擇最適合自己獨特生化結構的食物非常重要。我們必須避免攝取會引起發炎的食物。一旦這麼做，你的感覺會變好，免疫系統也會變得更強健、更快樂。體內的發炎減少之後，關節疼痛、頭痛都會減輕，麻煩的胃部問題也將緩解。此外，雖然這不是一本減肥書，但找出什麼食物最適合你，也可以提高身體新陳代謝的運作；因此，你的體重也可能順帶減輕。

食物有其功能

這種飲食方式稱為**食療**。其實食物在人體內的作用遠大於熱量。有人可能認為，某種一百大卡的食物跟另一種熱量相同的食物，對人體的影響都一樣。但蘋果的一百大卡和餅乾的一百大卡，進入人體系統之後並不會有相同的表現。蘋果含有大量的槲皮素（quercetin），是植化素類黃酮的一種，具有抗發炎和抗過敏等

功能，它的營養能讓你的細胞閃閃發光。另一方面，餅乾則充滿糖和脂肪，兩者都會引起一連串的發炎反應。如果糖是飲食的主成分，就會引起嚴重的疾病。所以你認為，具有抗發炎效果槲皮素的蘋果，跟具有促發炎效果的含糖餅乾，你應該選擇哪個？雖然你可能早就知道答案，但我希望你能看到這裡的重點：**你應該根據對細胞有何影響來選擇食物，不光只是看卡路里而已。**

我將在本章中向你解釋我們對食療的想法與概念，以及我們對自體免疫疾病的認識。在接下來的〈免疫系統食療指南〉與〈免疫系統食療食譜〉這兩章中，我將協助你探索自己身體的獨特之處，並指導你選擇適合自己免疫系統的食物。

剛才我曾提到我的患者伊萊絲。她戒除飲食中的麩質後，五年來第一次每天早上起床不再飽受疼痛折磨。但每次她吃了麩質，就會感覺極度疼痛與行動困難。很肯定的是：麩質在她體內所做的事遠超過卡路里！而且她並非單一個案，人們對麩質敏感和過敏的狀況遠比過去普遍。這裡我似乎該給你一個盛行率的統計數字，但問題是目前還沒有一種普遍認可的方式可用來測量一個人對麩質的敏感程度。不過，超市貨架上的商品可說是麩質過敏增加的最佳證據，因為有愈來愈多產品宣稱不含麩質。事實上，在二○一○年全球無麩質產品的銷售額據估計已超過二十五億美元。[1]

引起發炎的食物

有很多食物在體內會引起發炎。本章稍後將介紹糖和脂肪的作用，我也會解釋什麼是食物敏感症（food sensitivities，也稱食物不耐症）。現在請先記住，不只是麩質，每一種食物都可能引發免疫反應，不過麩質是引發自體免疫疾病最重要的因素。但我要清楚說明，食物中的卡路里並非問題所在，那些細節，那些食物讓身體看見、讀到、產生反應的訊息才是重點。我們在談食物敏感症的時候，所談的是食物中的蛋白質正向你的免疫系統提供訊息。無論症狀為何，通常去除飲食中這些含問題成分的產品，就可以緩解部分或所有症狀。在我的門診中一直看到這種情形，這就是用食物做為藥物（或禁食某食物）的最完美例子。當然，食

物也提供身體有益的訊息，告訴它如何治療與修復自己、發揮最佳功能。

我將在本章後的〈免疫系統食療指南〉告訴你，如何找出哪些食物會引起你身體的反應。這是逆轉自體免疫疾病的第一步。這是很讓人雀躍的一件事，你可以輕鬆做到這件事，但卻對健康和身體感受有極大的影響。

飲食管理不等於節食

跟減肥相關的瘦身計畫和飲食方式簡直數不清。有些瘦身計畫似乎是潮流、引起很多關注，但卻效果有限，有些則確實有效。針對這些計畫，很重要的一點是，雖然你可能成功瘦身，但卻不一定能改變體內的生化結構，也不一定能減輕體內的發炎程度。請別誤會，減肥對於降低許多慢性疾病的風險絕對有很大的益處，例如癌症、糖尿病和心臟病。一些減肥計畫也同時對體內生態有益，即使這並非該計畫原先設定要達到的目標。所以，如果你找到了適合自己的飲食或營養計畫，那麼太棒了，你可以把我提供給你的訊息，與你現在正在進行的計畫並行。

任何飲食或營養計畫能成功，共通點在於它們會讓你留意自己一天吃進肚子的食物（與運動）。這是一件好事，因為這可以幫助你開始注意自己在吃什麼。大多數人都漫不經心地吃東西，大口灌汽水，開會時啃甜甜圈，在車上吃從得來速買來的餐點。不幸的是，你可能沒意識到自己正這麼做——彷彿得了食物健忘症一樣——一整天都吃個不停。這不但會增加體重，還會讓你百病叢生。一旦你開始注意自己吃什麼，就會意識到自己所有的壞習慣——這是改變生活型態的第一步。舉例來說，一旦你開始觀察自己一整天吃了些什麼，那麼自己喝太多含糖飲料、深夜吃太多餅乾、吃太多烘焙製品的惡習，就會變得顯而易見。注意到這些習慣，可以讓你採取行動做出改變。重點在於，培養有意識且謹慎的飲食習慣是首要之務（我將在〈免疫系統食療指南〉中，跟讀者分享留意自己吃什麼的飲食練習）。

來看我門診的初診病患，我都會要求他們告訴我前一天吃了什麼。不管你相不相信，在我們看診過程所討論的所有問題中，這個問題常是大多數人最難回答

的問題！你不妨試試看。你記得昨天吃了什麼嗎？兩天前呢？事實證明，任何營養計畫的第一步，就是**注意並規劃所吃的食物**，這是想要有好成果最重要的一點，無論你想達成的目標是什麼。這麼做對減重很重要，對自體免疫狀況和整體健康更是如此。

食物就是訊息

我說「食物就是訊息」，這句話是什麼意思？正如我所說的，你所吃的食物會改變酵素在細胞內的作用，藉此告訴細胞要怎麼做。例如，糖的功能遠不止於提供熱量（其實是不提供營養的空熱量〔empty calorie〕），它會造成血液中的糖（血糖或葡萄糖）濃度飆升，讓你產生高能量，接著又激烈下降。此外，吃糖後血液中飆升的葡萄糖會附著在你體內的細胞，在細胞深處的細胞核開始產生變化，刺激基因產生酵素，增加細胞發炎的程度。

你體內的每個細胞深處都是完整的生命之書、完整的基因密碼。每個細胞都包含你所有的基因。為了讓你更容易理解，你可以把基因想成是一本有許多章節的書。不管什麼時候，都只有一些章節會被閱讀。所以在你的肝臟，細胞讀的是肝臟的章節，舌頭部位的細胞讀的是舌頭的章節，心臟部位的細胞讀的是心臟的章節。為這些細胞編碼的基因被啟動後，引導細胞所有的活動，使其能正常進行工作。嬰兒在母親子宮中發育時（如細胞是否將成為肝臟細胞或心臟細胞），有些章節已固定為開啟或關閉狀態了，但人的一生中，仍有許多章節是未固定的，所以它們可以被打開閱讀，或關閉忽略。細胞如何對白藜蘆醇產生反應，是個很好的例子。研究顯示，你在吃了紅葡萄或喝了紅酒之後，這些食物中的白藜蘆醇會進入體內細胞，直抵細胞核，開啟所謂的「長壽基因」，因為這種基因會製造幫助細胞活得更久的酵素。你可以把這種基因看作是細胞的眾多章節之一，如果沒有白藜蘆醇，那麼它就會一直保持未讀的狀態。

這就是為什麼我們說**食物就是訊息**的原因——食物能對活化免疫系統產生強大作用，使它能更有效的運作，但也可能引發自體免疫疾病。現在回到吃糖的例

子，當糖跟身體中任何細胞表面結合，就會產生連鎖反應，改變細胞中的酵素，導致細胞產生各種發炎分子，如果情況持續太久就會產生疾病——例如，你每天早餐都吃甜甜圈、每天在咖啡裡加兩匙糖，每次吃糖的時候都會發生這個過程。但如果你只是偶爾為之，發炎就會不知不覺地快速消失。

上述概念稱為營養基因體學，相關領域的科學期刊多不勝數，重要性可見一斑。如果把營養基因體學 nutrigenomics 這個字拆開來，你可以看到這個有意思的字，反映出你所吃的食物（營養 nutri-）將影響你的細胞基因表達（基因體學 genomics）。其運作方式是，食物影響哪些基因被啟動。基因決定了酵素活動，酵素則決定細胞、組織或器官的運作。每次當我聽到有人說，他們每天當點心吃的餅乾僅有一百大卡，自認吃得很健康，我都會覺得很挫折。這些食品的熱量可能很低，可以幫助你控制分量，但它們所含的成分（包括糖和反式脂肪）都會告訴細胞要發炎並增加體重。相反地，如果你吃的是一把杏仁，這些堅果所含的有益脂肪將告訴細胞減少發炎（我們都知道發炎是所有慢性疾病的前驅因素，包括自體免疫疾病）。

「吃什麼，像什麼」，上述例子是這句話所言不假的證據。你吃的所有食物都會被消化吸收，然後在血液中漂浮，最後到達細胞提供養分，因此體內每個細胞都會受到飲食影響。以免疫系統來說，這些細胞同樣會接觸到你所吃的一切食物，這就是為什麼食物對免疫功能失常患者有如此重大影響的原因。

＊＊＊

本章分為兩部分。我們將在第一部分探討可能傷害你的免疫系統，因此必須戒除的食物。第二部分將討論對人體真正有益，科學證實有助於改善免疫功能與平衡，尤其對自體免疫疾病患者有益的食物。

必須戒除的食物

我們食物中的哪些成分造成了這些問題？

每種食物都含有不同比例的蛋白質、碳水化合物、脂肪，以及含量各異的維生素和礦物質。植物含有稱為植化素的化合物，能有效刺激細胞功能。食物中經常有一些壞東西來搭順風車，例如蔬果上的黴菌、細菌、寄生蟲、農藥殘留等，以及肉類食品中的抗生素、荷爾蒙殘留等。我將在第十一章〈維護肝臟的功能〉中，討論這些食物毒素。

首先是蛋白質，它們對免疫系統有很大的影響。你吃的所有食物都含有這種營養素，水果和蔬菜的含量較少，動物製品如雞肉和其他肉類較多。你的身體組織是由蛋白質組成，因此你必須確保飲食中有充足的蛋白質，為身體不間斷的日常修復提供原料（每日所需蛋白質推薦量的一般公式為：每公斤體重攝取一公克蛋白質）。

蛋白質是由相連的基本單位，也就是所謂的胺基酸組成。胺基酸共有二十種，其中九種被認為是必需胺基酸，因為你必須從飲食中取得這些胺基酸，身體無法自行合成。蛋白質的辨別不僅是看由哪些胺基酸組成，還有這些胺基酸一起形成的 3D 結構。這是一個重要的概念，尤其針對免疫系統而言，因為免疫細胞會嘗試辨別所接觸到的不同胺基酸結構，確定它是敵是友。換句話說，你的免疫細胞一直在分析構成你身體組織和你所吃食物的蛋白質。

所有細菌或病毒的外層表面都有已知的胺基酸模式，我將其稱為「標記」（name tag）。你的免疫細胞記得這些已知的外來物，並總是提高警覺在尋找這些已知的外來物，它們藉由閱讀細菌或病毒的標記來做出判斷。這個監控系統是維持你健康的關鍵。你所有身體的組織也有標記，因為它們也由蛋白質和胺基酸構成。你已經知道，免疫系統不該攻擊自己的組織，它應該判別並攻擊壞菌、酵母菌、病毒和其他感染因子。當免疫系統發生錯誤（當它誤讀標記時），就會衍生出問題。重點是，胺基酸序列是免疫系統如何判讀外來細胞和自己細胞標記的基

礎，是它學會不攻擊自體組織的方式。食物含有蛋白質，因此也帶有標記，如果免疫細胞無法識別它們，就可能引發警報。

你有食物敏感症嗎？

通常，你吃下的食物抵達吸收養分的小腸時，已經被消化得很好。此時，食物已被分解為極小的顆粒，「標記」也已消化得差不多，所以已無法識別。這種情況下，就不會出現免疫反應。然而，如果食物此時仍是較大的顆粒，其標記（胺基酸）就會被免疫細胞識別。這就是良好的消化能力為何如此重要的原因，也是為什麼使用制酸劑和氫離子幫浦抑制劑（proton pump inhibitors, PPIs）會提高食物敏感症的風險（我將在第八章〈打造健康的腸道〉中，詳加解釋這一點）。只要你的腸道黏膜健康，就能形成一道障壁，把免疫細胞與食物分隔在兩側，而障壁不完整時，帶有外來物標記的大分子食物就會滲透出障壁外，形成問題。接著，它們會遇到另一側的免疫細胞。此時，免疫細胞會讀取食物顆粒上的標記，並向身體發出該產生何種反應的訊息。食物穿越脆弱的腸道障壁時，就形成了所謂的腸漏症（leaky gut syndnme），這種病症解釋了為什麼人在任何年齡時都可能產生免疫反應、過敏和食物敏感症。我將在第八章〈打造健康的腸道〉中探討這個概念，以及如何解決這個問題。我在這裡提及這點，只是為了解釋食物蛋白質如何造成免疫系統的問題。

一般相信，食物可藉由幾種不同的機制，在全身引起發炎反應。首先，你可能會出現食物過敏，也就是免疫細胞針對食物製造出抗體。抗體有四種類型，但就食物過敏而言，其中兩種抗體最為重要。你去看過敏科醫師時，醫師會檢查免疫抗體：免疫球蛋白 E（immunoglobulin E，簡稱 IgE），這是導致蕁麻疹、舌頭腫脹或呼吸困難的抗體。另一種會導致食物過敏，醫師卻不一定會檢測的是免疫球蛋白 G（immunoglobulin G，簡稱 IgG）抗體，這種抗體跟造成免疫複合體疾病有關。這種情形是食物進入血液，免疫系統產生附著在食物上的抗體，形成一種稱為「抗原－抗體複合體」（antigen-antibody complex）的東西。這是一種巨大分子，

會沉積在人體組織中，引起局部發炎和損傷，對組織造成更大的免疫攻擊。你的關節很容易因免疫複合體的沉積而損壞，我們認為這是類風濕性關節炎形成的主要機制之一。

證據顯示所有的自體免疫疾病患者都有腸漏症，因此你很可能對自己所吃的食物產生免疫反應。我將幫助你找出並戒除引起問題的食物。食物所導致的症狀稱為食物敏感症，這是食物引起發炎的方式。食物敏感症不算是真正的過敏，無法透過血液檢測確認，但是我們不能輕忽食物敏感症。在沒有血液檢測的情況下，我的判斷標準是食物是否讓你感覺疲勞、浮腫、全身僵硬、難以集中注意力、關節或肌肉疼痛，以及有消化系統症狀如胃食道逆流、進食後多屁與脹氣、腹瀉或便祕等。**找出食物敏感症最簡單的方法，是排除某種食物三週，然後重新導入飲食中，並仔細觀察身體的反應。**我將在治療的章節〈免疫系統食療指南〉中，協助你進行判斷。現在，我們先來談一種非常特殊的食物蛋白質「麩質」。

麩質小檔案

雖然許多食物都可能導致以下症狀，如關節和肌肉疼痛、頭痛、腹瀉、排氣、脹氣、疲勞、注意力難以集中，但就自體免疫疾病來說，麩質是頭號大敵。麩質是如小麥、大麥、黑麥、卡姆麥、斯佩爾特小麥等穀物，所含有的蛋白質。燕麥本身不含麩質，但可能受到麩質的汙染，除非食品標示註明不含麩質，而米、藜麥、蕎麥和小米則原本就不含麩質。所謂麩質，實際上是蛋白質的混合物，主要是麥醇溶蛋白（gliadin，又稱穀膠蛋白）和麥穀蛋白（glutenin）。簡單說來，當你吃進這些食物時，免疫系統會把麥穀蛋白和麥醇溶蛋白視為不同的標記。

人們常問我，為什麼麩質帶來的問題遠比以前嚴重？為什麼現在有這麼多人吃了麩質感覺更不舒服？答案有兩個層面。首先，**這個時代的人比以往任何時候接觸到更多的麩質**。第二，如果你跟大多數人一樣，消化系統狀況原本就不理想，部分消化的麩質會穿越腸道黏膜，在血液中被吸收（我們將在第八章〈打造

健康的腸道〉中詳加討論這一點）。為什麼現在的人會接觸到這麼多麩質？正如我在第一章所說的，自四〇年代以來，美國把基因改造技術用於小麥種植的情況大增。基因改造小麥含有較多麩質，因為人們認為麩質能使小麥更強健。另外，正如我們所看到的，麩質是由幾種不同的蛋白質組成，毒性最強的品種，麩質會變得更為濃縮。但最重要的是，美國人平均每天吃三至四份小麥產品，因此我們每天都在吃高濃度的麩質。

麩質是新產物嗎？就某些方面而言，是的。舊石器時代涵蓋了大部分人類在地球上的歷史，當時人類是狩獵採集者。這意味著我們吃的是我們獵殺或找到的食物，包括動物、堅果、葉菜、種子和莓果等。這是我們的身體所習慣的飲食。當農業變得愈來愈普遍（這僅是十個世代之前的事），人們仍隨著季節進食，並輪作穀物和農作物。後來隨著農業的發達，人類學會了加工與儲存糧食，人們全年都吃得到大量的小麥。當時人類吃的還是古老品種的單粒小麥（einkorn）和雙粒小麥（emmer），它們的基因與麩質與我們今天所吃的小麥不同。我最近讀了醫學博士威廉·戴維斯（William Davis）所寫的《小麥完全真相》（*Wheat Belly*），書中有趣而詳細地記載了小麥隨時間產生的變化。根據戴維斯博士的說法，小麥在一九四三年產生了真正的變化，當時為了讓每英畝的小麥產量得以提升，幫助紓解全球的饑荒問題，刻意改造了小麥的基因——這是一個錯誤之舉。[2] 本書目的是探究免疫疾病，因此我希望你知道，這種新小麥誕生之際，人們一方面也開始食用更多加工食品。接著，美國成了速食國家，當今的世界則成了速食世界。人類原本就不該一年三百六十五天、一天好幾次食用高麩質的加工小麥。研究清楚顯示，過度攝取食物蛋白可能引起免疫反應。我認為，過度食用這種新開發的小麥品種，是我們當今發現身體對麩質產生反應愈來愈頻繁，也愈來愈嚴重的原因。

乳糜瀉

做為一名醫師，我的職責是閱讀最新的研究報告，隨時了解病症或疾病的最新證據。在相關文獻中，麩質絕對位居頭條，因為許多研究都認為麩質與多種疾

病有關。

　　但我們先來談談乳糜瀉。乳糜瀉是發生在小腸的自體免疫疾病，一般認為是當今最常見的疾病之一，在居民多數為歐洲血統的地區盛行率約為 1%，如歐洲、南北美洲、澳洲。在北非、中東和亞洲部分地區，罹病人口也呈增加趨勢，因為這些國家的飲食日益西化，生活在這些地區的居民吃到的小麥製品比以前要多。乳糜瀉患者有很強的基因傾向，當他們的基因與環境誘發因子結合，就會致病。麩質可能就是這種誘發因子，尤其是高濃度、基因改造的麩質。

　　乳糜瀉發生時，免疫細胞會攻擊並損害消化道壁上凸起的指狀絨毛。你可以這麼想像絨毛：它們就像鋪在消化道黏膜的粗毛地毯。絨毛很重要，因為它們增加了腸壁的表面積，讓你能完成消化，吸收身體所需的所有營養。如果免疫細胞的攻擊未獲治療改善，絨毛將遭到破壞，導致腸壁發炎，看起來平坦一片，有如地毯上凸起的粗毛不見了，變得光禿禿。當這種情況發生時，你會有什麼感覺呢？通常有這種麩質反應的人會出現如腹瀉、多屁、脹氣等消化道症狀。另外，患者無法好好吸收蛋白質、脂肪、維生素和礦物質等營養物質，所以可能導致貧血、疲勞、經常生病、落髮等症狀，上述列舉的是幾個最常見的症狀。就兒童而言，乳糜瀉可能導致發育遲緩。

　　傳統西醫認為，要確實診斷乳糜瀉唯一的方法，是驗血與做小腸黏膜切片。血液檢測是針對腸絨毛是否受損的判斷。**不過，現在的研究告訴我們，即使檢測結果都呈正常，你仍可能罹患潛在的乳糜瀉，意味著你的身體可能正在發展成嚴重的乳糜瀉。**這個潛伏或仍然沉默的腸道疾病，現在可能不明顯，但如果你繼續吃麩質，幾年後就可能誘發乳糜瀉。

　　也可能你現在沒有出現任何腸道症狀，但因為吃了麩質，而可能在身體其他部位產生反應。我們無法看到麩質對身體造成的所有影響，且可能要長達數十年之久，腸道才會實際發生損傷、形成乳糜瀉。所以，你首先罹患的可能是另一種自體免疫疾病，這並不意外，因為自體免疫甲狀腺疾病、類風濕性關節炎和多發性硬化症，都跟乳糜瀉有關。甲狀腺、關節和神經系統先受損，有可能是在乳糜

瀉症狀明顯出現之前,最初的病兆。事實上,幾項研究顯示,就某些患者而言,這些病症是屬於乳糜瀉疾病的一部分。[3]

麩質不耐症與乳糜瀉

過去,乳糜瀉被認為是麩質唯一導致有害人體的反應或疾病。但在二〇一〇年,全球總共花了二十五億美元在無麩質產品上,這個數字顯示,採行無麩質飲食者不僅止於乳糜瀉患者。這究竟是怎麼一回事?有一種相對較新的病症,稱為麩質不耐症(gluten sensitivity)。[4]你可以在圖 1 看到食用麩質所產生的不同反應。乳糜瀉是一種反應,麩質不耐症又是另一種。

如果檢測結果顯示你並未罹患乳糜瀉,但禁食麩質之後,你的症狀也自動消失了,那麼就可判定是麩質不耐症。研究尚未釐清麩質不耐症的機制,或找到可以判定是否罹患這種病症的檢測,但一般認為,引起這種病症的免疫反應與跟乳糜瀉相關的免疫反應不同。麩質不耐症的症狀包含腹痛、脹氣、腹瀉、便祕、腦霧、疲勞、濕疹或其他皮疹、頭痛、關節和肌肉疼痛、腿部和手臂麻木、憂鬱、貧血,合併小腸黏膜正常或輕度異常。想知道自己是否患有麩質不耐症,最好的方法是完全不吃麩質,然後觀察部分症狀是否消失(我將在〈免疫系統食療指南〉中,明確指導你該怎麼做)。我常跟就診的患者進行這個實驗,而且每次聽到無麩質飲食如何改善他們身體狀況的故事,都覺得非常驚喜。病患不僅表示睡眠品質更好、心情變好,更年期症狀如躁熱、夜汗有所改善,許多其他症狀也得到緩解,這是我尚未在麩質相關最新科學文獻中讀到的。我深信一般而言,食物是造成慢性疾病或使病情加劇的主因,尤其是麩質。雖然沒有證據直接證明麩質不耐症會誘發或造成自體免疫疾病,但這種可能性並未被排除。無麩質飲食是我所有治療計畫的必要步驟,我同樣推薦給各位讀者。

圖 1

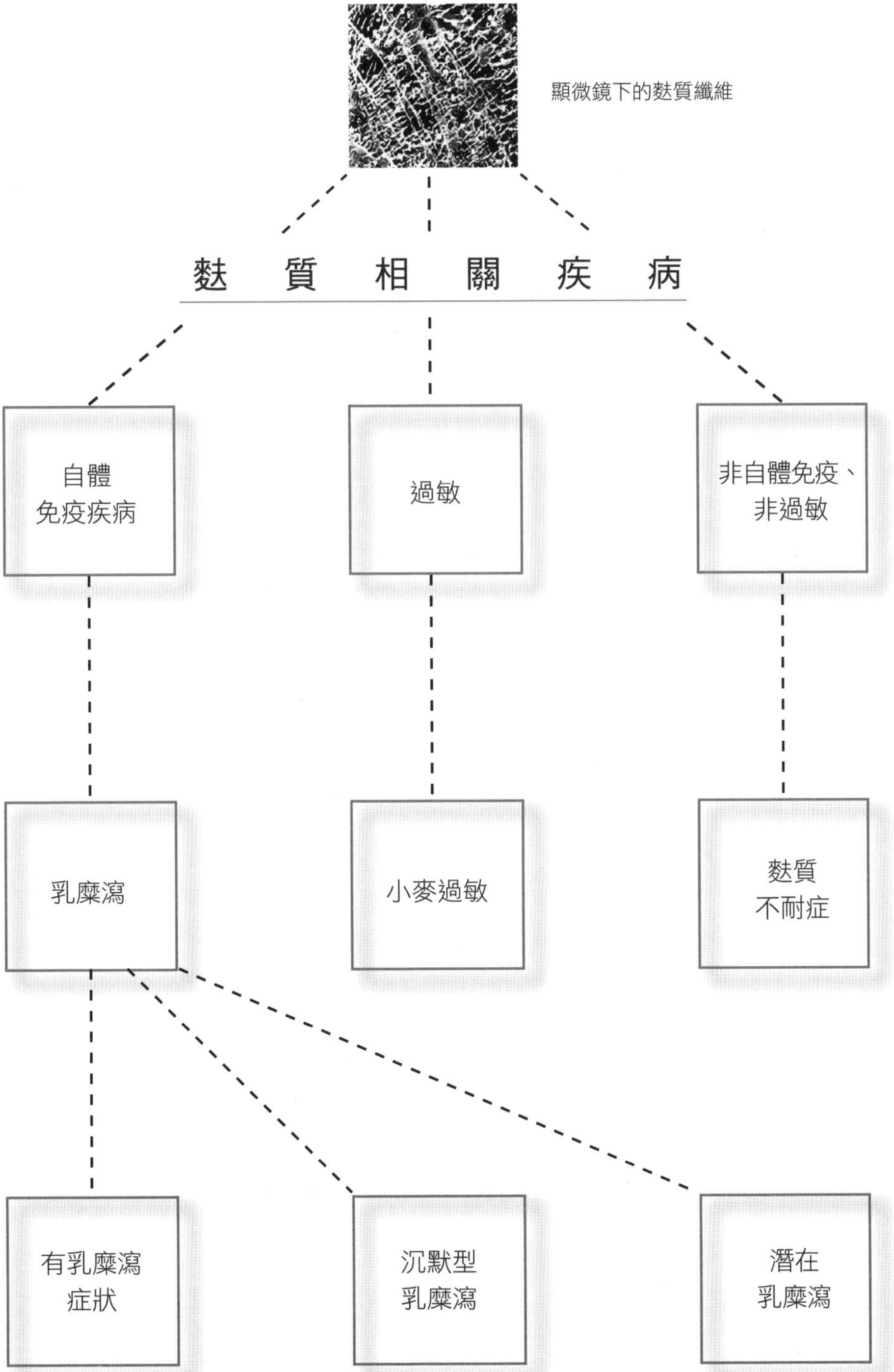

顯微鏡下的麩質纖維

麩 質 相 關 疾 病

自體 免疫疾病	過敏	非自體免疫、 非過敏

乳糜瀉	小麥過敏	麩質 不耐症

有乳糜瀉 症狀	沉默型 乳糜瀉	潛在 乳糜瀉

麩質如何造成免疫反應

假設你早餐吃了充滿麩質的美味可頌或貝果，如果你的消化能力不佳，腸道黏膜很脆弱，或有滲漏的情形，那麼部分消化的麩質粒子就有極高風險會穿過腸道黏膜，進入血液中。麩質會碰到免疫細胞，然後被當作外來物質（我將在第八章〈打造健康的腸道〉中，詳細解釋這點以及治療的方法）。

正常來說，麩質會被消化，然後免疫細胞就不會把它看作完整分子。但如果較大的麩質粒子穿過了腸道障壁，免疫細胞就會立即發出警訊。這項警訊啟動免疫細胞核中的基因，打開細胞生命之書的某章節。接著，一連串的行動接連發生，指示細胞去攻擊麩質。如果你繼續食用這種食物，免疫細胞將持續被啟動，釋放所有發炎分子，設法排除麩質。一般相信，麩質造成自體免疫疾病的原因之一，是麩質就胺基酸結構或標記來說，都與許多人體組織相似。因此，身體忙於攻擊麩質時，也會開始攻擊小腸、甲狀腺、神經系統中的髓鞘、關節，對這些組織造成損害（這個過程稱為分子擬態）。

測試你的麩質反應

分子擬態被認為是麩質造成自體免疫疾病的機制之一。麩質的標記與人體組織的標記類似，這使得免疫系統發動錯誤攻擊。這種因混淆所造成的免疫攻擊，稱為「分子擬態」。這項反應是抗體所導致，我們目前用來測試這些抗體的檢驗稱為抗穀膠蛋白抗體檢測（簡稱AGA）和醯胺基化穀膠蛋白抗體檢測（deamidated gliadin antibodies，簡稱 DGA）。在小腸出現任何損傷跡象之前，這是乳糜瀉患者首先呈現陽性的檢測。我以這些檢測來篩檢我所有的患者，結果發現他們很多人都呈陽性反應。所以，這應該是你請求醫師為你進行的第一項檢測。

有數不清的患者告訴我，醫師告訴他們，雖然他們的 AGA 檢測呈陽性，但乳糜瀉檢測是正常的，所以他們可以正常食用麩質。每次聽到這種說法都讓我大為光火。很明顯這些醫師並未讀過相關科學文獻，不清楚陽性的 AGA 檢測是潛在乳糜瀉最初也是最早的病兆！早在小腸受損之前，這些抗穀膠蛋白抗體就可能對身

體其他組織發動攻擊。如果這麼跟我說的患者已經罹患橋本氏甲狀腺炎、葛瑞夫茲氏病、多發性硬化症或類風濕性關節炎等疾病，更令我火冒三丈。這些自體免疫疾病常與乳糜瀉相關，或代表你正處於乳糜瀉前期。如果你的 AGA 和 ADGA 檢測呈陽性，意思就是你必須停止食用麩質。

　　儘管絕大多數來找我的自體免疫疾病患者這項檢測都並非陽性，我仍會大力推薦所有患者都不要食用麩質。**現代醫學只是尚未找到對的篩檢方式，但這不代表麩質沒有在你的免疫系統作亂。**有關麩質致病的證據非常多，我在看診時也一再見證這點。反正你沒有什麼可損失的，不妨參考〈免疫系統食療指南〉，試驗看看不吃麩質是否能對你的症狀有所改善。

什麼食物對免疫系統有害？

　　除了麩質之外，食物也充滿了各種會引發免疫系統反應的化合物。食物大多細微且逐步產生反應，且這類反應常發生在腸胃系統之外，因此要把你的感受跟某種特定食物畫上等號通常很難。換句話說，你可能不會有多屁、脹氣、胃痛等症狀，卻有關節痛、頭痛等其他症狀，你不會意識到這跟自己吃的東西有所關聯。我發現，如果你感覺疲憊、難以集中注意力、有任何關節或肌肉疼痛不適，食物可能是這些問題的罪魁禍首。

糖分

　　麩質不是唯一對免疫系統造成潛在威脅的成分；我也要談一談碳水化合物。其中一種很危險的碳水化合物就是糖類。含有加工糖類的飲食會增進體內發炎，也可能造成 T 細胞、B 細胞等免疫細胞功能受損。目前雖沒有特定針對糖分與自體免疫疾病的研究，但關於糖分與免疫功能的研究則不在少數。[5] 高升糖指數的飲食，是指讓血糖快速上升的食物，例如含糖與白麵粉的食物。這種飲食很不健康，而且跟心臟病、癌症、中風、糖尿病脫不了關係。事實上，這種飲食模式跟所有的慢性疾病都有關聯。本書的目的之一，是確保你的飲食能協助治療並維持

免疫系統平衡。為了做到這點，你必須徹底戒除白麵粉或白糖，例如貝果、麵包、早餐穀片、蛋糕、餅乾、糖果和汽水。除此之外，你還要注意其他暗藏糖分的食物，例如市售的水果口味優格和速食店的果昔，這些通常含有濃縮果漿。我將在〈免疫系統食療指南〉中討論相關細節，但現在請先記得，免疫系統全方位復原計畫的首要之務，就是戒除白麵粉和白糖。

脂肪

接著是脂肪，脂肪是最多人誤會的營養素。說到脂肪，多數患者可以分為兩類：一類很怕脂肪，能不吃就不吃；另一類是標準美式飲食者，所以不知不覺就攝取了大量壞脂肪（飽和動物性脂肪和加工食品的反式脂肪）。這兩類都有問題，因為如果你完全不吃任何脂肪，就無法獲得食物中好脂肪抗發炎的效果，例如魚類、亞麻籽、酪梨、椰子、堅果、種子、橄欖油等。但如果你吃了太多壞脂肪，則會刺激發炎，導致免疫功能失常。我們先談如何不吃壞脂肪，在下一個部分再談如何把對自體免疫疾病患者有益的食物加進日常飲食中。

其中一種壞的飽和脂肪來自牛隻，也就是牛肉與乳製品。我們用劣質的飼料（大多是玉米）餵養牛隻，讓牠們的身體產生更多飽和脂肪。所以你吃下玉米飼養的牛肉和乳製品時，其中所含的脂肪會增加身體發炎的程度。如果你還是想吃牛肉和乳製品，最好的做法是盡可能選擇草飼、有機飼養的牛隻。草飼的牛隻含有較健康的脂肪，食用後對人體健康較為有益。

加工食品也充滿部分氫化油脂，這並非環境自然產生的油脂，事實上這是實驗室做出來的油脂。它們被用以延長食品的保存期限，並取代奶油。奶油是一種飽和脂肪，從一九七〇與八〇年代開始就被冠上增加心臟病風險的罪名。但反式脂肪實際上可能引發疾病的風險，遠高於奶油中的飽和脂肪。本治療計畫很重要的一點，就是徹底去除反式脂肪。

改善免疫功能與平衡的食物

抗發炎飲食

我建議所有患者採取抗發炎的飲食法。這不只是飲食的方式而已，而是種生活方式。發炎是所有慢性疾病的導因，因此無論你已患有某種疾病，或是想預防疾病發生，多吃降低發炎的食物、戒除增加發炎的食物，是再合理不過的做法。

如你所見，你所吃的脂肪類型非常重要。如果你吃下壞脂肪，它們會在你的體內產生一種稱為花生四烯酸（arachidonic acid）的分子，然後再產生稱為類花生酸（eicosanoids，又稱為類二十碳酸）的發炎分子。德國一項研究顯示，食用魚油治療的類風濕性關節炎患者如果採抗發炎飲食，同時減少體內花生四烯酸濃度，病情會獲得顯著的改善。[6]但若食用魚油補充品，卻又繼續吃刺激發炎的食物，則效益有限，這就好比你的汽車油箱裝滿阻塞引擎的低辛烷值汽油，你卻試圖加進高辛烷值汽油一樣。重點在於，你必須用抗發炎的食物來給身體加油，這樣身體自然就會好多了。

好食物

我們已經說過你不該吃什麼，現在來談談你該吃什麼食物和營養素。植物營養素是賦予蔬果色彩的化合物。你聽說過的植物營養素，可能有葉黃素、番茄紅素、白藜蘆醇等等。白藜蘆醇的研究清楚顯示，它可以啟動細胞內所謂的長壽基因，幫助基因活得更久。有助於治療自體免疫疾病的食物和營養素的相關研究非常多，到目前為止，有力證據顯示必需脂肪酸（好脂肪）、維生素 D、維生素 A、鋅、硒和綠茶都有幫助。我也會簡單介紹蘑菇萃取物，因為這種成分常用在維持免疫系統的配方中，所以我希望你了解如何正確使用。請記住，本書的目標是修復免疫系統的基礎，好讓你完全康復。因此，我不會詳細說明一般維持免疫系統健康的各種食物與營養補充品，我會把重點放在那些已被證實能降低免疫不平衡、改善症狀的食物和營養補充品。我將與你分享當前研究報告告訴我們的資

訊，然後在下一章詳細介紹你應該攝取多少、什麼種類的食物與營養補充品。

必需脂肪酸

接著，我們繼續討論好脂肪和壞脂肪。你不僅要去除所有飲食中的反式脂肪、減少動物性飽和脂肪，還要增加好脂肪的攝取，這點很重要。有些人覺得「好脂肪」一詞本身是矛盾的，但事實並非如此。好脂肪包括必需脂肪酸，這是我們身體無法製造的脂肪，所以我們需要吃含有這些脂肪的食物（所以才說是「必需」脂肪酸）。好脂肪的例子，包括你可能常聽到的 omega-3 與 omega-6 脂肪酸。對人體很重要的 omega-3 脂肪酸 EPA 和 DHA 是魚油製劑中的有效成分。另外，對免疫系統非常重要的 omega-6 脂肪酸 GLA，則可以在月見草、黑醋栗、琉璃苣油補充品中找到。我們將在下一章詳細介紹如何透過食物獲取這些營養素，最常見的來源是野生鮭魚及沙丁魚等魚類、杏仁及核桃等堅果類、向日葵和南瓜籽等種子類、羽衣甘藍和瑞士甜菜等綠葉蔬菜——這些都是典型美式飲食通常欠缺的食物。其他健康脂肪，還包括酪梨、椰子和澄清奶油（clarified butter，又稱酥油〔ghee〕，無水奶油）的飽和脂肪酸。不幸的是，這些食物在一九八〇年代的反脂肪革命中被冠上惡名，至今人們還有這個迷思。從那段時期開始，慢性病的盛行率就持續上升，這是很值得注意的現象。我不認為這是巧合。

脂肪影響免疫系統的主要方式有兩種。人的細胞膜是由脂肪酸構成，如果你攝取大量 omega-3 和 omega-6 脂肪酸，細胞膜就會比較寬鬆、流動性較高，這是它們最好的運作狀態。相反地，如果你攝取大量的飽和脂肪和反式脂肪，它們會進入細胞膜，使細胞膜變硬，對細胞與經常接觸的傳訊分子溝通產生負面影響。事實上，美國麻省大學（University of Massachusetts）醫學中心的一項研究指出，補充含 γ 次亞麻油酸（GLA）琉璃苣油（borage oil）的類風濕性關節炎患者，症狀獲得了改善。GLA 在體內會被轉化為一種稱為 DGLA（dihomo-gamma linolenic acid）的亞麻油酸衍生物，然後被過度活化的免疫細胞膜吸收，而降低活性。[7] 這意味著 GLA 對於受到過度刺激的免疫細胞具有鎮靜作用。免疫細胞受到過度刺激

是所有自體免疫疾病的共通點，因此慎選攝取的脂肪非常重要。

　　脂肪影響免疫系統的第二種方式，是你攝取的所有脂肪會轉化為所謂的「前列腺素」。不同類型的前列腺素可能增加或降低身體發炎。當你攝取含 GLA 的食物或服用 GLA 補充品時，會增加好的前列腺素 E1（prostaglandin E1，簡稱 PGE1）。研究發現 PGE1 對類風濕性關節炎患者有許多益處，例如減少發炎、減少循環免疫複合體、減少過度活躍的 T 細胞等。**研究也顯示，補充魚油對類風濕性關節炎和紅斑性狼瘡患者有抗發炎的效果，多數患者都感受到症狀減緩、病情減輕。**[8] 許多患者發現自己因此減少了抑制症狀的藥量。透過飲食攝取這些好脂肪是很重要的一件事，後文的〈免疫系統食療指南〉將提供你相關飲食與補充品的建議。

維生素 D

　　維生素 D 是自體免疫疾病方面受到最多研究的營養素。多發性硬化症的研究人員首先注意到，北緯日照最不足的地區要較其他地區發病率高得多。由於這種營養素是透過皮膚日晒後合成，因此研究人員很快發現血液中維生素 D 濃度低與罹患多發性硬化症的風險有關。事實上，維生素 D 濃度低不僅與多發性硬化症，也與類風濕性關節炎、紅斑性狼瘡、胰島素依賴型糖尿病、發炎性腸道疾病（IBD）等其他自體免疫疾病有關。雖然沒有證據證實維生素 D 缺乏（vitamin D deficiency）會導致任何自體免疫疾病，但濃度偏低確實會使風險提高，治療維生素 D 缺乏則能減少症狀並減緩病情惡化。美國俄亥俄州立大學一項研究定期測量一組紅斑性狼瘡患者的維生素 D 濃度，結果發現冬季患者體內維生素 D 濃度下降時，發病的機會較高。[9]

　　雖然維生素 D 名為維生素，但它實際上被認為是一種荷爾蒙，而非維生素。這是因為維生素 D 符合荷爾蒙的定義，能與體內許多細胞受體結合，導致細胞功能改變。維生素本身並不與細胞受體結合，而是做為酵素反應的輔助因子。維生素 D 的活性形式稱為膽鈣化醇（cholecalciferol）或維生素 D_3，另外還有一種維生

素 D 稱為麥角鈣化醇（ergocalciferol），或維生素 D_2，這種成分可以在植物中找到。你的身體很難把來自植物的維生素 D_2 轉化為活性的維生素 D_3，因此我們都會建議患者補充維生素 D_3。無論是皮膚受陽光照射或口服補充的維生素 D_3，都會先進入肝臟，形成 25 －羥基維生素 D，你做血液檢測時應該測量這種維生素 D，因為這是檢測體內維生素 D 濃度最可靠的方式。25 －羥基維生素 D 會轉化為 1,25 －羥基維生素 D（1,25-dihydroxyvitamin D）。這是維生素 D 最具活性的形式，因為它會進入細胞，進入細胞核，啟動基因密碼，打開生命之書中關於免疫系統的章節。

維生素 D 和免疫系統

1,25 －羥基維生素 D 具有以下特點：[10]

- 結合體內的樹突細胞（dendritic cells）和大腦中的星狀膠細胞（astrocytes），它們是遇到任何異物會發出警訊的第一道免疫細胞。維生素 D 可以使它們不易對自體抗原產生反應，提升它們的耐受性，使其不易攻擊人體自身的組織。
- 在 T 細胞上運作，使它們發展為最健康的調控型 T 細胞，而非可能引發自體免疫疾病的 Th1、Th2 或 Th17 輔助細胞。
- 直接抑制第一型 T 淋巴球，意思是維生素 D 可以緩和這些反應過度的殺手細胞。請記住，自體免疫疾病患者的這些細胞可能會有不正常增加的狀況，而維生素 D 有助於使它們恢復平衡。
- 減少活化的 B 細胞產生抗體，這是自體免疫疾病另一個不平衡的狀態。

如果你體內有充足的 25 －羥基維生素 D（目標是超過 50 nm/l，一些研究則認為需要達到 75 nm/l），將有助於調節你的 T 細胞，使它們對自體組織的耐受性更高，不會被啟動而失控。如果你已是自體免疫疾病患者，體內維生素 D 不足，那麼服用維生素 D 補充品有助於摧毀被活化的殺手細胞，並能避免產生更多殺手

細胞，減少這些細胞引起的發炎和破壞。

　　每天服用多少維他命 D 才足夠？研究顯示，每天服用 4,000 IU 是安全的，但每三個月應固定由醫師或其他醫療專業人士監控你的 25－羥基維生素 D 濃度。[11]一旦達到你所需的水平（50-75 nm/l），你可以把服用量降到一天 1,000－2,000 IU，最好由醫師檢查你血液中的維生素 D 濃度，以確認適合你的維持劑量。

　　請記住，維生素 A 對於維生素 D 的吸收是必要的，也有助於調節並維持免疫細胞的健康發育。維生素 A 是一種抗氧化劑，本書的免疫系統食療指南將提供你食物和補充品建議，以協助你增加維生素 A 和 D 的攝取量。

硒和鋅

　　硒和鋅是協助免疫系統正常運作的兩種重要礦物質。研究顯示，硒缺乏可能引起自體免疫的甲狀腺疾病。可能的原因如下：硒是甲狀腺發揮最佳功能的必需礦物質。硒是製造甲狀腺荷爾蒙和穀胱甘肽過氧化酶（glutathione peroxidase）的必需元素。穀胱甘肽過氧化酶有重要的抗氧化作用，可防止甲狀腺濾泡損傷。如果沒有硒，甲狀腺無法製造荷爾蒙，細胞就會被所謂的自由基破壞（正常的生化反應會使每個細胞產生自由基，如果這些自由基並未去活性或被抑制下來，就可能對人體有害）。一般認為，自體免疫形成的過程之一，是甲狀腺細胞受損且看似異常，免疫系統發現後對其發動攻擊，造成更多的傷害和發炎。

　　根據一項研究，每天服用 200 微克（mcg）的硒能減少橋本氏甲狀腺炎的主要抗體。[12]硒缺乏跟乳糜瀉也有很大的關係。乳糜瀉患者對許多營養素都會吸收不良，包含硒。有時候患者不知道自己患有乳糜瀉，形成了自體免疫甲狀腺疾病後，才發現自己有乳糜瀉。在下一章，我們將討論更多如何從飲食中獲得硒的方式，以確保你不會因為缺乏硒，而增加了自體免疫甲狀腺疾病的風險。

　　針對鋅對於自體免疫疾病的作用，相關研究雖然不如硒來得多，但是多發性硬化症的老鼠實驗顯示，鋅對於 T 細胞與疾病活性有重要影響。鋅是一種必需的微量元素，對免疫系統的正常發展有關鍵作用，能保持其平衡。缺少鋅會損害免

疫系統，補充鋅就可以扭轉這種情況。美國康乃迪克大學研究顯示，一天攝取 30 微克（mcg）的鋅能降低小鼠多發性硬化症的嚴重程度。[13] 雖然這不代表鋅對人體有相同的作用，但我認為這是維持免疫系統平衡的其中一塊拼圖。何不想辦法維持免疫系統最佳的運作狀態呢？我認為鋅很重要，我都會把這種營養素納入治療計畫中，因為它很容易透過食物攝取，如中東芝麻醬（sesame tahini）、南瓜籽、黑巧克力，也可透過綜合維生素與礦物質補充品來補充。

綠茶

綠茶中的活性成分稱為「表沒食子兒茶素沒食子酸酯」（epigallacatechin gallate，兒茶素物質的一種，簡稱 EGCG），最近這種成分受到很多關注。研究顯示 EGCG 有益於治療及預防癌症、心血管疾病、體重減輕、神經退化性疾病等。美國奧勒岡州立大學最近一項研究表明，EGCG 具有能夠增加調控型 T 細胞的強大作用，你現在應該已經知道這些細胞對於維持自體免疫的耐受性，以及預防自體免疫疾病非常重要。[14,15] 雖然研究對象是老鼠，但綠茶仍可做為營養療法中很有用的一環，能針對自體免疫患者的情況，以特定方式支持他們的免疫系統。

你已藉由本章了解攝取的食物會向細胞傳遞訊息，告訴細胞如何行動。你也已經知道，食物可以做為藥物使用，因為選擇有抗發炎效果的食物（例如好脂肪）、戒除刺激發炎的食物（例如糖和壞脂肪），對免疫系統有舒緩的作用。現在我們將進入免疫系統食療指南，讓你確認自己有哪一種食物敏感症，並找出什麼食物對自己有好處。當然，我也將協助你找到我們所討論的免疫系統營養素，無論是透過飲食或營養補充品──如果你偏好後者的話。

Chapter 3

免疫系統食療指南

　　就跟大多數初次走進布魯健康中心的新病患一樣，四十八歲的白人女性患者艾咪捧著一大疊檔案來看診。檔案中滿滿的報告，可看出她在過去兩年間，在傳統西醫和功能醫學醫師那裡所接受的一連串檢測。她主訴經痛、經期失調且量過多、睡眠障礙、熱潮紅與極度焦慮——她已經歷這些症狀約有三年之久。除此之外，她沒有其他健康問題的病史。事實上直到三年前，她一直都很健康，這也是為什麼這段時間的不適讓她覺得如此痛苦的原因之一。再加上她看的醫師或專家都沒能搞清楚她身上究竟出了什麼問題，以及她能做些什麼來改善症狀，因此她覺得很沮喪。一開始醫師開天然的黃體素乳霜（progesterone cream）給她調經，結果無效，後來她又改用口服避孕藥。

　　艾咪來找我看診的時候，還有持續服用避孕藥，雖然避孕藥有助於改善她的症狀，但她的體重增加了四・五公斤，而且性欲低落。第一次看診的時候，她就希望我能幫助她停止服用避孕藥。而事實上，我告訴她的第一件事就是停用避孕藥，不要讓避孕藥掩蓋她的症狀，這樣我才能看到她身體的真實情況。她顯然正處於更年期的最初階段，即所謂的更年期前期（perimenopause），但除了雌激素和黃體素濃度的變化外，沒有人停下來觀察她身上還有什麼其他症狀。

　　當女性進入更年期時，體內的荷爾蒙就變成了我所說的內分泌大樂隊。每種荷爾蒙都會跟其他荷爾蒙交互作用，只有保持平衡，全身系統才能正常運作。我常發現患者的甲狀腺荷爾蒙偏低或偏高，或是女性這時期常出現腎上腺疲勞（我們將在第五章〈認識壓力的影響〉詳加討論）。我的感覺是艾咪的其中一種荷爾蒙系統失去平衡，所以進入更年期的階段才會這麼辛苦。我的下一步做法是驗血

檢測艾咪的甲狀腺，並以唾液檢測她的腎上腺。結果出來時，我驚訝地發現她的腎上腺荷爾蒙十分平衡，而且運作良好。但我不驚訝的是，她甲狀腺分泌的荷爾蒙 free T3 和 free T4 濃度處於正常偏高的狀態，大腦分泌的促甲狀腺素（TSH）則偏低。我初步篩檢的步驟之一，是尋找抗甲狀腺抗體，這是自體免疫疾病橋本氏甲狀腺炎的指標。我很高興看到艾咪體內沒有這些抗體。然而，她的促甲狀腺素偏低，而 free T3 和 free T4 偏高，這代表她的甲狀腺過度活躍。一些醫師可能會把這些結果視為正常，但直覺促使我讓她接受葛瑞夫茲氏病的檢測。艾咪的檢測結果呈陽性，也就是她體內製造出抗體，刺激甲狀腺分泌過多荷爾蒙，造成了不健康的失衡狀態。具體地說，艾咪對甲狀腺刺激免疫球蛋白（thyroid-stimulating immunoglobulins, TSI）的檢測呈陽性。這個結果雖然始料未及，但未嘗不是令人振奮的消息，因為至少現在我知道艾咪到底哪裡出了問題，也才知道如何幫助她。而且我不是唯一這麼想的人，艾咪也鬆了一口氣，她終於找到答案了。

接下來，我請艾咪改吃無麩質飲食，儘管她的檢測結果並未患有乳糜瀉（我在上一章詳細討論過這個問題）。為什麼呢？因為我知道，有自體免疫甲狀腺疾病的人，即使檢查結果呈陰性，仍較可能罹患乳糜瀉（反之亦然）。因此，我告訴艾咪不要再食用麩質。

此外，艾咪接受了糞便分析和重金屬檢測看看體內是否累積汞和鉛（排除這些毒物是我治療自體免疫疾病的優先事項，因此排毒為本書的第四步驟）。結果顯示，艾咪糞便中有寄生蟲，體內的汞濃度也稍微偏高。在我們著手治療這些狀況的時候，艾咪的葛瑞夫茲氏病抗體已因無麩質飲食消失。不只這樣，不吃麩質之後，她的熱潮紅、失眠和焦慮都改善了，月經也變得規律順暢。要說明一點，我不確定是因為我們在她體內發現的過多甲狀腺荷爾蒙干擾了她的雌激素，還是因為食用麩質直接影響了她的大腦和體溫調節中樞，造成她的熱潮紅和其他荷爾蒙症狀，但當我們更正了這些事，她更年期前期的症狀就隨之停止。

無論如何，艾咪和我都很高興這些症狀和抗體都逐漸消失。她的焦慮症狀當時雖已大幅改善，但在我治療了她的寄生蟲問題，並另外開給她維生素 B_{12}、葉酸

和 S－腺苷甲硫胺酸（SAMe）補充品之後，她焦慮的問題才算完全得到解決。我選擇這些維生素是因為它們是所謂甲基供體（methyl donors）營養素的一部分，對維護大腦焦慮相關的化學途徑非常重要。

食物和人體感受

艾咪的故事說明了兩件很重要的事。首先，麩質是一種棘手的食物蛋白質。你可能會因為食用麩質產生看似與食物完全無關的症狀，例如焦慮和熱潮紅，在真正戒除飲食中的麩質後，你才能體會到麩質對身體的影響。再者，戒除麩質可以改善自體免疫抗體。想確定這點的唯一方式，是請醫師或其他醫療專業人員，在你開始進行無麩質飲食後，重新檢測抗體——通常在初次檢驗的六個月後。即使沒有明顯的症狀改變，你卻可能看到抗體的變化，這就是為什麼即使你不覺得感受有何不同，我仍希望你繼續禁食麩質的原因。艾咪則是檢測結果和惱人症狀都得到改善。對於她來說，無麩質飲食成為她永久的飲食方針，這個決定並不難。

專家相信且研究也顯示，任何自體免疫疾病患者都有所謂的腸漏症。我將在第八章〈打造健康的腸道〉中深入討論腸漏症，但在這裡必須先說明，腸漏症會導致食物敏感症（因此如果你患有自體免疫疾病，可能對許多食物都會產生症狀和反應）。食物過敏（food allergy）和食物敏感症（food sensitivity）究竟有什麼差別呢？食物過敏是血液和（或）皮膚檢測證實你對特定食物過敏。但即使過敏檢測結果顯示你對特定食物不過敏，你仍可能在食用後產生反應，這就稱為食物敏感症。**食物敏感症涉及免疫系統的反應，會引起身體發炎，因此如果你有自體免疫疾病就大為不妙。**然而，現代醫學沒有判定食物敏感症的合適檢測，所以我們改以另一種不同的方式來確認你對特定食物是否會產生問題。本章將指導你如何針對常引發問題的食物，如麩質、乳製品、玉米、黃豆等，檢測自己是否有敏感症。請記得，食物敏感症僅意味著你吃某些食物時感覺較差，不吃時則感覺較好。食物可能引起的症狀包羅萬象，例如胃食道逆流、進食後排氣與脹氣、便祕、腹瀉等消化道症狀，或疲勞、難以集中注意力、頭痛、關節疼痛或肌肉疼痛

等症狀。稍後在十二章的〈養護肝臟指南〉中，我會告訴你如何進行更完整的排除飲食（elimination diet），並將在排毒計畫中檢測另一些食物。

現在我們來看看你是否對麩質、乳製品、黃豆或玉米有敏感症狀。接著，我將教你如何整合學到的知識，建立個人化的抗發炎飲食，開始治療自己的自體免疫疾病或其他免疫失衡的狀況。

自我評估

檢測食物敏感症

每個人的狀況都不一樣，我的目標是根據你獨特的生化結構，創造個人化的計畫。你現在的健康狀況，是你的生命過程中，基因傾向與環境交互作用的結果。你吃進體內的食物對身體就是最大的環境影響。此外，如果你的家人有其他自體免疫病症如乳糜瀉，或者有人對麩質敏感，這個訊息對你很重要，因為這代表著你出現相同問題的風險較高。

在本節中，我將介紹如何找到適合自己的食物，這就是所謂個人化營養學（personalized nutrition）的概念。我們將藉由食物排除與挑戰（food elimination and challenge）計畫來進行這件事，稱之為「排除與挑戰」是因為你將先從飲食中排除某食物，接著再重新導入，也就是我們所說的挑戰。這麼做可以幫助你發現自己是否有麩質、乳製品、黃豆、玉米的敏感症。正如我說的，我選擇這些食物，是因為一般人最容易對這些食物產生敏感症。我們食物供應中大部分的小麥、玉米和黃豆都經過基因改造，因此你的身體可能會將它們的基因和蛋白質看作是外來物，這點並不意外。此外，小麥、玉米、黃豆等成分其實悄悄出現在我們所吃的許多食物中，較明顯的例子是麵條、玉米片、醬油等，較不明顯的則包括大豆卵磷脂、玉米澱粉等。造成這些食物敏感症的另一個原因，是你之前已吃下大量這類食物，因此增加了免疫反應出現的機會。乳製品也應該從飲食中去除，因為它們會引起鼻塞、多屁、脹氣、黑眼圈等症狀。其他可能造成問題的食物，還包

括雞蛋、貝類、花生和茄科蔬菜（番茄、馬鈴薯、茄子、甜椒）等，含有可能刺激關節的物質，會引起疼痛和發炎。現在請先不用擔心這些食物，因為我們進入計畫的第四步驟時，我會帶你進行更全面的排除飲食，屆時我們也會檢測其他的食物。

做好開始的準備

請做好改變飲食的準備。記住，禁食只是三週而已，不是一輩子。我們將再次確認需排除的食物清單，並讓你知道如何以其他食物替代你常吃的食物。現在是規劃時間，請參考下一章的食譜（這些料理都不含麩質、乳製品、黃豆和玉米），以及本章末的食材採購清單，方便你採買及準備所需的食材。

設定日期。看一下日曆，訂出三週時間讓你可以投入此一計畫。時機非常重要，因為你需要去採買及準備計畫所需的食物。舉例來說，你可能需要帶餐點和零食去工作，以免肚子餓時隨手抓麩質與乳製品的食物來吃（速食大多含有這些成分），或者不敵同事的邀約一起去吃飯。

記得前兩三天最困難。執行禁食會愈來愈輕鬆，你的感受也會愈來愈好，你會有更多的動機和力量堅持下去。

第一部分：戒除麩質、乳製品、玉米、黃豆三週

我的病人經常問我，為什麼要一口氣戒除全部四種食物，一次拿掉一種食物是否比較好或一樣好？因為這個實驗的做法是先禁食數種食物，你可以感覺自己的改善，然後再次食用這些食物，看是不是感覺再次惡化。如果你只戒除一種食物，可能會無法感受到改善，因為你還在吃別的問題食物。並且重新導入時你可能也不會感覺到不同，因為一開始你就未曾感覺好轉。因此，一次戒除全部四種食物是最理想的，因為這麼做可以提高因改變飲食習慣而改善症狀的可能性，接著再次食用這些食物時，你就可以判斷出是否感覺惡化。

但如果你實在無法一次戒除這四種食物，我建議你先戒除麩質和乳製品這兩種，這是最難的兩種，因為大多數典型美式飲食者每天都會食用這兩種食物。

麩質

你不該吃的食物

　　麩質是小麥、大麥、卡姆麥、黑麥、斯佩爾特小麥中所含的蛋白質。麵包、蛋糕、餅乾、麵條、麥片是明顯含有麩質的食品，但麩質也隱藏在許多其他食品中。因此，你需要看成分標示，檢查是否含小麥、大麥、卡姆麥、黑麥或斯佩爾特小麥。舉例來說，你知道醬油是由小麥製成的嗎？啤酒是由大麥所製？你可能不知道。但你不是唯一不知道的人。這裡不可能列出所有含麩質的食物，因此看食品的成分標示很重要。除此之外，只有特別標示不含麩質成分的燕麥，你才能食用。

你該吃的食物

　　藜麥、小米、蕎麥和米都不含麩質。好消息是近年有許多人都患有麩質不耐症，因此你可以找到這些古老穀物製成的麵包、麵條、鹹餅乾，甚至是甜餅乾。也有許多食品包裝清楚標明不含麩質（我甚至注意到有些商店開始設置無麩質的專區或是貨架）。一些無麩質的食品如麵包和瑪芬是存放在冷凍區，而非傳統的麵包或烘焙食品的貨架。這是因為它們未添加常用的化學防腐劑，腐壞的速度會變快許多，所以必須冷凍保存。另外，雖然我希望你能投入無麩質飲食，但我也希望你注意，無麩質飲食不代表就是健康飲食。例如，無麩質餅乾仍含糖，所以不能算是健康的選擇。你可以在 77 頁的〈無剝奪感！排除飲食的菜單選擇〉看到，無麩質飲食其實很容易，有很多不含麩質的飲食選擇。

乳製品

你不該吃的食物

　　乳製品包括乳牛、山羊或綿羊生產的乳製品，例如優格、乳酪、牛奶、克菲爾（kefir）、奶油。初診時，許多病人都告訴我，他們有乳糖不耐症，因為他們吃了乳製品就會出現放屁、脹氣等現象。乳製品的食物敏感症是由所謂的酪蛋白和

乳清的蛋白質所引起，而非許多人認為引發他們不適的乳糖。經過排除測試之後，許多患者常意識到牛奶造成的症狀不僅是消化症狀而已，還包括慢性鬱血（chronic congestion）、鼻竇炎、鼻涕倒流、耳朵發炎等。乳製品產業讓消費者相信，如果我們不喝牛奶，骨頭就無法強健，但我向你保證，這絕非事實。全食物飲食中含有大量的鈣（例如芝麻、杏仁、羽衣甘藍和芥菜等深綠色葉菜），所以不必因為覺得骨骼需要乳製品而擔心放棄它會有不良影響。

你該吃的食物

　　乳製品的替代品包括杏仁奶、米漿、大麻籽奶、椰奶。這些牛奶的替代品也會被製成優格、克菲爾和乳酪。我個人最喜歡椰奶，因為它含有對腸道和大腦都有益的脂肪。

玉米
你不該吃的食物

　　幾個世代以前，美國種植玉米的目的是為了個人食用，但今日玉米已演變為商品。我的意思是玉米被用在其他目的上，例如廣泛用於許多食品上的高果糖玉米糖漿，因為玉米糖漿吃起來比糖更甜，成本卻更便宜。玉米也被拿來做為牛的飼料，取代牛隻本來應該食用的草。問題出在哪裡？問題出在草飼的牛肉富含健康的 omega-3 脂肪，我們吃肉時能連帶獲得這些好處。以玉米為飼料的牛隻，肉裡則充滿會導致發炎的飽和脂肪，我們吃下這些肉容易在我們體內引起發炎（本章稍後將詳細介紹好脂肪與壞脂肪）。

　　玉米成了有價商品，農民想盡量增加產量，於是使用基因改造的玉米種子。我無法斷定是因為基改玉米的緣故，或者是我們日常飲食中過度食用玉米的關係（大多數典型美式飲食者每天都會食用玉米好幾次），導致許多人都有玉米敏感症。所謂的玉米敏感症，是指如果你不吃玉米，感覺就會改善，一旦吃了玉米，感覺就變糟。我們會協助你了解這是否符合你的狀況。請記得禁食時期一點玉米

都不能吃，無論是玉米棒、罐頭玉米、冷凍玉米或是爆米花。你需要看清楚食品成分標示，含玉米澱粉、玉米糖漿、玉米糖漿固形物、玉米粉、高果糖玉米糖漿等，基本上任何有「玉米」的成分一概禁食。

黃豆（大豆）

你不該吃的食物

黃豆被列在禁食的清單中，因為我在看診時一再看到許多人吃黃豆會有消化不良和發炎的問題。我知道如果自己吃了黃豆，隔天手就會感覺腫脹。除非是有機黃豆，而且成分標示註明為非基因改造，否則多數黃豆都是令人有所疑慮的基改種子。黃豆也被用作許多食品的添加物，尤其是包裝加工食品，因此你必須看成分標示，避免成分中列出大豆蛋白、大豆卵磷脂、大豆油的任何食品。一旦你開始注意成分標示中是否有這些字，你會很訝異有這麼多食物含有這些成分。這是非常重要的食物教育的開端。

我通常會要求患者先戒除黃豆，確認症狀不會惡化之後再重新食用。黃豆對甲狀腺機能的可能影響爭議頗多，也有人擔心黃豆和乳癌之間有所關聯。由於這部分已超出本書範圍，我不會深入討論這個議題。根據我在最新科學文獻中讀到的資訊，我的立場是，除非你在排除飲食測試時發現自己有黃豆敏感症，否則適度食用黃豆並無問題。「適度」食用的意思是每週吃一至三次黃豆食品。如果你覺得食用黃豆不會引起任何症狀，而且你想把黃豆當作自己均衡飲食的食材，那麼請注意黃豆**種類**的選擇。請吃全有機、非基改的黃豆食品，如天貝（tempeh）、毛豆和豆腐。

排除飲食與替代品

以下是上述四種你應該禁食的食物類別，以及你可以食用的替代品（當然如果你知道自己對某種「可食用」的食物過敏或有敏感症，請避免食用）。

食物類別	應禁食	可食用
玉米	全玉米、玉米糖漿、玉米澱粉，以及任何含有「玉米」的成分	以橄欖油或椰子油蒸或炒的其他蔬菜
麩質	小麥、大麥、斯佩爾特小麥、卡姆麥、黑麥和多數燕麥	米、小米、蕎麥、藜麥、標明「無麩質」的燕麥
黃豆	天貝、豆腐、毛豆、醬油、溜醬油（tamari）以及任何有「大豆」（黃豆）的成分	扁豆、鷹嘴豆及其他豆類
乳製品	所有乳牛、綿羊、山羊的奶、乳酪、克菲爾、奶油，以及任何有「酪蛋白」、「乳清」的成分	杏仁奶、米漿、椰奶、大麻籽奶與含有這些成分的乳酪和克菲爾

無剝奪感！排除飲食的菜單選擇			
	第一天菜單	第二天菜單	第三天菜單
早餐	無麩質土司配杏仁或花生醬	水煮蛋或水波蛋或青醬炒雞蛋*或週末義式烘蛋*	熱麥片粥：無麩質燕麥或堅果藜麥粥*冷麥片粥：無麩質穀麥棒配椰奶、米漿或杏仁奶
午餐	你最喜歡的蔬菜與豆類沙拉，配烤雞或魚肉，淋上橄欖油與檸檬或醋	藜麥麵佐豌豆、芝麻菜和番茄乾*或亞洲風味蕎麥麵沙拉*配蔬菜、雞肉或蝦子或扁豆芽菜沙拉*	無麩質麵包或餅皮做的三明治：火雞肉、酪梨、雞肉、花生醬或杏仁醬、鷹嘴豆泥和蔬菜
點心	堅果與水果或酪梨醬與米餅	蔬菜佐中東芝麻醬或鷹嘴豆泥配米餅	杏仁穀麥棒*或杏仁藍莓瑪芬*
晚餐	火雞肉漢堡排*球莖茴香甜菜沙拉*	地中海香草鮭魚*配奶油菠菜*和野菇藜麥*	紅甜椒松子菠菜雞肉捲*配地瓜芝麻葉沙拉
甜點	水果或藍莓芭菲*	椰奶優格或椰奶冰淇淋	巧克力酪梨布丁*

＊相關食譜請參考本書食譜部分。

第二部分：一次重新導入一種食物

在三週不吃麩質、乳製品、玉米和黃豆之後，你已完成了排除飲食的第一部分。現在，你要開始進行第二部分，這也是最後一個部分，就是試著一次重新導入一種食物。這樣你就會知道哪種食物對你好或不好，並發現自己對哪種食物有敏感症。你可以填寫以下表格來幫助你記錄。你也可以上我的網站 www.immuneprogram.com 下載此表。想一想自己的健康狀況和經歷的症狀，即使它們看似與食物無關。請把它們寫在表格的左欄（我已列出一些常見症狀做為填寫此表的參考）。

重新導入每一種食物時，請回想表中列出的症狀，以「無」、「輕微」、「中度」或「嚴重」來描述你對該食物的反應。這麼做可以幫助你回顧時記得自己的反應。

症狀	麩質	乳製品	黃豆	玉米
脹氣				
頭痛				
關節疼痛				
熱潮紅				
其他症狀				
其他症狀				

重新導入食物沒有一定的順序。我常告訴患者先挑一種自己最想念的食物重新導入。連續兩天，每天至少食用兩次這種食物，然後留意自己的感受。到了第三天，不要吃那種食物，然後繼續觀察自己的感受。如果對該食物沒有任何反應，那麼第四天你就可以進入下一種食物。但如果你有產生反應——頭痛、起疹子、腦霧、疲勞、消化道不適或其他症狀——請填寫表格，以免以後忘記。一旦

你發現某種特定食物對自己不好，請再次禁食。食物反應應該會在一兩天內消失，但有些人可能需要更長時間。反應消失之後，你就可以再嘗試下一種食物。舉例來說，如果你吃玉米之後腹瀉，這代表你有玉米敏感症，你應該再次禁食玉米。一旦你的腹瀉停止、腸胃回復正常，你就可以嘗試下一種食物。但是，你當然應該持續禁食玉米。

找出自己是否對麩質有明顯反應非常重要。如果你沒有任何反應，也沒有自體免疫疾病，那麼你可以重新食用麩質。但如果你患有自體免疫疾病，即使你並未對麩質產生任何反應，仍請務必禁食麩質。

請耐心進行嘗試，重新導入所有排除的食物約需兩週時間。

一旦完成了這個過程，你應該會知道再次食用麩質、乳製品、玉米或黃豆是否會在你身上產生免疫反應，引發熟悉的症狀或新症狀。如果你發現自己有超過一種食物敏感症，沒關係，這很常見。就我個人而言，我對麩質、乳製品、玉米和黃豆都有敏感症。如果我了吃麩質，隔天大腦就覺得不太清楚，感覺就像宿醉一樣。如果食用乳製品，我就會有便祕和鼻塞的現象。吃了玉米或黃豆，我的手隔天就會腫起來。這些症狀都是我身體不同部位發炎所引起的。我 95% 的飲食不含上述食物已經超過十年，因此當我吃到這些食物時，反應要比從前輕微，但症狀仍然存在。

治療計畫

一旦你確定哪些食物會導致身體有不良反應、需要從飲食中排除，你就可以開始以對自己免疫系統最有利的方式進食。這是治療計畫的第一步。本書所有的治療計畫都可分為三階段。第一階段只用食物治療，因為有些人偏好只以食物的方式治療，有些人則是僅用食療就足夠了。正如我們所說的，改變飲食方式是功能醫學預防與治療疾病各方面的基礎。每個人都必須在治療計畫中，納入第一階段的治療。治療計畫的三階段是：

第一階段：攝取對免疫系統健康有益的飲食。我們在第一階段將進行清楚明確的飲食改變，來改善免疫系統的健康。

第二階段：運用維持免疫系統健康的其他資源。我將在第二階段討論正確的飲食習慣，並提供基本的營養補充品清單，讓你了解免疫系統保持平衡與健康所需的工具。本書附錄有完整的營養補充品和草本植物指南，另有清楚的品名以及哪裡可以買到這些產品的指示。

第三階段：醫療專業人士的功能醫學治療。沒有醫療專業人士的協助下，想改變自己的飲食習慣，可能非常困難。如果你知道自己想做出改變，但覺得僅憑一己之力難以執行，你可以向整合醫學醫師尋求協助。

第一階段：攝取對免疫系統健康有益的飲食

對免疫系統有益的飲食是什麼意思？這種飲食被稱為抗發炎飲食，可分為四部分。首先，你必須找出自己對哪些食物敏感並禁食這些食物。我們從「自我評估」展開這個過程。第二，你必須多吃富含抗氧化物的食物（如蔬果）。第三，你必須留意攝取的糖分，只吃低升糖指數的飲食（即低醣飲食）。最後，你必須攝取充足的好脂肪，因為你攝取的脂肪決定了體內的發炎指數。我會逐一解釋每個步驟，並提供這種飲食方式的食物清單和菜單建議。

步驟一：找出對哪些食物敏感並且禁食

觀察麩質、乳製品、玉米或黃豆是否會造成你的身體發炎之後，你必須戒除該食物至少六個月。但是請注意：

- 如果你檢測為乳糜瀉陽性（包括抗穀膠蛋白抗體檢測、抗去醯胺基化穀膠蛋白抗體檢測），你應該終身禁食麩質。
- 如果你未患乳糜瀉，但有其他自體免疫疾病與麩質不耐症，那麼在完全治癒腸道與自體免疫疾病前，請完全禁止食用麩質。在那之後，你的飲食也應該保持 95% 無麩質的狀態，這意味著，正常情況下你的日常工作與居家

生活應百分之百採取無麩質飲食，只在有時（如一個月一次）外食或旅行，才偶爾吃麩質。記得回家後要恢復為無麩質飲食。

步驟二：彩虹飲食法

接著，我們要做的是積極增加飲食的顏色。多數人攝取的蔬果不足。蔬果富含微量營養素如抗氧化物、維生素 B、礦物質等，能讓身體和免疫系統在最佳狀態下運作。

什麼是「抗氧化物」？你可能跟大多數人一樣，有聽說過這個詞，但不確定那是什麼或有什麼作用，所以我先來說明一下：每一天，人體都會產生一種叫自由基的物質，這是細胞正常運作時釋放至細胞內、帶有電子的分子。不幸的是，這些自由基會損傷你的組織。通常身體只會產生少量自由基，食物的抗氧化物可以抑制自由基的活性。抗氧化物的作用就像海綿一樣，可以清除體內的自由基。但是，如果你暴露在汞、其他重金屬或農藥等毒物中，這些有毒化合物會在體內產生更多自由基，因此你需要更多抗氧化物來吸收自由基，防止自由基對組織產生傷害。這個清除過程是避免 DNA 與組織受損，預防導致自體免疫疾病、癌症與慢性發炎的關鍵。我們將在第十一章〈維護肝臟的功能〉中，更詳細介紹造成組織損傷與自體免疫疾病的毒物。

有什麼解決之道呢？大自然賦予我們富含抗氧化物的食物，可幫助我們防止體內累積過多自由基，所以你必須攝取充足的這類食物來保護自己的組織和細胞。這件事很容易做到，因為蔬果富含滿滿的抗氧化物質！這也是一個重大的改變，因為典型美式飲食通常這類營養素的含量極少。

增加抗氧化食物的注意事項

請盡量選擇有機蔬果。農藥是用來保護蔬果避免昆蟲啃咬的化學物質，有機水果和蔬菜種植時沒使用農藥，所以植物必須製造大量的抗氧化物來對抗蟲害。因此，有機農產品比傳統種植的農產品抗氧化效果更強，食用有機蔬果能幫助你

攝取這些有益物質。

我知道百分百的有機飲食並不一定做得到。如果你屬於這種情形，我建議你參考美國環境工作小組網站（www.ewg.org），查看「最髒的十二種蔬果」（Dirty Dozen）清單，這份清單上有目前發現農藥殘留最多的十二種蔬菜和水果。你在食用這些蔬果時，真的需要選擇有機產品。美國環境工作小組另有一個「最乾淨的十五種蔬果」（Clean 15）清單，這是目前發現農藥殘留最少的蔬果，不一定要選有機產品。這兩份清單都很有幫助。[1]

我也建議使用大多數超市農產品區都找得到的蔬果洗滌劑來清潔所有非有機的蔬果，這有助於清除有害的農藥殘留。

以下是把更多富含抗氧化物與礦物質的食物融入日常飲食，以維持免疫系統強健、減少發炎的建議方式：

• 你可以把水果當作餐後甜點、早餐果昔或點心來吃。

• 每天至少吃一份生的綠葉蔬菜和各式蔬菜做成的沙拉，無論做為主食或配菜都可以（如何添加充足的蛋白質與健康的脂肪讓餐點營養更完整，請參考後文）。

• 晚餐至少應有一半是蔬菜（蒸煮或以橄欖油或椰子油快炒）。但大多數人的餐盤卻滿裝一大份蛋白質和大量穀物（如米飯或麵食），或澱粉類蔬菜（如馬鈴薯），留給蔬菜的空間很少。你需要改變餐盤上的比例，讓富含抗氧化物質的蔬菜成為重心。圖 2 是你的餐盤應該看起來的樣子。

＊1. 美國環境工作小組最新檢測結果的十二種最髒蔬果：草莓、菠菜、油桃、蘋果、桃子、梨、櫻桃、葡萄、芹菜、番茄、甜椒、馬鈴薯。十二種最乾淨蔬果：甜玉米、酪梨、鳳梨、高麗菜、洋蔥、冷凍甜豌豆、木瓜、蘆筍、芒果、茄子、甜瓜、奇異果、哈密瓜、花椰菜、葡萄柚。──譯者註

圖 2

維 持 免 疫 系 統 健 康 的 飲 食 比 例

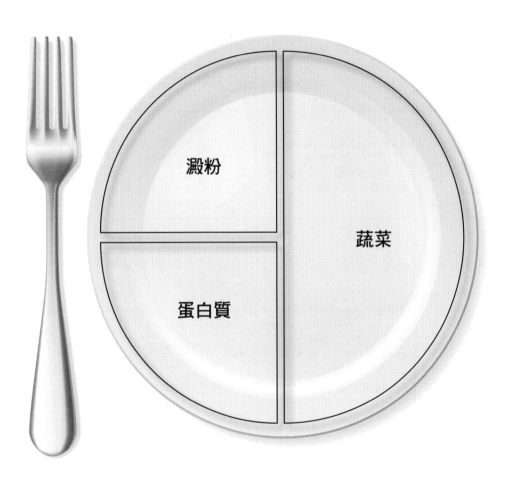

澱粉

蔬菜

蛋白質

富含抗氧化物和有利免疫系統營養素的食物

抗氧化物／營養素	水果來源	蔬菜來源	其他食物來源
β-胡蘿蔔素和其他類胡蘿蔔素	杏桃、哈密瓜、芒果、油桃、水蜜桃、葡萄柚、橘子、西瓜	蘆筍、甜菜、花椰菜、胡蘿蔔、青椒、羽衣甘藍、蕪菁、芥藍菜葉、南瓜、胡南瓜（squash）、菠菜、番薯、番茄	
維生素 C	莓果、哈密瓜、葡萄柚、蜜瓜（honeydew）、奇異果、芒果、油桃、柳橙、木瓜、草莓	花椰菜、球芽甘藍（brussels sprouts）、花菜、羽衣甘藍、紅青黃椒、荷蘭豆、番薯、番茄	
維生素 E	芒果、木瓜	花椰菜、胡蘿蔔、莙蓬菜（chard）、芥菜和蕪菁菜、南瓜、紅椒、菠菜	堅果、葵花籽
其他抗氧化物	黑棗、蘋果、葡萄乾、所有莓果、李子、紅葡萄	芽菜、洋蔥、茄子	豆類
鋅		豌豆	牡蠣、紅肉、家禽類、豆類、堅果、海鮮、全穀物、乳製品
硒			豆類
EGCG			綠茶

步驟三：低醣飲食

在醫學界低醣飲食也稱為低升糖飲食，這種飲食是降低血糖的第一步。升糖指數高的飲食會引起發炎並損害免疫系統。每種食物都有所謂的升糖指數，取決於食物能多快速、多劇烈地讓血糖濃度上升。高升糖飲食會使血糖快速上升，增加罹患糖尿病、高血壓和心血管疾病的風險，同時也會讓你感到疲憊和沮喪。

讓免疫系統平衡最重要的一點是，不要吃會讓血糖飆升的食物，要改吃低醣飲食，因為血液中的糖會刺激免疫細胞，主動釋放在體內流竄的發炎分子，造成損傷和刺激。所以第一步就是禁食所有的白麵粉和加工醣類，這是你朝良好健康狀態邁進最重要的一步（你採行其他瘦身飲食計畫時，可能早已開始進行這件事）。

當心白色的食物

白麵粉中大多數的纖維素、維生素和礦物質都已不見，而所有的白麵包、蛋糕、餅乾，和多數烘焙食品都含有白麵粉，因此這些食品的升糖指數都很高。**當我說你飲食攝取太多糖的時候，也包括這些白麵粉製品，因為白麵粉會轉化為血液中的糖。**想避免高升糖指數的食物，全麥麵包、鬆餅和麵條是較好的選擇。請看成分標示，尋找每份至少含三克纖維的穀物產品，因為纖維可減緩糖的吸收，降低食物的升糖指數。你要怎麼知道自己吃的食物含的是什麼麵粉？請查看成分表，若有麵粉請看前面是否有「全」或「全穀」的標示，例如全藜麥、全蕎麥、全麥（針對可以吃小麥的人）。

選擇穀物時，無論是麵包、餅乾或是配菜，盡可能避免小麥（含麩質）和玉米，不妨嘗試藜麥、蕎麥、小米等，這些美味又對健康有益的古老穀物。選擇糙米比白米好。下一章的食譜有為這些穀物設計的菜餚，讓你可以輕鬆地開始為自己帶來更多的健康飲食變化，以及美味的新口味！

除了飲食中的白麵粉之外，不要忘記減糖。許多人也因為攝取咖啡、汽水、果汁、餅乾、蛋糕、糖果和其他甜食，增加了糖分。你或許不知道，酒精也是高糖分的飲料。

血液中的糖

　　大量含糖的食物會把大量的葡萄糖轉移到血液中。血糖升高的前三十分鐘你可能感覺良好，但一旦血糖急降時，你將無法避免會感到疲憊或能量不足，促使你再去找更多糖分來提振自己的精神。這種血糖忽高忽低的循環，是疲勞（與體重增加）的主因之一。光是修正了這件事，就已讓我的許多患者精力更充沛，心情也更好（通常還能幫助他們瘦下幾公斤）。

　　請記住另一件事，高血糖會導致發炎並使身體急速分泌胰島素。胰島素是一種荷爾蒙，它會通知身體細胞啟動吸收糖分，並將其轉化為能量以降低血糖。通常這是一件好事，因為這是你身體餵飽細胞的方式。然而，當葡萄糖和胰島素一下子太多的時候，身體會將過量的葡萄糖儲存為脂肪。除此之外，如果再加上壓力因素，會發生什麼事呢？你的壓力荷爾蒙會引導身體製造腹部脂肪，這是一種代謝方式不同、會引起發炎（也是最難擺脫）的脂肪。請記得，發炎跟免疫系統有關，所以如果你有自體免疫疾病或免疫方面的問題，糖分只會讓情況惡化。

斷糖飲食

　　你不妨從今天就開始戒除白麵粉製成的甜點與食物。提醒你注意一點：如果你習慣攝取大量糖分，或者餐餐吃麵包、義大利麵、馬鈴薯、白飯，那麼你可能會經歷糖的戒斷反應。**你或許會覺得把「戒斷」兩字用在食物上，聽起來很奇怪，不過對一些人來說，糖就跟藥物一樣有成癮性。**如果你也是其中之一，那麼你剛開始斷糖時，身體可能會產生強烈的反應。我有一些患者在斷糖的頭幾天有頭痛現象，甚至產生激烈的情緒反應。別擔心，所有症狀和反應都會緩解（通常在一到三天內），你會感覺久違的清晰思緒，情緒與能量也將更穩定。

　　如何戒斷飲食中所有加工的糖？以下是明顯或隱藏在食物中含糖量最高的食物，以及可能的替代食物。請記得閱讀食物外盒或包裝容器上的成分標示，避免每份含糖量超過 15 克的食物。

	適合吃的低升糖食物	最好避免的高升糖食物
甜味劑	未加工的龍舌蘭糖漿（agave syrup）、糙米糖漿、黑糖蜜、水果甜味劑。這些仍是糖，所以還是要盡量少吃。甜菊糖（stevia）是最好的選擇，它沒有熱量。	所有的人造甜味劑，包括阿斯巴甜、蔗糖素（splenda）、糖精、高果糖玉米糖漿、白糖、紅糖、蜂蜜、蔗糖、楓糖漿等。
飲料	過濾水、無咖啡因的花草茶、氣泡水、礦泉水。每天最多限飲一杯含咖啡因的咖啡或茶。	蘇打水、果汁或其他添加糖或高果糖玉米糖漿的飲料。限制咖啡因和酒精的攝取。
麵包、穀物和澱粉	無麩質全穀麵包、麵條、餅乾、捲餅*、糙米或野生稻、藜麥、全蕎麥、全小米、糙米	白麵粉、小麥、斯佩爾特小麥、大麥、卡姆麥、黑麥麵粉、玉米、馬鈴薯、白米
點心	無麩質全穀物餅乾*配鷹嘴豆泥、杏仁醬或酪梨醬；優格（椰漿、豆漿、或奶製品——如果你的體質可以吃的話）、堅果、蘋果、梨子、桃子、李子、所有的莓果類	椒鹽脆餅（pretzels）、薯片、玉米片、墨西哥玉米脆片、爆米花、白麵粉和白糖製成的餅乾、蛋糕、瑪芬
調味品	有機番茄醬、芥末、醋、所有香料和香草，包括鹽、胡椒、羅勒、肉桂、孜然、蒔蘿、大蒜、薑，芥末、奧勒岡（oregano，又稱牛至或皮薩草）、歐芹（parsley，又稱洋香菜、巴西利、荷蘭芹）、迷迭香、龍蒿（tarragon）、百里香、薑黃	任何加了高果糖玉米糖漿、玉米糖漿或添加蔗糖的調味料，如番茄醬、烤肉醬、辣醬、照燒醬
甜點	椰奶優格或冰淇淋、水果（新鮮或果乾）、不加糖的黑巧克力、角豆（carob）、本書的低糖甜點：藍莓芭菲、巧克力酪梨布丁、巧克力燕麥餅乾	優格冰淇淋、冰淇淋、雪酪、餅乾、蛋糕、糖果

＊請參見文後食材採購清單。

以下是開始控制飲食並遵照本步驟時的建議和執行技巧：

- 列出所有你想做的改變。決定一次戒除所有糖類和白麵粉產品，或逐步戒除。對一些人來說，逐漸減少比較容易，有些人則喜歡說戒就戒。兩者都可以。

- 從上面列表中選擇替換的食物，以便有其他選擇來滿足自己想吃甜食或點心的需求。請參考本書的甜點食譜。

- 預定好開始的日期。

- 規劃好菜單，提前購物和準備食物。例如，在週日先切好蔬果、煮好下一週所需的大量糙米和藜麥。每天晚上多煮一些晚餐，隔天就有剩菜吃。

- 不要讓自己挨餓。這意味著事先規劃好自己的餐點和點心。上班、去辦雜事或長途駕駛等長時間外出時，請攜帶自己的點心。

- 如果你的決定逐步改變，而不是一次戒除，那麼請列出清單並訂定計畫。為自己設定可以管理的小目標，例如「這個星期我要戒喝汽水，在我準備好後，下星期就把咖啡中的糖換成甜菊糖。」

- 給自己訂一個戒除飲食中所有糖類的期限。當你達到目標時，給自己大大的鼓勵——這是你應得的！斷糖與戒除成分是白麵粉的碳水化合物，是典型美式飲食者最困難的挑戰之一。

步驟四：攝取大量健康的脂肪

在上一章中，我解釋了增加飲食中的好脂肪對免疫系統的健康非常重要，這包括必需脂肪酸——這是我們的身體無法製造的脂肪，但我們需要這些脂肪才能保持健康，所以我們**必須攝取**這些脂肪。這些就是你經常聽到的 omega-3 和 omega-6 脂肪酸。正如我所說的，健康脂肪的理想來源包括魚、堅果、種子類和綠葉蔬菜，這是典型美式飲食中常缺少的食物。其他健康的脂肪還包括植物性飽和脂肪，例如酪梨和椰子中所含的脂肪。

除了攝取健康的脂肪，你也必須避免攝取壞脂肪。你應該避免反式脂肪（部

分氫化植物油含有這種脂肪）和動物性飽和脂肪（尤其來自牛肉和乳製品）。

部分氫化植物油產生的反式脂肪最常出現在加工食品中。請看所有外盒、罐子和包裝上的成分標示，找找看是否有「反式脂肪」或「部分氫化」等字。如果你看到這些字，請把該項商品放下，離開貨架！

正如我曾提到的，多數牛隻都被餵食滿是玉米的不健康飼料，這使牠們的身體產生大量會引起發炎的飽和脂肪。當你攝取這些牛隻的肉或乳製品時，它們所含的脂肪會增加身體發炎的程度。如果你還是想食用牛肉和乳製品，最好的做法是盡可能選擇草飼牛隻的有機產品（只有在你完成排除飲食與挑戰計畫，確定自己食用乳製品沒有問題才能攝取乳製品）。草飼牛肉和乳製品富含較健康的脂肪，你攝取這些食品時，它們的健康益處才能轉移到你身上。

以下是適合攝取與最好避免的脂肪：

	適合攝取	避免攝取
動物性脂肪	魚*、魚油補充品、草飼牛肉、蛋黃（一週最多四個）、澄清奶油	乳酪、乳脂、玉米飼養牛、起酥油（shortening）
植物性脂肪	所有冷壓油：橄欖油、油菜籽、亞麻油、紅花籽油、芝麻油、杏仁油、葵花籽油、胡桃油、南瓜籽油，以及酪梨、椰子油、椰奶、棕櫚油、堅果、種子、綠葉蔬菜	人造奶油、沙拉醬、美乃滋或其他以反式脂肪、氫化或部分氫化油製成的產品

*請注意某些魚類汞含量可能較高。我將在第十一章詳細解釋這點。你可以在美國環境保護基金網站 www.edf. org 的海鮮選擇列表（seafood selecter）尋找適合的魚種。

為什麼脂肪很重要

人體所有的細胞膜都由脂肪酸構成，每天並製造數百萬個新細胞。構成細胞的脂肪種類會影響細胞的運作功能。如果你的飲食充滿反式脂肪或動物性飽和脂肪，你的細胞膜與神經細胞就會充滿這些脂肪，而無法發揮最佳作用。舉例來

說，我們的大腦 60% 是脂肪。這些細胞一直重新生長，但它們需要原料，也就是健康的脂肪。

第二階段：運用維持免疫系統健康的其他資源

正念飲食

我相信食物終究是最好的藥物，我希望教你所需的所有方法，讓你能做出好的食物選擇，並能堅持健康的飲食方式。要做到這一點，**你不僅要學會吃什麼，還必須學會怎麼吃。**大多數人不太留意自己的飲食，餓了抓到東西就吃，晚上回家飢腸轆轆就狼吞虎嚥。仔細想一想，你還記得自己昨天或前一天吃了什麼嗎？味道如何？

問題在於，太隨意的飲食習慣會導致食物選擇不佳，尤其是會選擇高糖和壞脂肪的食物。另一個問題是，吃東西時無法真正感受食物在體內產生的感覺。某食物是否讓你感覺遲鈍或活力充沛？咀嚼並把食物吞進胃裡的感覺好不好？本書的目的是要你慢下來、品嚐、享受、消化，並代謝你吃進的美妙營養和風味。學習這是什麼感覺，並在日常生活中練習這麼做，是很重要的一件事。為了幫助你認識這種做法，你可以試著進行身心醫學中心的正念飲食（mindful eating）練習。

在開始之前，先讀下面這段指示，然後看自己是否能憑記憶依指示進行練習。另一種方式，是朗讀這段指示並且錄音，然後在進行練習時播放錄音。後者可以讓你在自己聲音的引導下進行練習，你可以放輕鬆，因為知道不必去記接下來該做什麼。許多手機和電腦都有錄音功能，所以這應該是很容易做到的事。

正念飲食練習

請坐在舒適的椅子上，旁邊準備日誌或紙和一枝筆。選擇一種食物進行實驗。準備差不多是一塊或相當於一口的分量，例如一顆葡萄或葡萄乾、一塊黑巧克力，或任何帶有質地和風味的一小口食物。

如果你是在沒有錄音的情況下進行這次練習，請閱讀下列指示，然後閉上眼睛，用記憶來進行練習。如果你有錄音，請從這裡開始錄音：

- 手放在腿上，閉上眼睛。花幾分鐘的時間，用呼吸引導集中注意力。用鼻子吸氣，嘴巴吐氣。如果思緒散亂，請輕輕把注意力轉回呼吸上。

- 大多數人吃東西時不經思考，現在我們要嘗試不同的吃法。請以不帶批判、開放的態度集中注意力，盡可能專注在那一刻。

- 拿著你所選的食物，把它握在手中。想像一下，你是第一次品嚐並感受這種食物。

- 張開眼睛。它看起來是什麼樣子？什麼形狀？什麼顏色？光如何反射？

- 觀察這個食物時，請思考它從哪裡來。在哪裡種植？食物供應鏈中有多少人把它帶到你購買的地方？感謝這個大自然給予我們的禮物。

- 再次閉上眼睛。開始注意手中食物的觸感。它的溫度高低？質地？密度？也可以把它湊近鼻子聞一聞。聞到什麼？有分泌唾液嗎？對於準備要吃這種食物，有什麼感覺？你的身體此刻對即將進行的進食有什麼感覺？

- 現在把食物放入口中。注意手朝嘴巴移動的動作。體驗口中的食物。緩慢並徹底咀嚼，把全部注意力集中在食物的味道和質地。注意自己是否急著吃完，好再吃另一口或另一塊。在實際吞下那口食物之前，請注意觀察自己心中的意圖。

- 食物完全液化後，就可以吞嚥了。用心感覺食物進到多深入的地方。

- 所有食物的感覺都消失之後，就可以睜開眼睛。

- 你注意到什麼事？拿起日誌或紙，寫下自己意識到而且不想忘記的重要事項。這個練習可以幫助你喚起幾乎對所有事情的感覺，包括你跟食物關係深入的見解。你可以隨時以不同食物重複這項練習。我建議你每次用餐、每次進食時都運用本練習中一些冥想的技巧。

維生素與礦物質補充品

你的免疫系統需要大量的抗氧化物、好脂肪、維生素 D、維生素 A、硒和鋅才能維持平衡。如果你患有自體免疫疾病，只補充這些營養素並不足以治癒你的疾病，我們仍須找到你免疫問題的根本原因，並解決這個問題，這也是本書的最終目標。任何以上營養素的不足，尤其是維生素 D，都會使你的病情惡化，甚至妨礙病情改善，所以你必須把補充這些營養素納入治療計畫中。我將在本節提供給你基本的營養補充品清單，以確保你的免疫系統有達到平衡和健康所需的支持。

抗氧化劑

如果你每天攝取至少五份 84 頁上的蔬果，你已經有了好的開始。如果沒有，我鼓勵你多吃這些富含抗氧化物的食物，因為它們會保護免疫系統不受自由基傷害。我建議每個人，無論是否有免疫系統問題，都要補充含有以下抗氧化物的高品質綜合維生素與礦物質（我將於後文解釋這是什麼意思）。

β－胡蘿蔔素：這是維生素 A 的前驅物質，意思是你攝取或補充這種營養素後，身體會把它轉化為維生素 A。β－胡蘿蔔素是類胡蘿蔔素家族的成員之一，它們是黃橙色蔬果與深綠色葉菜中的色素。如果你想攝取這種補充品，最好找到含 α－胡蘿蔔素、胡蘿蔔素、葉黃素和茄紅素的綜合胡蘿蔔素產品。這也是判斷某種綜合維生素是否優質的方式之一：是否含有綜合胡蘿蔔素，而非單一胡蘿蔔素。β－胡蘿蔔素的攝取劑量為綜合胡蘿蔔素每日 5,000－15,000 IU（國際單位）。這種營養素不能補充太多，如果攝取過多，你的手掌可能變黃，但減少攝取量之後這種情況就會消失。你也可以服用既成維生素 A（preformed vitamin A），但一天不要超過 5,000 IU。原因是雖然維生素 A 的相關研究結果並不一致，但有些研究認為長期攝取較高含量的維生素 A 可能對骨骼有害。

維生素 C：這是一種很好的抗氧化劑，常被用作食品防腐劑。一般維生素 C（抗壞血酸）味酸，可能使你的胃部產生不適，並且損傷牙齒的琺瑯質，因此請小心不要服用抗壞血酸粉末，而要選擇抗壞血酸鈣粉或維生素 C 膠囊或錠劑。優

質的維生素 C 產品應該含有柑橘生物類黃酮（citrus bioflavonoids），這是維生素 C 的家族成員，能幫助強化維生素 C 的功能。我一般推薦的劑量，是一開始每天服用 1,000 毫克（mg）的生物類黃酮維生素 C。如果你患有自體免疫疾病、體內毒物過多、有發炎情況或其他慢性疾病，則需要攝取更多，我建議每天至少攝取 2,000 毫克，以保護免疫細胞對抗自由基。你可以一次服用，或分兩次，每次服用 1,000 毫克。請購買含有生物類黃酮的維生素 C，與綜合維生素分開服用，並隨餐吞服。

維生素 E：維生素 E 是脂溶性維生素（溶於脂肪），意思是你需要隨著含脂肪的餐點服用。這也意味著維生素 E 是保護身體所有脂肪，包括細胞膜和大腦在內的首要抗氧化劑。維生素 E 的附加好處，是可以防止膽固醇在動脈中形成斑塊。不要選擇合成的維生素 E，也就是 dl－α－生育醇（dl-alpha-tocopherol）。如果它含混合生育醇，意思是含 d－α、d－β、d－γ 和 d－δ 形式，就是優質的維生素 E 補充品。你可能聽過一些關於維生素 E 的研究，指出維生素 E 對健康不利，但許多研究用的是合成的 dl－α－生育醇，因此產生了錯誤的結果。建議每日服用 200－400 IU 混合生育醇形式的維生素 E。

硒：這是一種對免疫系統很重要的微量礦物質。建議每天服用 200 微克（mcg；通常是膠囊形式）。硒也被用於治療抗甲狀腺抗體，因此，我建議每日服用 400 微克三至六個月，直到再次血液檢測時抗體消失為止。我將在第十四章〈感染與特定自體免疫疾病〉詳細討論這點。你也可以吃巴西堅果，每顆約含 100 微克的硒。

必需脂肪酸

有兩種不同的必需脂肪酸補充品很重要。第一種是含 EPA 和 DHA 的魚油，第二種是 GLA。我在上一章描述了這兩種油的好處。透過食用大量的堅果、種子、魚類、綠葉蔬菜攝取這些營養素很重要，但如果你患有自體免疫疾病，意味著你的身體有發炎的情況，必須同時服用補充品。

魚油：魚油含有好脂肪，如 omega-3 和 omega-6 脂肪酸。這是身體無法自行製造的脂肪酸，但細胞膜需要這些脂肪酸才能在最佳狀態下運作。類風濕性關節炎或其他關節炎患者，我建議每天服用 3,000 毫克的 EPA 加 DHA。如果是一般免疫系統的保健，可每日補充 1,000－2,000 毫克。如果你吃素，可以改為 1,000－3,000 毫克的亞麻籽油，但效果不如魚油好。

GLA：我也建議補充 GLA，這是一種對免疫系統非常重要的 omega-6 脂肪酸。你可以從琉璃苣油、月見草油或黑醋栗籽油攝取到這種營養素。針對類風濕性關節炎的治療，我建議每天服用 450－500 毫克。一般免疫系統的保健則每日服用 200－250 毫克。

維生素 D

維生素 D 是人體最重要的免疫調節劑（immunomodulator）之一，對自體免疫疾病的治療非常重要。免疫調節劑是對免疫系統細胞產生作用的營養素、化學信使或荷爾蒙。如果想知道你體內的維生素 D 濃度，可請醫師檢測 25－羥基維生素 D 的濃度。濃度應該要超過 50 ng/ml。如果你不清楚自己的濃度為何，請每天服用膽鈣化醇，或稱維生素 D_3。不要服用麥角鈣化醇，這是維生素 D_2，維生素 D_2 在體內無法很好地轉化為 D_3。我的臨床觀察是，每天 2,000 IU 是維持劑量，不會大幅改變它在血液中的濃度。

如果想提高你體中的維生素 D 濃度，請每日補充 4,000－5,000 IU 的維生素 D_3 連續三個月，然後重新接受檢測。如果你一開始的濃度低於 30 ng/ml，則需要補充至少六個月，讓濃度達到 50 ng/ml 以上。當然，每個人的情況不同，這取決於各種因素，例如你的吸收狀況。我只是想向你保證，你可以長時間補充這種高劑量，不必擔心過量的問題。為保險起見，不要在未檢測體內濃度的情況下，補充更高劑量超過六個月。我不建議每週補充處方形式 50,000 IU 的維生素 D，它是麥角鈣化醇（維生素 D_2），用這種方式攝取時，身體無法很好地代謝。

鋅

鋅是對免疫系統非常重要的礦物質。蔬果的含鋅量很少,所以如果你攝取動物性產品較少,那麼很適合補充鋅。我建議每天補充 15 毫克的鋅,但如果你是素食者或半素食者,我建議每天補充 30 毫克。通常綜合維生素或礦物質補充品已含這麼多鋅。

EGCG

綠茶含有表沒食子兒茶素沒食子酸酯(EGCG,epigallocatechin gallate,簡稱益多酚)這種化合物,它有很強的抗氧化能力,也有平衡免疫系統的作用。我建議每天補充 250 毫克 EGCG 一至兩次,一天喝綠茶一至兩次,以獲得更大多酚等化合物抗氧化的好處。

在我們結束平衡免疫系統的補充品之前,我想介紹一下蘑菇萃取物,例如舞茸(maitake)的益處,以及紫錐花和黃芪等其他增強免疫力的草本產品。蘑菇萃取物有時又稱為活性己糖相關化合物(Active Hexose-Correlated Compound, AHCC)或 β - 葡聚糖(betaglucans)。我常使用這些產品來幫助慢性發炎或容易生病的患者增強免疫系統。這些化合物可以直接增強你的殺手 T 細胞,幫助身體打擊病毒。然而,研究並未證實這些補充品對自體免疫疾病患者有用或安全,因此目前我並不推薦運用這些補充品做為免疫系統全方位復原計畫的一部分。對於自體免疫疾病患者,我們的目標不是要刺激免疫系統,而是治療並平衡免疫系統。

第三階段:醫療專業人士的功能醫學治療

如果沒有醫療專業人員的支持,想改變自己的飲食習慣可能非常困難。如果你想做出這些改變,但覺得自己可能做不來,可以尋求整合醫學醫師的協助。

有受過排除、抗發炎、低升糖飲食訓練的醫療專業人員,可能是功能醫學背

景的醫師或自然療法、脊骨神經醫學、整骨治療師、執業護理師，醫師助理、營養師等。你可以在 www.functionalmedicine.org 上，找到能協助自己的專業人士。美國目前正在建立一套新的認證計畫，很快將有相關認證從業人員名冊。你也可以上功能醫學實驗室相關網站，如 Genova Diagnostics（www.gdx.net）或 Metametrix 實驗室（www.metametrix.com），尋找經常使用他們服務的醫師。這是找到積極從事功能醫學醫療人士的好方法。

以下是你可以要求醫師進行的測試：

• 25－羥基維生素 D。

• 胰島素和糖化血紅蛋白（A1C）。這個檢測將告訴你是否吃了太多糖，是否有罹患糖尿病的風險。

• 高敏感 C 反應蛋白（Cardio CRP）和脂蛋白相關磷脂酶 A2（LP-PLA2）。這些檢測將告訴你是否有某種影響心臟的發炎。因為目前沒有針對身體製造的各種發炎分子的檢測，所以這些檢測是不錯的起點。

• 紅血球沉降速率（ESR）：紅血球沉降速率是發炎的另一個指標。

• 血液中的鋅和硒含量。醫師會測量血清中鋅和硒含量，雖然這不是最準確的，但卻是起步的好地方。紅血球指數檢測更精準，但只有功能醫學實驗室才進行這種檢測。

可要求功能醫學實驗室進行的檢測：

• 氧化壓力（oxidative stress）尿液檢測。這項檢測將告訴你是否需要更多抗氧化劑。詳情請見 www.gdx.net。

• omega-3 指數。這項檢驗將告訴你是否缺乏 omega-3 脂肪酸。你可以在 www.omegaquant.com 獲得其他有關於這項檢測的訊息。

• 紅血球的鋅和硒含量。相關訊息請上 www.gdx.net 或 www.metametrix.com。

食材採購清單

這份食材採購清單是由我們的布魯健康中心團隊在料理長馬蒂・沃夫森（Marti Wolfson）帶領下擬出的。除了我們在教學廚房中所使用的食物之外，我們還集結了我們自己最喜歡的食材及其品牌。

穀物／麵粉

Lundberg ——短糙米、印度香糙米（或稱巴斯馬蒂糙米〔brown basmati rice〕）、莫莉香糙米（或稱泰國香糙米〔brown jasmine rice〕）、壽司糙米、米麵條、米餅

Texmati ——全穀物和米餅

Shiloh Farms ——藜麥、莧籽、小米、苔麩（teff）等不常見的穀物

Harvest Grain ——藜麥、藜麥麵條

Eden ——百分之百蕎麥麵

Bob's Red Mill ——無麩質麵粉和燕麥

Asian Kitchen ——米粉和冬粉

Udi's and Food for Life ——無麩質麵包

Mary's Gone crackers ——無麩質餅乾

Glutino ——無麩質麵包粉

豆類

Westbrae ——所有罐裝豆

Eden ——所有罐裝豆

Brad's ——所有罐頭豆

Shiloh Farms ——有機菜豆和扁豆

油品

Zoe ——價格合理的特級初榨冷壓油

Omega nutrition ——椰子油（特級初榨中性椰子油）

International Harvest ——椰子油

Spectrum ——芝麻油、烤芝麻油和椰子油

Purity Farms ——澄清奶油

堅果醬

Once Again ——所有堅果醬

Brad's ——杏仁醬、花生醬、中東芝麻醬

冷凍莓果

Cascadian Farms ——藍莓、草莓、覆盆子、黑莓

Woodstock Farms ——藍莓、草莓、覆盆子、黑莓

醋和醬油

Bragg's ——蘋果醋、胺基酸醬油

Spectrum ——蘋果醋

San-J ——日式溜醬油（tamari）或日式醬油（shoyu）

非動物乳製品奶類

Pacific ——有機香草和無糖米漿、杏仁奶、豆漿和大麻籽奶

Rice Dream ——有機米和豆漿

Whole Foods 365 ——有機米和杏仁奶

Asian Kitchen ——罐裝椰奶

Edensoy ——有機豆漿

海洋蔬菜

Eden ——所有海洋蔬菜

Maine coast ——所有海洋蔬菜

甜味劑

Lundberg ——糙米糖漿

Madhava ——龍舌蘭糖漿和椰子糖

Wholesome ——黑紅糖（sucanat）

蔬菜湯

Rapunzel ——維根蔬菜湯塊

Pacific ——有機蔬菜雞肉高湯

Chapter 4

免疫系統食療食譜

本章的目標是告訴你，吃無麩質麵條、穀物和麵粉一樣美味，不必覺得可憐兮兮。本章食譜的重點是可以用來取代常吃、卻充滿麩質的瑪芬、穀物棒、麵食、配菜和甜點的餐點。本章所有的食譜也不含玉米、黃豆、乳製品，所以你在進行第三章〈免疫系統食療指南〉的食物排除測試時，仍可食用這些餐點。布魯健康中心的料理長馬蒂・沃夫森跟我一起開發這些食譜，規劃兩天的餐點，好讓你了解如何組合這些菜餚，創造出不含麩質、乳製品、黃豆和玉米，卻美味、令人滿意且能紓緩免疫系統的餐點。本章大部分的食譜都以穀物為主（全都不含麩質），所以我建議你也參考第七章、第十章、第十三章的其他菜單和食譜，以便在日常餐點中加入更多的沙拉和蛋白質（請參見食譜的附錄）。

食譜

- 杏仁藍莓瑪芬

- 杏仁穀麥棒

- 堅果藜麥粥

- 亞洲風味蕎麥麵沙拉

- 如來芝麻醬什錦飯

- 藜麥麵佐豌豆、芝麻菜和番茄乾

- 地中海香草鮭魚

- 奶油菠菜

- 野菇藜麥

- 巧克力燕麥餅乾

菜單一

早餐——堅果藜麥粥

午餐——亞洲風味蕎麥麵沙拉

點心——杏仁藍莓瑪芬

晚餐——如來芝麻醬什錦飯

甜點——巧克力燕麥餅乾

菜單二

早餐——杏仁穀麥棒

午餐——藜麥麵佐豌豆、芝麻菜和番茄乾

晚餐——地中海香草鮭魚

奶油菠菜

野菇藜麥

〔杏仁藍莓瑪芬〕

這些瑪芬使用的是杏仁粉而非小麥或其他穀物麵粉，因此它們的碳水化合物含量非常低，蛋白質含量卻很高，而且是以蜂蜜而非加工糖做為甜味來源。奇亞籽能提供人體所需的脂肪酸，減少發炎，同時增加脆脆的口感。這些因素讓這道瑪芬成為營養滿分的甜點或早餐。你可以根據時令改變食譜中的水果，例如秋季以蘋果來取代藍莓，夏季則以新鮮的桃子來做這道甜點。

共十二份

椰子油（用來塗抹鬆餅烤盤，也可使用烘焙紙杯）

3 杯杏仁粉

1/2 茶匙小蘇打

1/4 茶匙鹽

1 茶匙肉桂粉

1 茶匙荳蔻粉

1/2 茶匙香草精

1/2 杯龍舌蘭糖漿

3 個雞蛋

1 杯新鮮或冷凍的藍莓

1-2 大匙奇亞籽（可不加）

1. 將烤箱預熱至約攝氏 167 度。
2. 在瑪芬烤杯中放入烘焙紙杯，或以椰子油塗抹烤盤。
3. 在碗裡混合杏仁粉、小蘇打、鹽、肉桂粉和荳蔻粉。
4. 把香草精、龍舌蘭糖漿、雞蛋放進另一個碗中混合均勻。
5. 把乾料倒入濕料中混合拌勻。
6. 加入藍莓，混合拌勻。
7. 把麵糊分別倒入烤杯。
8. 每個瑪芬上面撒一些奇亞籽。
9. 烤約 18 至 20 分鐘，或直到瑪芬呈淺棕色、稍微變硬為止。中途轉一下烤盤的方向。
10. 取出靜置冷卻瑪芬。

〔杏仁穀麥棒〕

　　大多數商店買到的穀麥棒除了麩質以外，還有大量的精製糖和添加劑。我們自製的杏仁穀麥棒不僅不會含有不健康的成分，添加的堅果和種子還提供了人體所需的蛋白質和必需脂肪酸。它們是你上午或下午想吃點心時的完美選擇，也可

以做為快速便捷的早餐。不管什麼時候吃，它們都能提供重要的營養和絕佳的口味。存放冰箱可保存三個月左右。

共十六份

1/4 杯烤過的杏仁碎

1 杯無麩質燕麥

3 又 1/2 大匙在來米粉

1 匙（15 克）蛋白粉*

1/4 杯葵花籽

1/4 杯黑醋栗或葡萄乾

1 / 2 小匙肉桂粉

1/4 小匙鹽

1/4 杯杏仁醬

1/2 杯楓糖漿

1 小匙香草精

1/2 杯蘋果汁

2 大匙融化的椰子油，另需一些塗抹烤盤

1. 將烤箱預熱至約攝氏 177 度。
2. 用椰子油塗抹 8×8 英寸的烤盤。
3. 將杏仁碎、燕麥、麵粉、蛋白粉、葵花籽、黑醋栗、肉桂粉、鹽在中型碗中混合攪拌。
4. 把杏仁醬、楓糖漿、香草精、蘋果汁放進另一個碗中攪拌均勻。
5. 把濕料倒入乾料中，攪拌至乾料均勻濕潤。
6. 將混合物均勻壓入準備好的烤盤中。
7. 烘烤二十分鐘。

8. 從烤箱中取出烤盤，切成十六條穀麥棒。

9. 把椰子油刷在穀麥棒上。

10. 把烤盤放回烤箱中再烤 15 － 20 分鐘至金黃色。

11. 讓烤盤冷卻約 10 分鐘，然後以刮刀取下穀麥棒並置於架上冷卻。

＊我們推薦米、豌豆、南瓜籽或乳清蛋白（如果你沒有乳製品敏感症，那麼乳清才適合你）。我們的食譜是以南瓜籽粉進行測試。你不一定要添加蛋白粉，但這麼做可以提高穀麥棒中的蛋白質含量，延長飽腹感。

〔堅果藜麥粥〕

藜麥實際上是菠菜家族的一員，但烹煮方式跟穀物一樣。藜麥以其優質的蛋白質和纖維聞名，既美味又容易消化。藜麥是一種面貌多樣的材料，因為它跟甜或鹹的菜餚都搭配得很好。以下這種簡便的早餐食譜是燕麥粥的絕佳替代品，它不僅不含麩質，而且蛋白質含量更高。

共三份

> 1/2 杯藜麥
>
> 1 杯水
>
> 1 杯非動物奶，可用杏仁奶、椰奶或米漿
>
> 1/2 小匙海鹽
>
> 3/4 大匙楓糖漿
>
> 1/4 小匙肉桂粉
>
> 1 小匙香草精
>
> 1/4 杯葡萄乾或黑醋栗
>
> 1/4 杯烤杏仁或核桃碎
>
> 新鮮漿果（可不加）

1. 藜麥以細網篩用冷水沖洗瀝乾。

2. 將水、乳品和鹽放入鍋中煮沸。

3. 加入藜麥攪拌，調至中小火，蓋上鍋蓋，煨煮約 15 分鐘。攪拌鍋中的藜麥。

4. 當藜麥煮軟，跟燕麥粥稠度差不多時就完成。如果需要更多湯汁，請加入更多乳品，接著再煮 5 分鐘。

5. 從爐上取下並加入楓糖漿、肉桂粉、香草精和黑醋栗攪拌。

6. 放入碗裡，搭配烤堅果和新鮮的莓果食用，冷熱皆宜。

〔亞洲風味蕎麥麵沙拉〕

雖然名為蕎麥，但蕎麥並不是小麥。蕎麥是一種無麩質的穀物，含有完美平衡的維生素 B 群，並富含菸鹼酸、葉酸和維生素 B_6。這道美味的料理是絕佳的配菜沙拉，也可以加入雞肉或豆腐，把它變成完整的午餐。購買蕎麥麵時，請注意並非所有蕎麥麵的製作方式都相同。許多品牌使用的是全麥混合蕎麥粉。所以，請確認成分表上註明的是 100% 蕎麥粉。

四至六份

1 包 100％蕎麥麵

1 個紅辣椒切薄片

1/2 杯西芹斜角薄切

1 杯胡蘿蔔切長條

1/4 杯青蔥切末

1 瓣蒜末

1 匙新鮮的薑末

2 小匙烤芝麻油

1 又 1/2 大匙香醋

2 小匙楓糖漿

2 大匙糙米醋

1/4 杯芝麻油

1 個檸檬榨汁

紅辣椒段少許

1/4 小匙鹽

1/4 杯香菜末

1 大匙烤芝麻籽

1. 煮沸一鍋水。

2. 加入蕎麥麵煮 7－9 分鐘，用叉子攪拌以防沾黏。快速測試麵條是否煮熟的方法：將麵條切半，如果看到麵條中心仍有白點，表示需要再煮久一點。

3. 煮好後把麵條倒入麵篩，快速澆淋冷水，去除所有澱粉。

4. 把麵條、胡椒、芹菜、胡蘿蔔和蔥末放入大碗裡攪拌一下。

5. 接著，將大蒜、薑末、烤芝麻油、香醋、楓糖漿、糙米醋、芝麻油、檸檬汁、紅辣椒段、鹽拌勻做成醬汁。

6. 再把醬汁倒在沙拉上，混合拌勻。以香菜和烤芝麻裝飾。

〔 如來芝麻醬什錦飯 〕

　　這道料理是布魯健康中心的主食之一，我們師生都很喜歡這道料理的營養、顏色、口感和口味。「如來」二字來自吃完這道由各色蔬菜和高蛋白質的藜麥與綿密醬汁組成的料理後，心中油然而生的莊嚴感。如果想增加蛋白質攝取，你還可另外加入豆類、雞肉或豆腐，也可以隨時令更換使用的蔬菜。

四至六份

1 杯短糙米洗淨

2 杯水或蔬菜高湯

海鹽

4 大匙特級初榨橄欖油

新鮮研磨胡椒

2 杯去皮的冬南瓜（butternut squash）或日本南瓜（kabocha squash）切丁

1 個中型黃洋蔥切薄片

6 杯羽衣甘藍去莖，菜葉剁碎

1/4 杯中東芝麻醬

1 個檸檬榨汁

1 小匙薑末

1 又 1/2 小匙蜂蜜

1 又 1/2 小匙海鹽

3/4 杯熱水

1/2 杯烤核桃或南瓜子

1 個酪梨去皮切丁

1. 將烤箱預熱至攝氏 190 度。

2. 把米、水和 1/2 小匙鹽放入小鍋中煮沸。蓋上鍋蓋，轉小火，煮 40 分鐘或直到水收乾。

3. 從爐上取下，用叉子輕拌後，蓋上鍋蓋再燜煮 5 分鐘。

4. 把南瓜與 2 大匙油混合，加入鹽和胡椒調味。

5. 放烤盤上，入烤箱烤 20－25 分鐘直到變棕色、可以用叉子穿過的軟度。

6. 加熱炒鍋，加入 2 大匙油。把洋蔥均勻置入鍋中，洋蔥變褐色前不要翻動。接著翻炒洋蔥並轉為小火。

7. 讓洋蔥焦糖化 15 分鐘，或直到變軟或呈褐色為止。接著從爐上取下靜置。

8. 把羽衣甘藍與少許鹽加入洋蔥的炒鍋中，煮到羽衣甘藍呈亮綠色並稍微軟化為止。如果羽衣甘藍沾黏鍋上，加一點水，蓋上鍋蓋，蒸約 1 分鐘。

9. 混合中東芝麻醬、檸檬汁、薑、蜂蜜和 1/2 茶匙鹽，加水到醬汁滑順可以倒出的濃稠度。

10. 在各別碗中放入 1/2 杯糙米飯，上面擺上焦糖洋蔥、南瓜和羽衣甘藍，然後撒上酪梨丁與烤堅果。淋上醬汁後完成。

〔藜麥麵佐豌豆、芝麻菜和番茄乾〕

　　飲食禁吃麩質不表示你必須放棄各種麵食。幸運的是，藜麥麵是另一種美味而健康的選擇。這種清爽而帶有堅果風味的麵食，可以取代你喜愛的食譜中那些傳統麵條。如果你喜歡米粉，也可以用米粉取代麵條。以下這道麵食是風味絕佳的春天料理，甜味的豌豆和苦味的芝麻菜形成美妙的平衡。隨季節更換使用的蔬菜，你就能一年四季都享用這道菜餚。

六份

約 225 克 100％藜麥麵

2 大匙特級初榨橄欖油

1 杯黃洋蔥切丁

5 瓣蒜末

1/2 杯番茄乾切細條

4 杯芝麻菜切段

約 225 克冷凍豌豆解凍

鹽

新鮮研磨胡椒

2 大匙歐芹

1 個檸檬

1. 把一大鍋水煮沸。
2. 加入藜麥麵煮 8 分鐘或至軟硬適中，瀝乾麵條靜置。
3. 煮麵的同時，以中大火燒熱炒鍋中的油。
4. 加入洋蔥丁煮至呈金棕色。
5. 加入蒜末拌炒 30 秒。
6. 加入番茄乾、芝麻菜、少許鹽和胡椒粉調味，炒至芝麻菜變軟。
7. 在炒鍋中放入麵條、豌豆、歐芹和少許鹽，拌炒直至混合均勻。
8. 加入鹽和胡椒調味。
9. 最後加入檸檬汁提味。

〔 地中海香草鮭魚 〕

　　野生阿拉斯加帝王鮭是 omega-3 脂肪酸的最佳來源之一，這種必需脂肪酸可以抗發炎，對於心臟病、荷爾蒙失調等許多疾病都有益處。如果你請魚販去骨，可以省下一些備料的時間。食譜中的蒔蘿、薄荷和歐芹，讓這道菜充滿風味。魚上的香草麵包粉混合物增添美味的酥脆口感，檸檬讓擺盤和風味更出色。

六份

約 907 克去骨野生阿拉斯加帝王鮭或紅鮭

4 大匙黃芥末

1/2 杯歐芹末

1/2 杯薄荷切末

1/2 杯蒔蘿切末

3/4 杯無麩質麵包粉

4 大匙特級初榨橄欖油

1 小匙鹽

2 個檸檬各成 6－8 片的檸檬角

1. 將烤箱預熱至攝氏 205 度。
2. 把鮭魚放在烤盤的烤盤紙上，魚肉抹上黃芥末。
3. 把香草、鹽、橄欖油和麵包粉在小碗中混合均勻。
4. 把香草混合物淋在鮭魚上，然後在烤盤上把檸檬角貼著鮭魚魚肉排放，來封住檸檬汁。
5. 烤約 18 分鐘或直至烤熟，時間視鮭魚的厚度而異。擺盤後以烤檸檬角裝飾。

〔奶油菠菜〕

　　奶油菠菜是讓人心情愉悅的配菜，但傳統食譜常有太多的不健康飽和脂肪、麵粉和奶油。這個無乳製品版本的奶油菠菜口感一樣滑順豐富，而且能提供菠菜的各種健康益處（包括維生素、礦物質、抗氧化物、植化素等）。

八份

2 把新鮮菠菜（約 10 杯）

2－3 大匙特級初榨橄欖油

1 杯黃色洋蔥切碎

2 瓣大蒜切末

1/2 杯生腰果，浸泡至少一小時

2 杯水

少許紅辣椒片

2 大匙鮮榨檸檬汁

少許肉荳蔻

1 小匙鹽

1. 菠菜切段備用。

2. 以中火加熱大型煎鍋（25－30 公分）。加入橄欖油，接著再加入洋蔥和大蒜。

3. 翻炒約 5 分鐘，直到洋蔥軟化並開始變色。

4. 跟腰果、水、紅辣椒片、檸檬汁、肉荳蔻和鹽一起放入攪拌機，攪拌至光滑細膩。

5. 把醬汁倒入煎鍋，煮 5－10 分鐘至醬汁濃稠。

6. 把菠菜加入醬汁中，攪拌至菠菜軟化。

7. 需要時加入鹽和檸檬汁調味。

〔 野菇藜麥 〕

香菇一直以來以維持免疫系統的功效著稱。這道菜有雙重功效，因為香菇不僅用來熬湯，也剁碎來增添藜麥樸實的風味。藜麥是一種完全蛋白質，富含礦物質，有抗發炎的效果。這是一道搭配如雞肉、豆類或天貝等，以蛋白質為主的餐點很棒的配菜。

四份

約 15 克乾香菇

1 大匙特級初榨橄欖油

1/2 杯紅蔥切丁

2 瓣大蒜切末

1/2 杯藜麥

鹽

1. 把香菇浸泡於 1 杯熱水中 15－20 分鐘。

2. 香菇變軟後取出瀝乾，留下浸泡香菇的香菇水。把香菇剁碎。

3. 在小鍋裡，以中大火加熱橄欖油。加入紅蔥和蒜翻炒 2 分鐘。

4. 藜麥加入大蒜和紅蔥中拌炒一下。

5. 加入香菇水、1/4 杯水、香菇和 1/2 茶匙鹽。

6. 沸騰後蓋上鍋蓋轉至小火煨煮。煮約 12－15 分至水收乾。

7. 以叉子翻動。

〔巧克力燕麥餅乾〕

　　巧克力燕麥餅乾是我們的經典口味！這種餅乾跟含糖與麩質的餅乾吃起來口味和口感一樣，能滿足你想吃餅乾的欲望。這些餅乾雖然含糖，但加工較少，且有種子和杏仁醬的健康脂肪酸，以及燕麥的纖維質帶來良好的平衡。因此，吃這些餅乾不必懷有罪惡感。記得選擇無麩質燕麥，因為燕麥通常跟小麥在相同的工廠生產，導致燕麥被麩質汙染。

二十四份

2 個雞蛋

1/2 杯杏仁醬

3/4 杯紅黑糖或黑糖

3/4 杯椰子糖

1 小匙香草精

1/4 杯椰子油

1 小匙小蘇打

約 100 克有機黑巧克力碎

1/2 杯葵花籽

3 杯無麩質燕麥

1. 烤箱預熱至攝氏 180 度。

2. 在立式攪拌機的碗中或以手持攪拌機，把雞蛋、杏仁醬、黑糖、香草精和椰子油混合攪拌。

3. 加入小蘇打、巧克力碎、葵花籽和燕麥，混合均勻。

4. 烤盤鋪上烤盤紙，再擠上麵糊，每個麵糊間隔約 5 公分。

5. 烘烤約 12 分鐘，直到餅乾邊緣變成棕色，中間仍稍微柔軟（冷卻會變脆）。

6. 置於架上冷卻。

PART 2

認識壓力的影響

人人都想改變世界，但沒人想到要改變自己。

——俄國文豪托爾斯泰（Leo Tolstoy）

Chapter 5

認識壓力的影響

在這個趕個不停的世界,「壓力」是我們常常掛在嘴上,也總會聽到的一個詞。「我壓力很大」、「我神經緊繃」這些句子就像榮譽徽章一樣,被用來證明自己的生活充實而忙碌。但壓力不容輕忽。雖然我們把壓力視為一種情緒,但壓力的影響遠不止於此。壓力實際上會在人體內產生一連串的生理反應,這些反應發生的頻率及持續的時間,對人體健康有巨大的影響,尤其是自體免疫疾病。為了了解其間的關聯,認識壓力的一些基本知識是很重要的事。所謂壓力,是種壓力源所造成的反應。壓力源可能來自情緒,也可能來自生理。屬於重大壓力事件的,包括親人去世、離婚或分手、受到身體或情感上的虐待或創傷等;較不明顯的壓力源,有睡眠不足、未正常用餐、長時間工作、過度運動、照顧其他人卻忽略自己等。準備投入夢想中的工作、搬到新的城市等正面事件,也可能成為壓力源。

有些人很清楚自己正處於壓力之下,他們注意到壓力對自己身體產生的生理作用(如胃痛、頭痛、心跳加速),以及情緒作用(如易怒、疲勞、想吃甜食或特別鹹的食物)。但我也認識很多天性隨和快樂的人,沒意識到自己身體出現的狀況或生理症狀跟壓力有關。事實上,很多人都已經習慣壓力的存在,對壓力渾然不覺,甚至有些人在壓力之下似乎更有活力。雖然具體細節可能因人而異,但所有的壓力源都會在體內引起一連串驚人的事件,稱為壓力反應。

要記得一點,我們難免會有感覺到壓力的時候,我並不是要你活在泡泡裡,或徹底消除生活中的壓力。這是不可能的事,你可以做的是控制自己的反應。**你可以控制壓力進入自己的身體、影響神經系統與荷爾蒙的方式,你可以防止壓力傷害免疫系統導致自己生病。**

壓力反應

關於壓力，我們必須了解重要關鍵：身體是以兩種主要形式對壓力產生反應。第一種是神經系統反應，第二種是荷爾蒙分泌，其中最重要的是由腎上腺所分泌的皮質醇和腎上腺素。

神經系統對壓力的反應

我先介紹一些背景知識，讓讀者了解神經系統對壓力會產生什麼反應。你的大腦和脊髓是中樞神經系統（central nervous system, CNS）；身體其餘的神經則屬於周邊神經系統（peripheral nervous system, PNS）。周邊神經系統又可分為兩大主要部分：軀體神經系統（somatic nervous system）和自主神經系統（antonomic nervous system）。軀體神經系統的神經與肌肉相連，這是你可以自主（有意識地）隨意掌控的部分，例如讓你可以隨意移動手、舉起腿、向左或向右看。自主神經系統則是掌管身體自主的功能，例如心跳速度、體溫、血壓、呼吸頻率、消化等。

自主神經系統是身體運作的關鍵，其中開啟和關閉的開關應該要相互平衡。開啟自主神經系統的開關被稱為「交感神經系統」，受到壓力時就會發揮作用，這是壓力反應的一部分。關閉它的開關稱為「副交感神經系統」，作用就跟煞車一樣，能協助你放鬆並關閉壓力反應。自主神經系統是天生的，這意味著壓力反應是從大腦開始，穿越神經，刺激身體的不同器官，包括胃、心臟、腎上腺和T細胞成長發育的淋巴器官。這種免疫系統的天生設定，對於你的T細胞如何運作非常重要。請參見圖3。

當你承受壓力時，交感神經系統會啟動「打或逃」反應（fight-or-flight response）。其中一種常見的反應是心跳變快，原因有兩個：首先，交感神經會直接刺激心臟；其次是腎上腺會分泌腎上腺素，讓心跳加速。這樣的雙重威脅會對所有涉及打或逃反應的器官產生作用。但你的身體也有因應的方式：副交感神經系統會關閉打或逃反應，幫助你恢復平衡，使你不會一直陷於超速運轉的狀態。

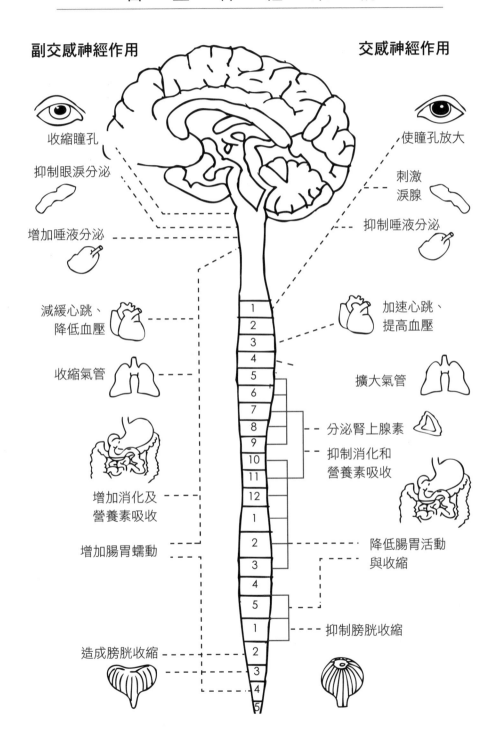

圖 3

自 主 神 經 系 統

副交感神經作用　　　　　　　　　　**交感神經作用**

收縮瞳孔　　　　　　　　　　　　　　使瞳孔放大

抑制眼淚分泌　　　　　　　　　　　　刺激
　　　　　　　　　　　　　　　　　　淚腺

增加唾液分泌　　　　　　　　　　　抑制唾液分泌

減緩心跳、　　　　　　　　　　　加速心跳、
降低血壓　　　　　　　　　　　　提高血壓

收縮氣管　　　　　　　　　　　　擴大氣管

　　　　　　　　　　　　　　分泌腎上腺素
　　　　　　　　　　　　　　抑制消化和
　　　　　　　　　　　　　　營養素吸收

增加消化及
營養素吸收

增加腸胃蠕動　　　　　　　　　降低腸胃活動
　　　　　　　　　　　　　　　與收縮

　　　　　　　　　　　　　　抑制膀胱收縮

造成膀胱收縮

119

壓力的荷爾蒙反應

你的身體對壓力的第二種回應方式，是啟動自大腦開始的一連串荷爾蒙反應。這種連鎖反應始於下視丘和腦下垂體，這是兩個大腦控制荷爾蒙系統的區域。下視丘和腦下垂體位置相近，兩個區域密不可分，常被認為是人的情緒、思想和感受轉化為荷爾蒙訊息的地方。腦下垂體是內分泌大樂隊的指揮，它分泌荷爾蒙刺激包括甲狀腺、腎上腺、卵巢或睪丸等的所有內分泌器官分泌自己的荷爾蒙（參見圖4）。當壓力反應開始時，下視丘會釋出腎上腺皮質素釋素（corticotropin-releasing hormone, CRH，簡稱釋皮質素），接著腦下垂體會分泌促腎上腺皮質素（adrenocorticotropic hormone, ACTH，簡稱促皮質素），這會使腎上腺釋出主要的壓力荷爾蒙——皮質醇。在醫學界，這個下視丘（hypothalamus）—腦下垂體（pituitary）—腎上腺（adrenal）通道稱為 HPA 軸，而壓力反應據說能啟動 HPA 軸。

雖然壓力荷爾蒙有好幾種，但皮質醇作用最強，對身體有許多非常重要的作用。嚴重和急性壓力會導致皮質醇升高（參見「皮質醇升高的作用」一欄）。皮質醇會使血糖升高，讓你有能量打鬥或逃跑，它是身體的主要抗發炎荷爾蒙，能抑制免疫細胞，為身體潛在的傷害做好準備。當你受傷時，免疫細胞造成的發炎可能阻礙癒合。藉由抑制免疫系統，皮質醇可以幫助防止免疫系統過度活化，避免它釋放會對需要癒合的組織造成損傷的分子。

人如何經歷壓力反應

理解這兩種壓力反應（交感神經的打或逃反應和 HPA 軸的皮質醇反應）非常重要，因為它們對免疫系統有直接的影響。我們先說壓力反應是什麼**感覺**。你會對壓力事件產生急性反應，且事件過後這些反應可能還存在。舉例來說，如果你曾經跟朋友或夥伴發生衝突，或者有過照顧生重病的孩子或父母的經驗，你可能會感覺心跳加速，夜裡躺在床上因為擔心和焦慮而無法入眠，或者覺得肌肉緊

圖 **4**

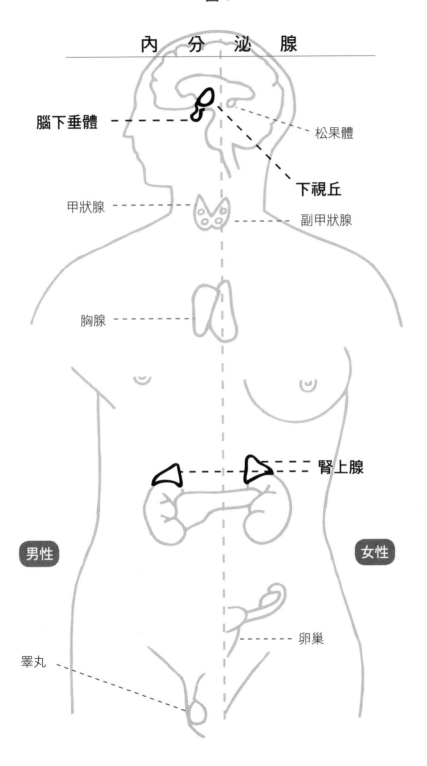

內 分 泌 腺

腦下垂體 ──

松果體

下視丘

甲狀腺 ──

副甲狀腺

胸腺 ──

腎上腺

男性

女性

卵巢

睪丸

皮質醇升高的作用

1. 胃口和食欲增加
2. 身體脂肪增加
3. 肌肉量減少
4. 骨質密度降低
5. 焦慮感提高
6. 憂鬱感提高
7. 心情波動（生氣易怒）
8. 性欲降低
9. 免疫系統受損
10. 記憶與學習能力受損
11. 經前症候群增加，如水腫、易怒
12. 月經週期變化
13. 更年期症狀增加，如熱潮紅和盜汗

繃，造成背部或頸部疼痛。你也可能產生緊張型頭痛或其他形式的頭痛、胃痛、腸躁症如腹瀉與（或）便祕，以及眼睛乾燥、口乾舌燥、手腳發冷等症狀。如果這種情形持續太久，你會發現自己經常生病，因為你的免疫系統已經無法正常運作。

慢性皮質醇過高最常見的症狀之一，就是腰圍變寬。研究顯示人處於壓力之下，通常會想吃糖分和高脂肪的食物。[1] 這些食物會刺激讓血糖降低的胰島素分泌，高胰島素伴隨高皮質醇會使脂肪在內臟囤積，造成腹部肥胖。除了變得讓你很難扣上褲子鈕釦之外，這種腹部脂肪有時被稱為「棕色脂肪」，因為跟其他體內脂肪的形態和表現不同，會讓人體大量發炎。發炎是所有自體免疫疾病，以及心臟病、中風、糖尿病和癌症等其他疾病，最普遍的潛在問題（而且要擺脫這種腹部脂肪非常困難）。

慢性與急性壓力

壓力就跟生活中許多事情一樣，不是非黑即白，也並不是所有的壓力都是壞事。打或逃反應可能是好事，因為這種反應使身體分泌的荷爾蒙可以協助你躲避攻擊者、準備做重要的簡報、跟老闆說話，或在滑雪場衝下黑色菱形標誌的高難度雪道。以上是急性壓力的例子。急性壓力有起點，也有終點。但若你的壓力系統一直處於啟動的位置，就會發生問題。這就是所謂的慢性壓力。我曾經看過一部斑馬和獅子在自然棲地的紀錄片，其中一隻獅子開始追逐一隻斑馬時，斑馬驚惶而逃，逃生之際明顯處於打或逃模式。當牠最終成功脫逃時，身體劇烈地顫抖，但隨後發生了一件令人吃驚的事：剛才還在逃命的斑馬開始平靜地吃起草來，就像沒發生過任何事一樣。牠已經忘了剛才瀕死的經歷，我很確定如果我們測量那隻斑馬的壓力荷爾蒙指數，應該已經回復正常。斑馬有關閉壓力反應的方法，可以繼續過牠的日子。

我們的壓力系統就和那隻斑馬的壓力系統一樣，原本就有可以恢復平衡的設定。但問題出在，人類跟斑馬不同，人類會記得那頭獅子。結果就是，我們不斷想起那件事，不斷重複創傷經驗。而且我們的身心在回顧某事件的想法和影像時，就跟實際體驗該事件相同，因此一直處於壓力模式。事實上，比起活在當下，我們多數人花更多時間憂慮過去或擔心未來的事。為了保持健康，並維持健康的狀態，你必須學會讓思維不受特定想法的困擾，以免皮質醇長期過高，造成身體的傷害。害你生病無法好轉的元凶，正是這些壓力荷爾蒙。不僅是自體免疫疾病而已，一般相信壓力是導致 80% 慢性疾病（包括自體免疫疾病、心臟病、中風、糖尿病和癌症）的重要因素。

腎上腺

我想在這裡多介紹一下腎上腺，因為腎上腺對壓力反應的責任最大。如果你不熟悉腎上腺，你並非異數。我跟患者提到腎上腺時，大多數人會告訴我，他們

不太清楚這個重要的器官。他們不知道腎上腺與荷爾蒙對整體健康，以及免疫系統的正常運作非常重要。許多患者都聽說過皮質醇這種壓力荷爾蒙，但大多數人並不了解它對身體的作用。令人驚訝的是，我的患者並非唯一不重視腎上腺的一群人，傳統西醫也忽略了這一塊。為什麼呢？因為我們的醫療系統主力在於找出疾病，而腎上腺的主要疾病都是極端的狀況，包括庫欣氏病（Cushing's disease），這種病常起自於腦下垂體腫瘤引起皮質醇分泌過高，以及愛迪生氏病（Addison's disease），這是一種自體免疫疾病，會破壞腎上腺，使其完全無法分泌荷爾蒙。

但健康和疾病並非兩個極端，不是非黑即白，也不是健康或患病而已，而是有廣泛範圍的，包含器官未正常運作，準備進入疾病階段的灰色地帶。這是傳統西醫醫師和實驗室沒有考慮到的問題，也沒有適當的檢測工具。傳統西醫醫師未受過相關訓練，對腎上腺過度活躍或功能低下的症狀了解有限。在本章中，我將介紹如何發現腎上腺不健康的病兆，因為這是協助你恢復免疫系統平衡的關鍵。

我們都有兩個腎上腺，每個腎臟上方各有一個。腎上腺的外部（稱為腎上腺皮質）會製造許多化合物，其中一些是荷爾蒙，一些是荷爾蒙前驅物。荷爾蒙前驅物，是尚未成為荷爾蒙但能輔助身體製造荷爾蒙的物質，包括：

• 醛固酮（aldosterone），一種有助於調節血壓的荷爾蒙。如果身體產生過多醛固酮，腎臟就會留住鈉，使血壓升高（這也是壓力引起高血壓的方式之一）。

• 脫氫異雄固酮（dehydroepiandrosterone，簡稱 DHEA），一種腎上腺分泌的荷爾蒙前驅物。它可以協助調節血糖與血脂質，並協助維持骨骼健康。女性身上的腎上腺可以藉由 DHEA 製造睪固酮和雌激素等（通常由卵巢分泌的荷爾蒙）。女性停經後，隨著卵巢功能下降，這些荷爾蒙由腎上腺接管並增加分泌。男性無法像女性一樣輕鬆把 DHEA 轉化為睪固酮，但 DHEA 對血脂質、血糖和骨骼有相同的直接作用。

• 皮質醇是作用最強的壓力荷爾蒙，被認為是主要荷爾蒙，意思是如果體內沒有任何皮質醇，人就會死亡。

當人體經歷壓力反應時，有時會大量分泌所有荷爾蒙，其他時候則大多分泌皮質醇。雖然因人而異，但重點是當你受到壓力時，腎上腺會分泌大量皮質醇，並在壓力源消失前都不間斷。你必須學會更有效地管理壓力，否則腎上腺就會筋疲力盡，演變為腎上腺疲勞。

目前沒有方法可以預測如果人一直處於打或逃狀態，多久後會導致腎上腺過勞。這取決於你如何照顧自己。如果你晚上至少睡足七小時（當然八小時以上更好），攝取富含蛋白質和蔬菜的均衡飲食、限制糖與白麵粉的攝取、進行某種形式的放鬆活動、適度運動（不要過度或不足）、盡可能減少毒物暴露，腎上腺會維持在最快樂也是最健康的狀態（我們將在第十一章〈維護肝臟的功能〉中，深入討論毒物）。如果你實踐以上所有的養生方式，你的腎上腺會比較容易對抗外部壓力與創傷。但如果你的腎上腺被不良生活方式拖累，生活中突然出現新的壓力源時，腎上腺就容易疲勞。

腎上腺疲勞時，第一件發生的事，通常是 DHEA 和睪固酮水平下降。為什麼呢？因為你的腎上腺會專注在製造皮質醇。DHEA 和睪固酮是次要荷爾蒙（意味著沒有這些荷爾蒙可能會生病，但不會死亡），所以這些荷爾蒙被犧牲用以維持皮質醇的分泌。這是很嚴重的問題，因為除了維持你的性欲之外，DHEA 和睪固酮對於維持肌肉量、骨質密度、調節膽固醇和血糖濃度也非常重要，這些都是健康老化的關鍵要素。通常，DHEA 是我檢查血液時注意的第一件事，這告訴我腎上腺有沒有出問題。

如果你生活中的壓力一直持續，而你仍不好好照顧自己，那麼腎上腺就會走向完全衰竭，無法分泌充足的皮質醇或腎上腺素。這兩種關鍵的荷爾蒙濃度開始下降時，將產生嚴重的腎上腺疲勞，通常伴隨著關節或肌肉發炎，引起疼痛、腫脹、僵硬，尤其是皮質醇濃度應該最高的早晨。這會引起免疫系統的問題。研究顯示，壓力是自體免疫疾病的危險因素，壓力反應不足者（即由交感神經系統產生的皮質醇和神經傳導物質去甲腎上腺素〔norepinephrine〕濃度低下），發炎風險較高。身體沒有能力適當回應壓力，因此無法控制免疫系統與發炎。

現在有方法可以彌補這種傷害：你可以依照本節的治療計畫，以及書中其他針對飲食、慢性發炎引起的身體壓力、消化問題、毒物暴露等治療方式，讓疲憊的腎上腺恢復活力。這不僅能幫助免疫系統恢復健康，還能修復並讓腎上腺重獲平衡。

壓力如何影響免疫疾病

我們對於免疫系統如何受壓力影響的資訊，大多來自最新的科學研究，與當前對自體免疫疾病如何開始並持續存在的理解。別擔心，我會盡量簡單說明。了解這些概念將協助你釐清全貌，了解壓力如何影響健康，讓你產生動力去進行文末建議的改變。

壓力荷爾蒙真正的作用

我們已經討論過壓力是什麼、如何進入體內，並改變你的荷爾蒙和神經系統。但壓力不僅會影響皮質醇高低，也會改變腎上腺素、睪固酮、黃體素和雌激素濃度。壓力一開始會導致所有荷爾蒙濃度上升，但如果你經歷的是慢性壓力，這些荷爾蒙濃度將隨著時間開始下降。壓力和荷爾蒙之間的關聯，是壓力影響免疫系統很重要的方式，因為所有的荷爾蒙都是所謂的免疫調節劑（immuno-modulator）。免疫調節劑聽起來深奧，其實就是可以改變免疫細胞數量或改變其活動，使其變弱或變強的物質。

在第二章〈食物是最好的藥物〉中，你已經知道食物可以做為免疫調節劑，因為飲食會影響免疫系統。皮質醇和腎上腺素這兩種壓力荷爾蒙，也是免疫調節劑。它們能大幅影響 T 細胞的發育與成熟，造成免疫失衡，影響甚至導致生病。記得歌蒂拉與三隻熊的童話故事嗎？歌蒂拉不希望她的粥太熱或太冷、椅子太大或太小、床太軟或太硬。你同樣也不希望體內有太多免疫活動，造成發炎並導致免疫系統攻擊自體組織。但也不希望免疫活動太少，這會使你容易感染。你會希

望免疫活動不多不少。所幸人體有一定的彈性，過度活躍或低下的壓力系統都可以被治癒並恢復平衡。我將告訴你身體是怎麼做到的。

在此之前，我們先回顧一下。我們在第一章〈自體免疫疾病基本知識〉簡單介紹過免疫系統，讓我快速為各位重溫背景知識，因為構成免疫系統的細胞受壓力的影響真的非常大。你的淋巴細胞是體內免疫系統大軍的主要士兵，但就跟真正的軍隊一樣，士兵會分別負責不同的工作。它們分為兩組，各有不同的責任。請參見圖 5。你免疫系統大軍的士兵包括：

攻擊細胞（attack cells）

T 淋巴細胞殺手細胞（T lymphocyte killer cells）：也稱為細胞毒性 T 細胞（cytotoxic T cells），這些淋巴細胞針對各個細胞，直接攻擊進入你體內的任何外來物，例如細菌、病毒、寄生蟲、酵母等。這些殺手細胞不會分泌任何抗體。

B 淋巴細胞抗體細胞（B lymphocyte antibody cells）：當 B 細胞被活化時，它們會產生抗體，攻擊外來物並加以摧毀。

對照細胞（control cells）

輔助型 T 細胞（T helper cells）：這些細胞有助於加速免疫系統對體內外來物的反應。我把這些細胞想成是汽車裡的汽油。輔助型 T 細胞有好幾種類型，每一種類型所做的事都不一樣，有些可以啟動殺手細胞（用於細胞對細胞的作戰），有些可以啟動 B 細胞產生抗體（記住抗體就像子彈一樣），還有一些輔助型 T 細胞會引起損傷性的發炎。

調控型 T 細胞（T regulator cells）：這些細胞會抑制或關閉免疫系統對外來物的反應，所以我把它們想成是汽車的煞車。這些細胞對於預防和治療自體免疫疾病非常重要。

免疫系統健康時，身體會產生平衡的輔助型 T 細胞和調控型 T 細胞。而自體免疫疾病患者由於輔助型 T 細胞太多、調控型 T 細胞太少，所以免疫系統這輛車的汽油太多，卻沒有可以減速的煞車（調控型 T 細胞）。

自體免疫疾病患者的另一個問題，是輔助型 T 細胞也可能不平衡。研究顯示，在一些自體免疫疾病中，輔助型 T 細胞產生太多殺手細胞（這些多餘的細胞會造成組織的直接損傷）或太多產生抗體的細胞（過多的抗體也會造成組織傷害）。當殺手細胞或製造抗體的細胞更強時，另一方就會變弱。如果你的抗體過多（Th2 反應強勢），殺手細胞就會過少；如果你的殺手細胞過多（Th1 反應強勢），抗體就過少。這種免疫失衡是一大問題，會對健康產生風險。我們的目標是找出這種失衡是怎麼發生，而且為什麼會發生，以及我們可以如何處理。

現在我們已經進入了技術層面，讓我舉例把狀況具體化。假設你被叫進老闆辦公室，然後告知你被解僱了。這個壞消息是你始料未及的，你很震驚。才不過幾分鐘以前，你還以為一切都很順利，再順利不過了。但你現在陷入突然的情緒波動，心理壓力也隨之而來。**我該怎麼告訴我的另一半？我該怎麼支付帳單？我該如何存夠退休金或孩子的教育費用？我還找得到工作嗎？**你的心跳開始加速、呼吸短淺，血液快速流通全身──這些都是你的打或逃系統已經啟動的徵兆。因此，你的身體立即分泌腎上腺素、皮質醇，以及神經系統中一種叫做去甲腎上腺素的神經傳導物質。

在接下來的二到四個小時內，這種壓力導致體內浮動的殺手細胞數量增加，但這是短暫的。幾個小時後，如果壓力源不消失，大量皮質醇與打或逃的交感神經將抑制你的殺手 T 細胞。美國羅耀拉大學（Loyola University）一項觀察女性對可能為乳癌的切片檢查反應的研究發現，壞消息會導致殺手細胞的活動力降低。[2]請記住我所說的，這種免疫抑制是不平衡的：殺手細胞被抑制時，B 細胞就會被啟動並開始製造更多抗體。既然殺手細胞是對抗病毒和細菌感染的要角，你可能注意到的第一件事，就是自己開始變得更容易生病。

現在回到你剛才的裁員事件。由於你處於高壓狀態，交感神經系統被活化，

圖 5

後 天 免 疫 系 統

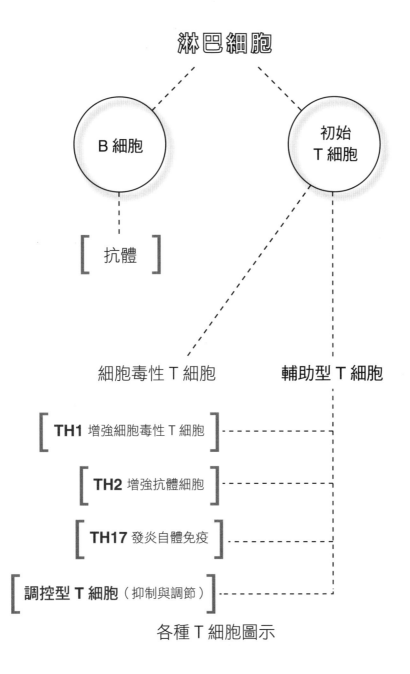

淋巴細胞

B 細胞

初始
T 細胞

[抗體]

細胞毒性 T 細胞　　　輔助型 T 細胞

[**TH1** 增強細胞毒性 T 細胞]

[**TH2** 增強抗體細胞]

[**TH17** 發炎自體免疫]

[**調控型 T 細胞**（抑制與調節）]

各種 T 細胞圖示

大量分泌腎上腺素和皮質醇，因此對抗感染的第一道防禦免疫系統細胞無法正常運作。這意味著，如果你和未承受壓力的朋友得到相同的感染，你將比朋友更不容易清除感染，你很可能會生病，而你的朋友則沒有那麼嚴重的反應，甚至根本不會生病。另一個我在看診時經常看見的狀況，是會感染人類疱疹病毒第四型（Epstein-Barr virus，又稱 EB 病毒），這種病毒會引起傳染性單核球增多症。如果你的免疫系統因壓力變弱，EB 病毒重新活化，會造成身體嚴重疲勞與衰竭。因此，維持強健的免疫系統非常重要，這樣才能控制潛伏在體內的病毒，讓你不至於生病。

壓力反應：皮質醇和自體免疫疾病

許多荷爾蒙會影響免疫系統，包括性荷爾蒙雌激素、睪固酮、褪黑激素和維生素 D（記住，這其實是一種荷爾蒙）。然而，皮質醇是人體中主要的壓力荷爾蒙與最有效的荷爾蒙免疫調節劑。所以一談到壓力，重點就是皮質醇。

正如先前所提到的，你的免疫細胞被製造並儲存在所謂的淋巴組織中。肺臟、骨髓、胸腺、脾臟、淋巴結和腸道黏膜下的細胞，都有淋巴組織。在這些組織中，未成熟的 T 淋巴細胞發育成特化的輔助型 T 細胞或調控型 T 細胞。這個成熟的過程如果順利進行，你才能擁有健康的免疫系統。但研究顯示，造反的未成熟免疫細胞也可能在這些器官中出現。這些造反細胞不但不形成三種類型的 T 細胞之一，反而在應該攻擊外來入侵者時，攻擊自身的組織。[3] 你可能還記得第一章〈自體免疫疾病基本知識〉提到的，這就是自體免疫疾病的開端。

研究顯示，皮質醇通常會與這些造反細胞結合，這樣可以在造反細胞出現太多、在體內流竄，並造成嚴重損害前，去除並殺死它們。這是一個很好的調節過程，但皮質醇濃度過高或過低卻可能引發問題。如果皮質醇過高，所有殺手細胞會被抑制。這在短期內是好事——殺手細胞活化時送出大量發炎分子，所以減少皮質醇，可以減少感染或受傷等事件引起的發炎。舉例來說，如果你遭遇車禍，腿被輾斷，身體組織損傷嚴重，這對身體來說是巨大的壓力源。所有的壓力荷爾

蒙都會被釋放出來，身體進入打或逃模式。高皮質醇可以抑制發炎，所以你的傷不會因為自體反應而惡化。一旦事故最初的疼痛和壓力消失，你的打或逃反應應該隨之關閉，接著皮質醇濃度下降，副交感神經系統帶來平衡，你的免疫系統就會發揮作用，防止可能入侵皮膚的微生物所引起的感染。正如你所見，壓力反應初期是有幫助的，但如果持續時間過長，就可能引發嚴重的感染，妨礙腿部癒合。因此，發生危及生死事件時的人體自然過程應該是：壓力系統被啟動，免疫系統反應隨即降低，但這種抑制不應該持續過長時間。

當殺手細胞減緩時，可能發生兩件事：首先，正如我說的，你的感染風險會提高。第二，殺手細胞被抑制，伴隨著出現的是身體製造太多抗體，這個變化可能失控，導致抗體攻擊自體組織，結果造成抗體過多的自體免疫疾病例如紅斑性狼瘡。

慢性壓力和腎上腺疲勞

現在我們來討論皮質醇過低的情況。慢性壓力會隨著時間逐漸損耗腎上腺。當這種情況發生時，皮質醇會降低，重要的荷爾蒙如腎上腺素與神經傳導物質如去甲腎上腺素也會下降。這對任何人都會是問題，即使身體健康的人也是如此。但如果你患有自體免疫疾病，問題就更嚴重了，因為這可能是率先啟動身體自體免疫反應的觸發器，會阻礙你病情好轉。沒有足夠的皮質醇來殺死壞的 T 細胞，這些細胞可能轉變成攻擊自體組織的細胞。再次重申，這是一種不平衡的狀況，低皮質醇造成的殺手細胞和抗體之間的不平衡。殺手細胞會在全身引起發炎，所以你的殺手細胞愈多，發炎和組織損傷也愈多。

發生這種情況時，你的身體會有什麼感覺？當你的皮質醇濃度過低，會導致殺手細胞過多、身體發炎增加，你會經歷一些非特定症狀，例如關節和肌肉浮腫、僵硬疼痛，以及一般性的疲勞。但如果你的特定器官發展出自體免疫疾病，例如類風濕性關節炎的關節，那麼主要症狀可能是關節疼痛、腫脹，甚至變形。事實上，大多數自體免疫疾病都有這種不平衡的狀況：過多的殺手細胞攻擊自己

的身體組織。這絕對是個問題，也是為什麼讓自體免疫疾病患者恢復腎上腺與壓力系統功能如此重要的原因。事實上，研究顯示，如果你的腎上腺功能低下，發展出自體免疫疾病的風險就會升高，尤其是自體免疫甲狀腺疾病、類風濕性關節炎、紅斑性狼瘡和修格蘭氏症候群等。

　　西奈山醫學院曾發表一項重要研究，研究對象是葛瑞夫茲氏病患者，這類患者身體會製造刺激甲狀腺的抗體，分泌大量的甲狀腺荷爾蒙。甲狀腺荷爾蒙對代謝和身體能量都很重要。但你需要適量的甲狀腺荷爾蒙，如果濃度過高，你可能產生心悸、體重減輕和失眠等症狀，對心臟非常危險。研究中有一名七十一歲的女性患者皮質醇濃度極低，研究人員讓她服用藥丸形式的皮質醇，以取代她的腎上腺在健康狀況下可自然分泌的皮質醇。一個月後，她的甲狀腺荷爾蒙指數恢復正常，兩年後，她的葛瑞夫茲氏病徹底消失了。[4] 儘管這是一個非常小型的案例研究，但它突顯了皮質醇與自體免疫疾病之間的關聯性，也說明了協助腎上腺恢復，以及在皮質醇過低時增加分泌的重要性。我很少在看診時使用皮質醇處方，但我會用以草本植物和其他補充品來養護腎上腺，提高皮質醇濃度。我將在下一章向你介紹如何做到這一點。

你有腎上腺疲勞嗎？

　　感覺疲勞、筋疲力盡，是我最常從新患者口中聽到的抱怨。他們去看許多不同的專科醫師，試圖找出缺乏能量的原因，想透過治療來讓自己好轉。在找不到任何紓解的方法之後，很多人開始上網尋找建議和解決方案，試圖了解這種稱為腎上腺疲勞的病症。接著他們就來找我，或去找其他功能醫學或整合醫學醫師協助診斷與治療，因為腎上腺功能低下通常不在傳統西醫的評估範圍內。

　　筋疲力盡有很多原因，腎上腺疲勞只是其中之一。如果你曾承受巨大壓力且未好好照顧自己，我就會懷疑腎上腺是主因。維護腎上腺健康的五個自我保養步驟為：良好的睡眠、定期運動、每日進行某種形式的放鬆活動、採取第二章介紹的全食物飲食、低毒物生活（我將在第十一章解釋這點）。如果你承受高壓多

年、沒有充足的睡眠或運動、常吃高糖和壞脂肪、不曾停下腳步放鬆一下、體內毒物又高（這些毒物可能來自魚肉中的汞、食物中的農藥與其他環境毒物），就可能導致腎上腺衰竭。請參考第十一章〈維護肝臟的功能〉。

對我而言，你是否有腎上腺疲勞，第一個線索就是你的壓力指數和自我照顧的狀況。接下來我會了解你白天的能量模式。如果你醒來時覺得累，中午狀態最好，接近傍晚能量急降需要小睡，然後夜間再次精神抖擻，就是典型的腎上腺疲勞模式。請記住，感覺疲倦可能還有其他原因，例如吃太多糖、營養不足、甲狀腺荷爾蒙不足、身體毒素過多、慢性病毒感染等，但如果你的情況符合上文描述的模式，你的腎上腺很可能是問題所在。

我將在下一章提供你自我評估的方式，協助你找出你的情況和症狀可能的診斷為何，另外我也將分享你可接受的檢驗。

其他重要的腎上腺荷爾蒙

在結束腎上腺疲勞這節之前，我想告訴你一些關於腎上腺分泌的重要荷爾蒙脫氫異雄固酮（DHEA）的資訊。DHEA 已被證明有助於降低男性和女性的膽固醇，並可平衡血糖。而在女性身上，DHEA 可以轉化為身體許多組織中的睪固酮，包括腎上腺。所以，雖然 DHEA 並不是睪固酮那樣的荷爾蒙，但卻可以增加體內的荷爾蒙活動。

被 DHEA 活化的特定荷爾蒙，稱為雄性激素（androgens，也稱為雄激素）。雄性激素能幫助我們強化骨骼和肌肉，隨著人體的老化，這點變得特別重要，因為雄性激素能預防骨質疏鬆和肌肉流失。對於女性來說，確保腎上腺健康、分泌充足的 DHEA，也有助於維持睪固酮指數。男性的狀況則有所不同，他們透過睪丸分泌所有的睪固酮，但仍需要來自腎上腺的 DHEA。在你承受持續性的壓力時，早在皮質醇開始下降之前，DHEA 是第一個損耗的腎上腺荷爾蒙。慢性壓力也會導致睪固酮下降，一來是因為 DHEA 的分泌量下降，二來則是壓力已啟動把睪固酮轉化為雌激素的酵素——芳香環轉化酶（aromatase）。

類風濕性關節炎和紅斑性狼瘡患者體內的 DHEA 和睪固酮指數都偏低。這點不太有利，因為 DHEA 會抑制來自 T 細胞的發炎分子，而且睪固酮有助於殺死活化的免疫細胞，可避免免疫細胞失控。為了進一步探討兩者之間的關係，約翰霍普金斯大學醫學院的研究人員每天給予一組紅斑性狼瘡患者 200 毫克的 DHEA，為期三個月，這段時間結束後，所有患者都表示症狀得到改善，53% 患者能夠減少培尼皮質醇（prednisone）的用藥劑量。症狀最嚴重且用藥量最高的受試者，採取這種方法獲得的成效最佳。[5]

這並非唯一顯示自體免疫疾病患者體內 DHEA 或睪固酮濃度提高，對其有益的研究。荷蘭烏特勒支大學醫院（University Hospital in Utrecht）研究人員發現，一組類風濕性關節炎婦女在診斷前後，體內的 DHEA 都偏低。給予這些女性睪固酮後，發現全數患者疼痛都減輕且行動能力變強。[6]

不僅相關文獻有充足證據證明這種治療方法有效，我在看診時也目睹了這種療法的好處。我會測量所有患者的 DHEA 和睪固酮指數，如果指數偏低，我們就以壓力管理和補充品的方式來協助治療。請記住，即使你決定服用補充品，但修復腎上腺基礎、管理壓力才是首要之務，這麼做有助於維持 DHEA 和睪固酮的正常值。請繼續往下閱讀，我將在下一章介紹如何補充 DHEA。

所以，我們可以怎麼解決生活周圍的壓力？既然你無法活在自己的世界裡、擺脫生活中的所有壓力，那麼你就必須學習如何好好管理壓力。你必須學會控制不讓壓力進入你身體、造成你生病。你必須學習各種方式去留意並察覺身體感受到的壓力，以便能深呼吸、放鬆身心，防止壓力反應開啟並一直停留在開啟的狀態。這麼做能幫助你平衡壓力荷爾蒙。我將在下一章的評估和治療手冊中，告訴你該怎麼做。

壓力與感染

本書第十四章〈感染與特定自體免疫疾病〉中，將詳細介紹感染如何導致自

體免疫疾病。但我想在本節討論壓力加上感染如何衍生為自體免疫問題。令人驚訝的是，你曾經感染過的每種病毒都會在體內留下一些殘餘病毒，包括唇疱疹、水痘、帶狀疱疹、肝炎、EB 病毒等。這些病毒在壓力荷爾蒙或神經傳導物質抑制免疫系統時，可能會重新活化，使人難以抵抗感染。這是怎麼發生的呢？一般相信，嚴重的壓力會抑制細胞免疫的能力（這部分你已經知道了——細胞毒性 T 細胞的作用），讓病毒得以在你身體組織內立足。證據顯示，許多自體免疫疾病可能都是由感染引起，病毒在你體內繁殖是壓力引起自體免疫疾病，或使現有疾病惡化的另一種方式。正如我們曾討論的，這包括由不健康的生活模式如抽菸、喝酒、不良的食物選擇，所引起的情緒壓力與嚴重的生理壓力。保持免疫系統強健，有助於不讓這些病毒粒子再度活化。

壓力、腸道健康與免疫系統

整個腸胃系統在英文中，常被通稱為「腸道」（gut），這個俗稱所指的包括你的胃、小腸和大腸。在第三部〈打造健康的腸道〉中，我們將詳細說明健康腸道的重要性，但在這裡我想先談壓力改變腸胃環境的相關研究。

愈來愈多研究顯示，各種類型的壓力對腸道的生理機能有重要影響。例如，壓力和一些疾病如腸躁症、發炎性腸道疾病之間明顯相關。但現在我主要想探討的，是與影響免疫系統的壓力相關的腸道變化。免疫系統有 70% 位於消化道，因此不難看出保持腸道健康為何如此重要。有兩個方式效果最佳：第一是確保消化道中有充足的好菌，第二是確保消化道黏膜細胞的健康，因為它們會形成障壁，調節什麼可以進入血液中。如果你的腸道沒有充足的好菌，或者消化道黏膜細胞障壁脆弱、可滲透，免疫系統就會受到影響。

研究發現，壓力會減少好菌的數量（尤其是乳桿菌和雙歧桿菌），並促使小腸中的壞菌過度生長。它會以幾種不同的方式做到這件事。首先，壓力會直接抑制免疫分子（稱為分泌型 IgA），而 IgA 有助於維持好菌的強健與繁殖，並能抑制壞菌與酵母菌的生長。此外，研究顯示，壓力會導致腎上腺素和去甲腎上腺素的

分泌，直接導致壞菌過度生長。[7]壓力也使得你的消化道黏膜更容易滲透，因此壞菌和細菌抗原（免疫系統所讀到的細菌「標記」）就可以滲入體內。[8]脆弱的腸道障壁（也稱為腸漏症），將使食物中的蛋白質等物質得以進入血液，刺激免疫系統，引起發炎，並使人體可能對新食物產生過敏或敏感症。

我們在第二章〈食物是最好的藥物〉中曾談到這點，但你現在更清楚慢性壓力是如何影響人體產生食物過敏或敏感症。

身心的關聯性

我們已經討論了壓力可能對人體產生的影響，現在是該管理生活中壓力指數的時候了。你應該學習如何運用放鬆系統，關閉導致慢性壓力不良影響的荷爾蒙和神經傳導物質。這些荷爾蒙和神經傳導物質會在你需要的時候派上用場，但在你不需要時則應該保持待命。你該如何啟動身體的放鬆系統呢？一直以來，人們都相信人體的自主神經系統是自動的。但在一九三〇年代之初，漢斯・塞利（Hans Selye）研究老鼠並詳細介紹壓力反應的機制後，我們才發現包括食物和生活狀態的環境因素，會影響壓力反應及其對自主神經系統的作用。[9]他的研究幫助我們了解那些生活在喜馬拉雅山脈洞穴中的僧侶，如何透過冥想調節體溫。他們能做到這一點，是因為冥想能使血管放鬆並擴張，使更多血液流經他們的身體，令他們感覺溫暖。人類可以控制自己的血壓、心跳、體溫和免疫系統等身體功能，讓很多人大感吃驚，但卻是真的事實。

這是身心醫學的一部分，也是整合醫學的分支（功能醫學也是整合醫學的分支）。這種醫學看的是你的想法、感覺和情緒如何影響身體健康，以及身體健康如何影響精神與情緒健康。定期練習冥想、引導放鬆和引導想像等身心放鬆技巧，對你和你的健康將產生強大的正面影響。練習身心放鬆技巧有兩大好處。首先，你的身體將學會對某種情況採取不同的反應，使身體不分泌有害的荷爾蒙，維持內部的平衡，進而幫助你預防並扭轉可能罹患的慢性疾病，尤其是免疫系統相關疾病。另外同樣重要的是，這些技巧將協助你了解進入身體的壓力，這種意

識將幫助你了解自己需要如何改變生活模式，並且理解做哪些事會傷害自己。身心醫學提供的，就是這種探索和恢復平衡的方式。

你可能想知道這些技巧是否很困難，我可以向你保證絕對不會。我已成功把這些技巧教給各行各業的人士。舉例來說，二○一二年時，我跟身心醫學中心的人員一起前往海地，把身心放鬆技巧教給當年地震災後壓力緊繃的雅克梅勒（Jacmel）居民。海地居民是世界上最困苦的人們，他們在日常生活中所承受的嚴重壓力，是許多人難以理解的。他們要竭盡所能才能滿足日常基本需求，並生存下去。在接受訓練計畫的一百三十人中，我親自教導一個十人的小組。在每次兩小時、共八次的課程中，我教了他們深度腹式呼吸、引導放鬆與想像等技巧，還讓他們以繪畫和書寫來深入探索自己。他們學習相關資訊，並每天晚上回家練習。

我的小組成員包括受過高等教育、沒受過什麼教育，以及教育程度落在兩者之間的海地居民。其中有些人是社區的領導者，還有一些是一般民眾。儘管他們之間有差異，但卻全都學會了降低血壓、減輕頭痛、改善睡眠的技巧。另外，他們也了解自己需要在生活中做出改變，好讓自己更快樂、更不容易感覺憤怒與沮喪。結束訓練時，他們學會了各種放鬆方式，不但以後能繼續這麼做，也知道如何維持自己的身心靈健康。當時我是去海地協助教導雅克梅勒的民眾，沒想到他們教了**我**更多事。他們的溫暖、善良和感謝，讓我深深感動，這次經驗也證明了這些身心技巧有共通的吸引力，而且每個人都做得到。繼續往下閱讀，我會提供給你在家學習這些技巧的資訊和指導。你也可以參考 www.cmbm.org 網站有關身心醫學中心的更多訊息，你可以在這裡找到美國和世界各地這類課程的訊息，以及更多可能對你有幫助的資源。

其他身心技巧的益處

事實證明，當你開始學習這些身心技巧時，會發生一些值得注意的事：你的感受會立即好轉。為什麼？因為你為自己做了付出，你照顧了自己（不只是照顧身旁的人）。你對自己的健康採取主動攻勢，這麼做能幫助你從無助的狀態，轉

為擁有力量和掌控局面的狀態。許多研究顯示，即使沒有平衡自主神經系統的附加好處，自我照護本身就具有療效。這些技巧會因為神經系統產生的反應奏效。意識到你是唯一可以「修復」自己的人，是你健康好轉的基石。

這些技巧的另一個好處，是它們能給你學習和更深入了解自己的機會。運用詞語、繪畫、運動、冥想和視覺想像，能幫助你了解自己的負擔和壓力，並讓問題浮上檯面，以便你能做出改變。知識就是力量，而自我認知將在你探索並理解自己的身體，以及身體如何對周圍的壓力源產生反應時，引導並穩定你。這是非常令人振奮的一件事，因為這顯示你有能力改善自己的健康。

在第六章〈壓力管理指南〉中，我將協助你評估壓力源，並找出你的某些症狀是否跟壓力有關。接著，本治療計畫將提供你可在家自行操作的自主練習，以及相關的外部資源。

我的心路歷程

我開始練習這些身心放鬆技巧並檢視內心始於多年前，當時我正經歷一段困難的時期，並首次在身心醫學中心接受了訓練。我當時覺得不快樂，卻不知道為什麼。我有三個不到十歲的孩子，家裡有一些雖然辛苦但還過得去的財務壓力。我不知道自己為什麼覺得鬱悶。是我丈夫的緣故嗎？（我們很容易怪罪自己最親近的人，尤其是悶悶不樂的時候。）是因為我辭去工作當全職媽媽嗎？我無法確定。所以我找了治療師，在診療椅上陸續躺了十八個月，試圖釐清出了什麼問題。

有一天，我收到了一個為期九天的身心醫學專業訓練課程的手冊。我從來不曾離開丈夫和孩子那麼久，但內心一個聲音告訴我，我必須去。

我很慶幸自己聽從了這個聲音，因為這是我一生中轉變最大的經歷。我在那裡結識了詹姆斯·戈登（James Gordon）醫師，他多年來與身心醫學中心的其他人，指導醫療專業人員如何把身心放鬆技巧運用在自己和病患身上。這九天中，我沉浸在學習動態與安靜的冥想技巧、引導想像、生物反饋（bio-feedback），以及如何運用繪畫和書寫來探索自我意識上。我特別喜歡其中引導想像（guided imagery）和動態式靜心（active meditations）兩項技巧。

在為期九天的訓練中，我對自己的認識勝過十八個月的治療期。這是很神奇的經驗。我意識到我的不快樂源於自己，與他人無關。我需要找到自己。我需要釐清自己是誰、我的人生想怎麼過。我也需要決定自己得到快樂的途徑，並找出如何做出所需改變的答案。我跟我的治療師分享了那次課程的啟發，他覺得很不可思議。後來我們結束了療程，我再也沒有回去治療過。

最後，我理解到我不知道自己人生的職志為何，才是問題的主因，我只能在傳統西醫的領域外找到快樂。我需要找到更趨近整體醫學（holistic）的形式。這是我轉變最大的生活經歷，至今我仍在練習這些身心放鬆技巧。它們也協助我找到了目前的醫療實踐重點，也就是專注於功能醫學和身心醫學的看診模式上。

在布魯健康中心，我們有遵行此模式的身心放鬆技巧團體。我很高興看到許多人經歷了身體、心靈、精神和最終生活上的轉變。看到患者在每一個層面上所得到的治療，給了我言語難以形容的滿足感。這就是為什麼我做現在的工作，還有寫這本書的原因。你也可以做得到，讓我告訴你怎麼做。

Chapter 6

壓力管理指南

現在你已經知道含括壓力荷爾蒙和自主神經系統的壓力系統，是身體對壓力的生理反應。該系統可能導致免疫系統不平衡，引發或惡化自體免疫疾病。你不會希望你的壓力系統一直處於過高或過低的狀態；你會希望它在需要時啟動，不需要時則關閉。當我為大多數的患者看診時，他們常因生活經驗與因疾病造成的情緒與生理的長期壓力，導致腎上腺功能低下、皮質醇和腎上腺素濃度偏低。也許你也有這種感覺，但你只是太累了。我們的目標是修復壓力反應系統，恢復它的韌性和彈性。解決這個問題的第一步，是確定破壞程度。本節的自我評估將幫助你評估壓力系統的損害程度，以及你可以做些什麼來修復它。

我要先告訴你五十五歲的女性患者莫妮卡的故事，她來看診是因為她感覺非常疲憊，而且過去七年間她每年體重都增加約四‧五公斤。來找我看診的四個月前，莫妮卡的醫師診斷她患有類風濕性關節炎，解決方案是開一堆處方藥給她。莫妮卡來找我看診，除了擔心這些藥物有副作用之外，也想看看是否有其他的醫療方式。

其實，莫妮卡有自體免疫疾病的病史。她患有二十年的橋本氏甲狀腺炎（跟我一樣），而且已出現遺傳性白斑（vitiligo）達十五年之久。白斑症是一種自體免疫疾病，病徵是缺乏皮膚黑色素（脫色）。這是很容易發現的症狀，所以我看到莫妮卡手臂和脖子上塊狀的白色斑點時，她還沒開口，我已經知道那是什麼狀況。耐人尋味的是，莫妮卡告訴我她的皮膚症狀是在某次的創傷經驗後「一夜之間出現」的。

她稱之為「連環大爆炸」，因為她在幾個星期內接連失去了丈夫、她的家，

還有她所有的錢。顯然，她當時的壓力程度一定超乎想像。她說，幾天內她就開始看到皮膚上出現白色斑塊。因為她的阿姨和母親都患有白斑症，所以她知道這是什麼情況，並相信是壓力使自己發作的。

她的壓力並未就此停止。在接下來的十年中，她生活拮据，一直處於擔心和焦慮的狀態。但是，正如我許多自體免疫疾病患者一樣，莫妮卡從來沒想過她的壓力，是她現在病情如此嚴重的重要原因。

她餐後常感到嚴重不適，也有許多消化方面的問題，例如多屁和脹氣，不管吃了什麼都覺得自己跟懷孕六個月一樣不舒服。當然，除了壓力和荷爾蒙以外，還有其他需要治療的部分，但我還是先從完整的壓力史評估做起，就像你將在本章看到的一樣。等你做完檢測後，我會告訴你更多關於莫妮卡評估的結果，以及我的心得與治療她的方式。

分析生活中壓力的影響

或許你已經發現，或至少在某種程度上意識到，壓力是身體狀況如何的關鍵因素之一，你甚至可能注意到它是如何引發症狀的。請回想你第一次生病的時候，當時是否跟莫妮卡一樣，也是壓力所引起的呢？或許壓力並非突然而至，可能像莫妮卡那樣似乎一夜之間讓她發病，但也可能是數年來的辛苦所累積而成。請記住，壓力源不見得都是壞事——壓力可能來自搬家、結婚，或因迅速升職而變換工作崗位。雅典大學醫學院進行的一項研究發現，近來經歷三次以上壓力事件的女性復發多發性硬化症的機率增高。[1]這提醒了我們，某個壓力事件或一連串壓力事件及變化，可能誘發疾病發作——這是我看診經常親眼目睹的狀況。

為了平衡你的免疫系統，你需要修復所有讓免疫系統出錯的一切，包括學習如何管理自身的壓力，以便讓你的腎上腺、皮質醇和交感神經系統得以復原。正如我所說的，我已協助數以百計的人做到這件事，甚至在海地也是，所以我知道你也可以做到這一點。

自我評估

你的壓力系統目前狀態如何？是過度活躍、維持平衡或處於疲勞狀態？以下自我評估將協助你了解這件事，接著我將說明你該如何做。評估壓力如何影響患者的健康狀況時，我會檢視以下幾個類別的問題：過去的壓力源、目前的壓力源、自我照顧和腎上腺疲勞，然後加總計算。我根據這些類別把接下來的自我評估分為四個部分。回答完這四個部分的問題後，請把分數加總，接著我們再一起來看這個結果代表的意思。以下是本章評估中，我將問你的四大問題概要。

自我評估一：過去的壓力源

你過去生活中曾受過創傷或經歷嚴重的困難嗎？這些經驗直到現在還影響著你嗎？

許多人曾在家中遭到高度的壓力和創傷（或是缺乏家庭所致），因此你的壓力系統很可能在早年就受到損害。探討這件事很重要，因為它可能影響你現在的壓力系統。這個類別還包括過去曾發生的壓力事件。因為我住在紐約地區，所以看到許多人受到世界貿易中心九一一恐怖攻擊的影響。最近我有一個新患者，她的丈夫在世貿中心這場恐攻中去世。十年過去了，她已經再婚，但是坐在我診間不到五分鐘，我問了她一個問題，觸及這段傷心往事，她仍不禁對喪夫與這件事對她與孩子造成的創傷痛哭失聲。顯然，她對過去發生的事仍有沉痛的情緒。許久以前的事可能也對你一樣，形成沉重的情緒或經驗負擔。

這位在九一一事件中喪夫的女士，可能很容易就能判斷出過去那段時期的壓力很大，但她並未意識到這些受壓抑的情緒，仍會啟動她的壓力系統，使她生病。我見過許多能讓自己的感受流淌出來的人，這並不表示這些人想起過去的創傷時不會感到難過，而是他們比較能表達並釋放自己的感覺，不會陷入這種情緒中。埋藏心中的情緒，才會啟動壓力系統，並帶來壓力。因此，學習冥想和想像等身心放鬆技巧，是協助這些感覺和壓力情緒找到出口、得到紓解的有效工具。

自我評估二：目前的壓力源

你目前的生活有發生什麼事嗎？你的工作或人際關係是否帶來壓力？你的親友中是否有人生病了？你最近曾失去親友嗎？

這是極度常見的情況。每個人都有過失去親友的經歷。多數人會認為這是人生中很正常的一件事，但如果再加上工作遭遇的困難或與配偶相處的摩擦，你的壓力系統就可能超出負荷。我敢說當你看到自己在這個評估部分勾選了多少項目的時候會大吃一驚，我希望你看到自己需要處理多少事情後，能對自己產生多一點同理心。

自我評估三：自我照顧

你有好好照顧自己嗎？

我會在這個部分問你關於睡眠、飲食習慣、運動和壓力管理（放鬆）的習慣。如果你有做到良好的自我照顧，你可能會在這個部分得到低分，而這是一件好事。照顧好自己會讓你的系統產生韌性，防止過去所經歷的事和當前遇到的壓力讓自己生病。如果你在這部分得分較高也請別喪氣，還有很多你能做的事，我會告訴你該怎麼做。

自我評估四：腎上腺疲勞症候群

你已因壓力對生理產生了影響嗎？有時候我聽到艱辛的人生故事，會很驚訝自己面前的人究竟如何面對這件事，並且居然沒有因此生重病。如果你的個性隨和，這種天性能保護你較不易受周圍事件的影響。相較於情緒上壓力大、容易擔心與焦慮的朋友，你比較不容易因此生病。如果你是容易感到壓力的人，一些小事可能就會啟動你的系統。每個人的天性不同，創傷和壓力程度也不同，重點是你必須了解自己現在的壓力狀態。為了確定這一點，我會問你有關生理症狀的問題，以便判斷你的壓力系統是過度活躍、平衡或過度疲勞。知道你的壓力源還不

夠，我也需要知道你是怎樣的一個人。

自我評估一：過去的壓力源

在這一部分中，我希望你回想一下過去兩年之前的人生（我們將在下一部分談到目前的壓力源），曾有以下任何事件發生在你身上嗎？如果你沒有這個經驗，請圈 0。如果有，請根據該經驗的強度圈出代表的數字。

壓力源	無	輕度	中度	嚴重
你曾經歷配偶死亡或生病嗎？	0	1	2	3
你曾經歷孩子死亡或生病嗎？	0	1	2	3
你童年時曾經歷身體或情感上的虐待嗎？	0	1	2	3
你過去曾目睹任何形式的虐待或創傷嗎？	0	1	2	3
你成長的家中有人有酗酒的問題嗎？	0	1	2	3
你成年時是否曾經歷艱難或受虐的人際關係？	0	1	2	3
你有過經濟上的困難嗎？	0	1	2	3
你生病超過兩年了嗎？	0	1	2	3
你經歷過離婚嗎？	0	1	2	3
你曾被解僱或放棄工作嗎？	0	1	2	3
總計				

請加總上方所圈選的數字，並在下方的適當 _____ 寫出總分：

_____ 1-10：源於過去的輕微壓力

_____ 11-20：源於過去的中度壓力

_____ 21-30：源於過去的嚴重壓力

莫妮卡做這個檢測的時候，總分為 21 分。她在艱困的家庭中長大，承受許多的壓力。莫妮卡離婚之後，有許多年都流離失所。過去十年來，她開始出現嚴重

疲勞，讓她很難正常工作。她的肌肉和關節也感到疼痛。這個重要的資訊讓我得知她的壓力系統，在患病前幾年就已受損。**換句話說，過去發生的一切建立一個基礎，改變了她的免疫系統，使她容易因為接下來的誘發事件而生病。**她在 30 分中得到 21 分，這告訴我她長期承受了嚴重的壓力，因此早在最後一次的創傷完全癱瘓她的免疫系統之前，她的系統早已嚴重失衡。

如果你的得分在 1-10 之間：你源自過去的壓力程度較輕微，因此你雖有當前的健康危機，但卻有良好的基礎。

如果你的得分在 11-30 之間：你源自過去的壓力程度為中度或重度。你的壓力系統功能低下的風險較高，它可能因長時間勞累喪失功能。

自我評估二：目前的壓力源

接著，該回顧過去兩年來你人生所發生的事了。這裡的說明跟「自我評估一」相同。曾有以下任何事件發生在你身上嗎？如果你沒有這個經驗，請圈 0。如果有，請根據該經驗的強度圈出代表的數字。

壓力源	無	輕度	中度	嚴重
你曾經歷配偶或孩子死亡或生病嗎？	0	1	2	3
你曾經分居或離婚嗎？	0	1	2	3
你曾經失去自己的家或經歷財務上的困難嗎？	0	1	2	3
你或你的伴侶曾無預期地失去工作嗎？	0	1	2	3
你有憂鬱或焦慮的狀況嗎？	0	1	2	3
你有孩子教養方面的困難嗎？	0	1	2	3
你有處理生活壓力的障礙嗎？	0	1	2	3
你有來自兄弟姊妹或父母的家庭壓力嗎？	0	1	2	3
你跟配偶或伴侶有相處上的困難嗎？	0	1	2	3
你曾經歷過生活上的重大變化嗎？（如結婚、搬進新社區、換新工作等）	0	1	2	3
總計				

請在下方的適當 _____ 寫出總分：

_____ 1-10：當前的輕微壓力

_____ 11-20：當前的中度壓力

_____ 21-30：當前的嚴重壓力

莫妮卡這個檢測的得分為 14，這顯示出她目前所經歷的外部壓力比過去少。但她的疾病仍然造成難以承受的嚴重壓力。即使她離婚後數年已經再婚，目前的先生很愛她並支持她，他們的財務狀況也算不錯，但她仍有沮喪、焦慮的情形。我認為她的生活變得比較穩定，是她做好準備想做出改變、改善病情的原因。

如果你的得分在 1-10 之間：你當前的壓力程度較輕微。這意味著你有較好的基礎可運用我教你的方法，並且迅速看到成果。

如果你的得分在 11-30 之間：你當前的壓力程度為中度或重度。因此，你的壓力系統很可能已出現問題，並引發你的疾病。你的當務之急是培養關閉內部壓力開關的健康方式，你應該檢視自己的生活，找出方法來緩和自己充滿壓力的環境。我們稍後將進一步討論。

自我評估三：自我照顧

現在我們要看的，是你有否好好照顧自己，以及你的生活方式。請針對以下問題，圈選出最能代表你目前生活模式的數字。

自我照顧	總是	時常	偶爾	幾乎沒有
你能整夜安眠嗎？	0	1	2	3
你在十一點前就寢嗎？	0	1	2	3
你晚上至少睡足七小時嗎？	0	1	2	3
你有做冥想、瑜伽或其他放鬆運動嗎？	0	1	2	3
你會吃早餐嗎？	0	1	2	3
你整天都有正常吃正餐與點心嗎？（這代表你都有規律進食）	0	1	2	3
你每週有運動三次以上嗎？	0	1	2	3
你有可以幫助自己放鬆的嗜好嗎？（如編織、健行、繪畫等）	0	1	2	3
你有做針灸、按摩或其他身體療程嗎？	0	1	2	3
你會找時間一週至少跟朋友碰一次面嗎？	0	1	2	3
總計				

請在下方的適當 ＿＿＿＿＿ 寫出你的總分：

＿＿＿＿＿ 1-10：你的自我照顧極佳

＿＿＿＿＿ 11-20：你的自我照顧尚有進步空間

＿＿＿＿＿ 21-30：你的自我照顧極差，很可能傷害你的健康

莫妮卡這個檢測的得分為 22。在進行檢測之前，莫妮卡已改採較健康的飲食，但她午夜之後才就寢，而且睡得不好。她並未練習任何放鬆技巧，也沒有跟朋友碰面或運動，她沒有任何幫助自己放鬆的嗜好。她想運動可是覺得太累——這是我經常看到的狀況。

想擁有健康的腎上腺，你必須在此檢測中得分低於 10。請回顧一下，看看自己還需要改善哪件事。我會指導你如何睡得比較好。請開始進行放鬆計畫或找到自己的嗜好。但目前最重要的事，是知道如果你在此檢測中得到高分，代表你需要在自我照顧上多加把勁。你**必須**改善自己的分數，才能使身體好轉。這些是你可以改變的事，而我會協助你做到做些事。

自我評估四：腎上腺疲勞

　　我們會在這一部分檢視你的生理症狀，協助你判斷是否有腎上腺疲勞的情形。請記得如果你產生壓力，第一階段是皮質醇指數提高，接著腎上腺最終會疲勞，使腎上腺素指數下降。根據你在此過程中所處的階段而定，你的症狀也可能很輕微，因為你可能才剛開始產生疲勞，或仍處於高皮質醇的狀態。如果你在以下的檢測中得到高分，這意味著你已經發展到低皮質醇指數的疲勞階段。了解這件事很重要，因為除非你的腎上腺重獲健康，否則你的免疫系統將無法復原。等你做完檢測之後，我會解釋如何分析結果。

腎上腺疲勞與低皮質醇症狀	從未	偶爾	經常	總是
即使睡足七小時以上，你醒來仍然覺得累？	0	1	2	3
你下午會覺得疲憊嗎？	0	1	2	3
你晚上會突然覺得很有精神嗎？	0	1	2	3
你四、五個小時未進食後會覺得頭暈、煩躁或昏昏欲睡嗎？	0	1	2	3
你會想吃偏鹹的食物嗎？				
你肌肉或關節會感覺疼痛或發炎嗎？	0	1	2	3
你有多常生病或感冒？	0	1	2	3
你的性欲比你希望的要低落嗎？	0	1	2	3
你處理輕微的壓力會遇到問題嗎？	0	1	2	3
你覺得沮喪，沒有精力做任何事嗎？	0	1	2	3
	0	1	2	3
總計				

　　請在下方的適當 _____ 寫出你的總分：

_____ 1-10：你沒有腎上腺疲勞的問題

_____ 11-20：你可能有中度的腎上腺疲勞

_____ 21-30：你的腎上腺已經衰竭

莫妮卡做這個檢測的時候，其中九個問題圈選 3，一個問題圈選 1，總分為 28。這告訴我，她的腎上腺已經精疲力竭，隨後的檢測結果也證實了這點（稍後將詳加討論）。如果你在這項評估得到高分，這意味著你的腎上腺已衰竭，請遵照下一節腎上腺疲勞的治療計畫。如果你仍不確定，我將在下一節協助你整合其他部分的結果，好讓你了解自己的狀態。

整合結果

因為你無法改變自己的過去及過去的壓力史，所以你「自我評估一」的總分不會被算作下方加總數字的一部分。這個總分更多是關於當前發生的事。不過，學習下一章的壓力管理技巧，將協助你從過去的壓力源中釋放塵封的感受。如果你在評估一得到高分，那麼這點對你非常重要。

現在我們要了解你的測驗結果，以及如何選擇正確的治療計畫。請於下方表中填入你的結果。

評估	得分	目標
評估二：目前的壓力源		< 10
評估三：自我照顧		< 10
評估四：腎上腺疲勞症候群		< 10
總分		< 30

首先，我們來看你的總分。

1. 如果你的總分低於 30，那麼恭喜你，你的壓力系統狀態良好。

2. 如果你的總分高於 60，你可能已有腎上腺疲勞，你的壓力源已經失控，需要改善你自我照顧的方式。我把這種情形稱為「浴缸排水問題」。修補筋疲力竭的腎上腺，就像在浴缸裝水，但卻未塞住排水孔。你所做的努力都

是徒勞無功，因為你的生活仍充滿壓力，而且並未充分照顧自己。找出如何塞住排水孔，也就是學習自我照顧，並找到方法減輕環境中的壓力，是你復原的關鍵。你必須遵照下文治療計畫的三大步驟做出改變。

3. 如果你的總分在 30-60 之間，那麼我們需要仔細檢視你自我評估每部分的結果，才能了解實際的狀況。

　　我已經把可能的結果歸類為不同的模式，因為我想幫你判定所需治療的部分。這些是我每天在診間都會看到的模式。如果你屬於第一種模式，你需要努力的重點在於減少周圍的壓力。如果你的情況屬於第二種模式，你需要專注治療自己的腎上腺疲勞。如果你屬於第三種模式，你需要把重心放在自我照顧。如果你屬於第四種模式，你需要努力的則是壓力源與自我照顧這兩個方面。

模式一：你的腎上腺症狀不是太嚴重，但你有很多壓力，且未適當照顧自己。

評估	得分	目標
目前的壓力源（評估二）	**20-30**	< 10
自我照顧（評估三）	**10-20**	< 10
腎上腺疲勞症候群（評估四）	0-10	< 10
總分	30-60	< 30

　　如果你屬於這種模式，你的壓力系統仍在超速運轉中，因為你生活中有許多壓力源，所幸你的腎上腺雖已漸趨衰竭，但尚未完全衰竭。壞消息是，你的皮質醇和腎上腺素濃度可能都很高，因此對你的免疫系統不利，也會對健康產生不少不良後果（參見第 120-126 頁）。所以對你來說，重點要擺在減少生活中所有的壓力源，使腎上腺不至於過勞。

　　以浴缸做比喻，你的浴缸排水孔雖然敞開，但水龍頭出水很快（高皮質醇），所以浴缸的水一直是滿的。這意味著你的腎上腺目前尚能運作，但最終水

龍頭的水會流乾，浴缸的水也會流空。但多久才會流空呢？這取決於你自我照顧與目前壓力源的分數高低，以及你是否已有任何腎上腺疲勞的跡象。你的得分愈高，這種情形將愈快發生。

模式二：你的腎上腺已經疲勞，但你目前沒有很多壓力源，而且自我照顧做得比較好。

評估	分數	目標
目前的壓力源（評估二）	1-10	< 10
自我照顧（評估三）	**10-20**	< 10
腎上腺疲勞症候群（評估四）	**20-30**	< 10
總分	30-60	< 30

這個模式顯示的是空浴缸但排水孔是塞緊的狀態。為什麼浴缸沒有充滿水呢？為什麼你的腎上腺功能並未恢復？如果你是在過去一年間才開始自我照顧及管理壓力，那麼我猜想原因可能是時間不夠長。你仍應該把重點放在下一節的治療建議，多注意可以幫助腎上腺復原的草本植物和營養補充品。或許你的腎上腺需要一些養分補給。

請記住，壓力不是造成腎上腺負擔的唯一因素。你體內可能還有其他功能的系統運作不正常，例如排毒系統或腸道。或者你所吃的食物造成了身體系統的壓力，使腎上腺無法恢復或造成腎上腺疾病。請務必閱讀本書相關部分並修復這些系統，因為它們可能是治癒你腎上腺的關鍵。

模式三：你生活的壓力很小，但你的腎上腺屬於中度疲勞。在這種情況下，你的問題出在並未適當照顧自己，而你的生活方式已影響了壓力系統。

評估	分數	目標
目前的壓力源（評估二）	1-10	< 10
自我照顧（評估三）	20-30	< 10
腎上腺疲勞症候群（評估四）	10-20	< 10
總分	30-60	< 30

請記住很重要的一點：即使你並未注意到自己周圍的壓力，也沒有感覺到什麼壓力，你的腎上腺還是可能疲勞。如果你沒有做到評估三清單中那些事項來照顧自己，那麼你的生活方式很可能正傷害你的身體。為了改善你的身體狀況，你必須提高自我照顧的程度。你需要在下一章的治療中，把重點擺在這一點上。

模式四：你的分數沒有顯示出嚴重的問題，但是你有一個以上的類別分數介於10—20之間。這意味著你目前的壓力源、自我照顧或腎上腺健康狀況不盡理想。

評估	分數	目標
目前的壓力源（評估二）	10-20	< 10
自我照顧（評估三）	10-20	< 10
腎上腺疲勞症候群（評估四）	10-20	< 10
總分	30-60	< 30

這個模式是中度日常壓力、自我照顧不甚理想、腎上腺只是硬撐的狀態。如果你屬於這種類型，那麼請注意，因為這是危險模式──你正生活在危險邊緣。缺乏嚴重失衡的病兆，可能會使你相信自己的壓力系統一切無虞。你應該專注改善目前的壓力和自我照顧，因為如果不改變這點，你的腎上腺將面臨衰竭的風險。請閱讀所有的治療計畫，並在所有類別的改變中，至少做到階段一的改變。

治療計畫

以下是治療（且預防）腎上腺疲勞且平衡壓力系統的步驟。我是依據你自我評估總合結果的模式，擬定以下的計畫。但如果你任何一項自我評估的分數非常高，那麼除了遵守該模式的相關建議外，你必須更特別留意該部分。

1. **如何管理充滿壓力的生活**。這個治療計畫將教你如何擺脫或減輕生活壓力，包括減少外部壓力並學習管理壓力更好的方式。如果你的評估結果屬於模式一或四，你應該納入這項治療計畫。如果你「自我評估二」的分數非常高（20-30分），你應該特別重視這項計畫。

2. **改善各方面的自我照顧**。這個治療計畫將告訴你如何改善自我照顧，包括睡眠、食物和運動。如果你的評估結果屬於模式一、二、三或四，你應該進行這項治療計畫。自我照顧顯然對每個人都很重要。如果你在自我評估三的得分很高（20-30），請特別重視這項計畫。

3. **如何治療疲勞的腎上腺**。這項治療計畫告訴你如何以食物和營養補充品來治療你的腎上腺。如果你有腎上腺疲勞，這項治療對於你的復原非常重要。如果你的評估結果符合模式二、三或四，那麼你應該納入這項治療計畫。如果你在自我評估四的得分很高（20-30），請特別重視這項計畫。

壓力管理治療計畫

如何管理你的生活壓力：「自我評估二」之治療計畫

如果你對目前生活壓力源的評估分數高於 10，那麼無論你在其他評估的得分為何，你都必須檢視自己的生活，並注意如何使自己生活得更輕鬆。意識到壓力是第一步。現在你已做過評估，看到了自己所面對的一切，這能幫助你更加理解自己。對於自己所經歷的事，先賦予充分的同理心與理解之後，接下來請做兩件事。首先，看看自己在生活中能夠改變什麼。第二，對於那些自己改變不了的

事，你需要學習保護自己的方法，這樣才不會因為壓力而生病。本章將介紹這些方法給你。

你很可能會覺得要你做出改變說來容易，但實際執行卻覺得很難，不確定該怎麼做才好。你是對的，我不能告訴你該怎麼做，我只想幫助你清楚了解自己正面對什麼事，並且幫助你了解這已經超出負荷，影響了你的健康。接著，我的目標是教你探索自己接下來該做些什麼。

管理生活壓力的方法

老實說，你可能需要一位教練、輔導員、治療師或其他專業人士來支持，並協助指導你完成我所建議的生活改變。我已經找到協助自己的專業人士，因此我推薦許多患者也這麼做，就像我推薦給莫妮卡一樣。初診的時候，她明確表示，她知道自己生病跟壓力很有關係。她不需要更清楚兩者之間的關聯性，但她**確實**需要學習如何放鬆。

我教了她一個簡單的技巧，叫做腹式呼吸，這是我從我的朋友兼導師，詹姆斯・戈登醫師那裡學到的方法，他是身心醫學中心的創辦人兼總監，也是喬治城大學醫學院精神病學與家庭醫學臨床教授，最近更擔任白宮輔助與替代醫學政策委員會主席。後來莫妮卡每天在家裡練習腹式呼吸，這個技巧成為幫助她康復的一大功臣。

壓力管理的方法因人而異。你可以利用冥想、想像、畫畫及書寫來提高自我意識，協助自己找到方法。我分享過的放鬆練習與療程，對於學習進一步認識自己是絕佳的工具，而且它們的功效遠不只於此。這些工具是你自我照顧的基石，可以幫助你平衡並治療壓力系統，它們是防止生活中的壓力源使你生病最重要的方法。

階段一：改變你的壓力環境

你應該做什麼改變？應該怎麼改變、如何改變呢？想得到答案，最簡單的方

式是寫日誌，把你的想法和念頭寫在筆記本上。這很像跟自己對話，如果你能選擇一天中最安靜、可以思考的時間與地點來做這件事，你就可以進入自己的內心深處，得到一些答案。列出你生活中最大的壓力源，找出你覺得對自己承受的壓力和健康影響最大的一件事。盡可能寫出與這件事相關的一切。例如，莫妮卡的工作壓力很大，我請她寫下自己工作時的感受、為什麼工作讓她壓力很大、什麼細節讓她不開心等。

接下來列出可以改變這種情況的所有可能方式。你可以做些什麼呢？需要發生什麼事？寫下所有的想法。莫妮卡的狀況是她又病又累，但工作需要她一整天站著。她後來做出的結論是，她必須轉調至能坐著的職位，或換一個不那麼吃力的工作。第一步是跟她的雇主溝通，她也這麼做了。莫妮卡利用日誌書寫來幫助自己體認到工作是她最大的壓力，也幫助她了解做出改變的第一步。

找一些簡單的方法來放鬆身心，騰出時間給自己。你可以泡泡澡、找朋友聚會、學習園藝、到外面去散步。你可以考慮培養新的興趣，例如編織或加入讀書會。你可以享受這些活動，它們也能幫助身心從開啟的壓力系統持續的壓力中解放。你需要每天騰出時間處於關閉模式，使身心得到放鬆。即使現在看不到改變情況的方式，但你**也可以**選擇為自己的一天和生活做一些正面的事。這種變化往往具有強大的效果，因為你會多照顧自己，這件事本身就能賦予你力量，並讓你感覺變好。

階段二：尋求其他資源改變壓力環境

我相信我們都需要一位老師來協助我們學習身心放鬆技巧，例如不同類型的冥想和引導想像（或稱為觀想）。然而，你的所在地不一定找得到適合，或你經濟上能夠負擔的「老師」。所以，我建議你不妨把老師帶回家——最好的方式是購買 CD 或附 CD 的套書，或是直接從網路下載或觀看線上影音。

現在我要教你我看診時所用最簡單的呼吸運動，也是我教莫妮卡的呼吸練習，稱為腹式呼吸。每天早晨醒來練習十分鐘。午餐時間在辦公室座位上也可以

做這個練習，在學校的車上等待時、就寢入眠困難時，都可以做腹式呼吸。呼吸運動的好處，就是你可以在任何地方做這個練習！

柔軟的腹部呼吸

本書中的腹式呼吸法採自詹姆斯・戈登醫師的腹式呼吸法。本練習可藉由幾種方式帶來放鬆效果。

1. 這種呼吸法能擴大肺的底部，有助於輸送更多氧氣給大腦。這麼做能降低焦慮，讓身體好好放鬆。

2. 在腦海中想像一個柔軟的腹部，這能增加放鬆的效果。

3. 這個練習是一種簡單的放鬆技巧，可以關閉交感神經系統，並開啟副交感神經系統，降低血壓、減緩心跳、讓呼吸更深入，帶來平靜的狀態。

4. 專注於腹部，能讓你的心從持續不斷的叨念與思考中得到休息。這能夠幫助你感覺更放鬆，並且提高你白天的專注力。

你可以先閱讀以下的說明，然後閉上眼睛開始練習。你也可以用手機或電腦錄下說明，在前幾次練習時播放說明來幫助自己。

- 在椅子或床上盡量坐直，舒適地坐著，閉上眼睛。解開任何有束縛感的衣物。

- （如果你要錄音，請從這段開始）深呼吸，鼻子吸氣，嘴巴吐氣，鼻子吸氣……嘴巴吐氣。

- 現在，想像你的腹部是柔軟的，這麼做能加深你的呼吸，提高氧氣交換，同時放鬆肌肉。吸氣時在心中默念「柔軟的」，吐氣的時候默念「腹部」。柔軟的……吸氣……腹部……吐氣。吸氣的時候，想像自己的腹部鼓起來，吐氣的時候腹部陷下。

- 安靜坐著練習這種呼吸法五分鐘。

如果你發現自己分心了，只要反覆回到「柔軟的……腹部」即可。經過一段時間的練習，分心的狀況會減少。

　　學習這個技巧的時候，你可以把手放在腹部，幫助自己感覺腹部的鼓起與陷下。腹部的作用就像風箱一樣，擴張的時候可以讓橫膈膜降低到腹部的位置，把氧氣帶進肺的底部。

　　一天做這個練習兩至三次，一次五分鐘，不要在餐後做，否則可能會睡著。你可以在睡不著覺，或在進行階段一所介紹的日誌書寫之前，做這個練習。選擇一段比較沒有時間壓力，不會去想自己已經練習了多久、還剩下多少時間的時段。很快地，你會發現遇到壓力時，自己可以深呼吸並默念「柔軟的……腹部」，然後放鬆下來。

　　像這樣的指導練習也有許多的購買選擇：

- 我們的網站 www.immuneprogram.com 可以找到學習放鬆的套裝書和 CD，讓你方便在家練習。
- 身心醫學中心網站 www.cmbm.org 有「最強壓力管理套組」（Best of stress Management Kit），能幫助你自主學習身心放鬆技巧。
- 詹姆斯‧戈登的書《擺脫桎梏——抑鬱症康復的 7 步療法》（Unstuck : Your Guide to The Seven- stage Journey out of Depression）也有許多相關資源，對容易感到憂鬱或焦慮者尤其有用。

其他可在本書附錄中找到的資源：

- 有許多相關產品的優質網站，如針對壓力、憂鬱、焦慮、創傷或自我意識主題的 CD。
- 推薦有針對特定目的的 CD，例如有問題時進入內心尋求指引的觀想，或者單單只是學習冥想的方法。

　　請記得，這些方法是需要練習的。每天（或每週至少五天）練習兩個月。就

像新肌肉一樣，要鍛鍊才能變得更強壯。雖然一開始可能會有點困難，頭腦似乎無法安靜下來，或者無法在觀想練習中看到影像——不要對自己太嚴苛。不要放棄，繼續練習，你會注意到自己的身心開始有所反應，也會感受到練習的好處。

階段三：在專業人士協助下改變生活模式

如果你在生活中遇到困難，又覺得難以做出任何改變，那麼尋求外部協助可能有所幫助。協助者可以是宗教人士、社會工作者、治療師、生活教練或其他醫療人員。這個人需要是你相處起來覺得自在並且信任，可以讓你保持信心的人。

如果你已經按照階段一和階段二的步驟進行——你已列出清單，並已在家嘗試過以影音方式練習——仍覺得學習這套新技巧有困難，那麼就是尋求真人老師協助的時候了。我從我表姊那裡學會了怎麼冥想，也從參加的冥想課程和靜坐營學到不少。全國各地都有許多工作坊，我會在本書附錄附上相關資源，但我的初步建議是找找看你所在的區域，因為說不定有冥想老師就住在附近。

如果你想找一些動態的課程，那麼可以考慮瑜伽、太極或氣功課。這些課程都會幫助你內觀與靜思，讓你靜下心來，聽見內心的聲音。

你也可以考慮接受按摩、針灸或其他身體療程，例如顱薦椎治療（craniosacral therapy）。讓別人協助自己放鬆是件很棒的事。我把這些稱作身心療程，因為這些療程是先讓身體放鬆，然後心就會跟著安靜下來。容易焦慮、精神緊繃的人，尤其需要借助其他人的幫助來平緩自己的神經系統。在這種安靜放鬆的狀態中，人就能超越日常生活中的噪音，傾聽心中的渴望，得到人生難題的解答。

你可以在自己的所在地尋找冥想課程（有時瑜伽中心會提供這種課程），或由受過身心醫學中心訓練醫療人員所指導的身心放鬆技巧團體班。美國的 www.cmbm.org 網站上，可以搜尋到社區內有證照資格的人員。參加這種身心團體，是在支持團體環境中學習這類技巧很棒的方式。協助客戶進行引導想像和觀想練習的治療師不在少數。你可以找找看。有些身心醫學中心訓練出來的治療師也接受個別諮詢，看看是否可以找到一個來協助你。令人驚訝的是，一旦你開始尋找，

對的人就會出現，這就是所謂的「共時性」（synchronicity，又稱同步性）。請留意看看周圍是否有合適的治療師。

如何改善自我照顧：「自我評估三」的治療計畫

自我照顧是所有醫療行為的核心。統計顯示，良好的自我照顧有助於預防疾病，這對身體康復與逆轉慢性疾病是必要的關鍵。你在「自我評估三」所做的檢測，如果分數愈高，就代表需要花愈多心思在自我照顧上，因為這代表你的浴缸排水太快。換句話說，如果你的腎上腺還沒有疲勞，也很快會疲勞。理想分數是10分以下。讓我們來檢視一下你的自我照顧清單，看我能幫上什麼忙。你已經學會以新學的身心放鬆技巧和方式來放鬆，且能更適當管理壓力，現在我們要看的是其他事項。

睡眠

好的睡眠是自我照顧計畫中非常關鍵的一環，也是維持壓力系統平衡的要素。

階段一：運用你能自主進行的好眠訣竅

你都是過了午夜才睡嗎？事實證明，晚上十點或十一點就寢能給身體最好的休息。那是因為晚上十點直到午夜是腎上腺重新充電，好迎接嶄新一天的關鍵時刻。所以你的第一步是訂定新的就寢時間。問自己為什麼要這麼晚睡。我發現大多數人這樣做，是因為在照顧別人的漫長一天後，想享受獨處的時間。如果你也是這種狀況，那麼重點是承認這種心態，並且早一點騰出時間給自己。如果你是因為別人才晚睡——或許是伴侶或配偶讓你清醒——那麼我鼓勵你直接跟另一半聊一聊，找出折衷之道。最後，如果你晚睡的原因是你覺得自己無法更早入眠，那麼以下的建議應該可以幫得上忙。

為了做好一夜好眠的準備，請遵守以下事項：

• **睡前四小時**：完成所有劇烈運動。運動會提高體溫，使人難以入睡。但時

間更早一點的規律運動則對健康睡眠有幫助。如果你吃的晚餐分量較大，最好在睡前四小時前就吃完，臨睡前才能完全消化。這段時間不要再喝任何含咖啡因的飲料。這是一般的規則，這樣咖啡因才不會干擾你的睡眠。有些人可能會發現自己中午以後就不能再喝咖啡，或者必須完全戒掉咖啡。雖然咖啡因可能不會讓你睡不著覺，卻可能成為睡眠中斷的原因。尤其如果女性正進入更年期，半夜醒來已成了問題，就會更是如此。

- **睡前三小時**：如果你吃的晚餐比較清淡，請在睡前三小時前吃完。這個時間以後不要再喝含酒精的飲料。喝酒似乎會使人容易入睡，但實際上卻可能讓你一整夜醒來好幾次。控制飲酒量或完全戒酒，對於腎上腺的康復很重要。如果你是每天都喝酒的人，請減少到只有週末喝酒，或考慮完全戒酒兩週，看看是否對你的睡眠問題有幫助。如果你因為更年期熱潮紅或夜間盜汗容易醒來，更是如此。

- **睡前一小時**：關閉所有電子產品，包括電視、電腦、手機、iPad 等。螢幕的光以及你所看的內容，會刺激大腦保持啟動。你可以用一些紓緩的活動來啟動晚上的放鬆程序，例如泡溫水澡（非熱水）或淋浴、聽一些舒緩的音樂、點香氛蠟燭、讀一本令人心情愉快的書。

- **睡前**：每天晚上相同時間上床睡覺，週末也一樣。這有助於調節身體的內部時鐘。基於同樣的原因，早上也要保持固定的起床時間，週末也一樣，這麼做很重要。請確認你的床是舒適的，標準床墊的壽命約為十年。保持臥室涼爽、幽暗與安靜，只把床用於性愛與睡眠。看電視、甚至在床上閱讀，都可能增加緊張和焦慮，而喚醒大腦。

- **放鬆睡眠**：冥想、漸進放鬆、呼吸覺知（breathing awareness）、觀想，都可以幫助身體和心靈做好入眠的準備。你也可以嘗試本書（第 156 頁）所介紹的腹式呼吸看看是否能幫助你入睡。

如果上述方式都無法幫助你睡得更好，請繼續進行階段二的治療。

如果你正在服用助眠藥物請特別注意以下事項：先請按照本節的指示獲得更好的睡眠品質，然後再看看是否能不借助外力自行入睡。如果仍然無法在三十分鐘內睡著，請照常服用助眠藥物。當你已準備好要停藥，我們建議你逐步進行，意思是先服用較低劑量或間隔一天服藥。如果你對減少醫師開立的處方藥有任何疑慮，請務必在變動前先諮詢醫師。

階段二：助眠營養補充品和 CD

以下是我喜歡使用並建議用來解決睡眠問題的助眠營養補充品。請記住，你可能需要多嘗試幾種才能找到最適合自己的產品。

- **茶胺酸**（theanine）。這是從綠茶萃取出來一種非常安全的化合物，對於有些焦慮或心靜不下來、無法安然入睡的人尤其有用。我建議在睡前服用 100 毫克。如果你半夜醒來無法再次入睡，也可以服用 100 毫克。我已經推薦這個補充品很多年了，很少看到它會導致清晨宿醉感（morning hangover，頭腦不清醒）的情況。

- **纈草**（valerian）和**西番蓮**（passionflower）的複合草本補充品。這類草本植物已為人類使用數世紀之久，具有鎮靜與助眠效果。我使用的品牌為 Mycocalm PM，這個產品能幫助你入睡，並保持睡眠不中斷。

- **5－羥基色胺酸**（5-hydroxytryptophan，簡稱 5-HTP）是血清素的前驅物。血清素是一種幫助調節身體睡眠與清醒週期的大腦化學物質。我經常推薦這種助眠補充品給憂鬱或心情低落的患者。如果你同時服用抗憂鬱藥，請諮詢你的醫師後再服用此補充品。我通常推薦睡前服用 100 毫克，它能幫助你保持睡眠不中斷，但對入睡則較無幫助。

相較於處方的安眠藥，這些營養補充品在第二天早上產生的副作用較少（如早晨昏沉、暈眩和頭痛）。

身心放鬆活動也有助於入眠：

- 從第 341 頁的資源列表中選一片助眠 CD。
- 嘗試在睡前三十分鐘書寫日誌。首先請閉上眼睛，專注於呼吸幾分鐘，或專心進行腹式呼吸。接著寫下你心中的一切思緒。我把這個過程稱為睡前下載念頭，如此一來這些念頭才不會在半夜讓你醒來。你也可以問自己問題，然後寫下答案，例如：「我在想什麼？」或「我現在感覺如何？」多數人都覺得這麼做對入眠很有幫助。你可以在第 341 頁的資源列表中找到我推薦能指引你這麼做的好書。

階段三：尋求專業人士幫助

許多專業人士可以幫助你找到晚上睡得更好的方法，以下提供一些選擇：

- www.functionalmedicine.org 網站上可以找到功能醫學的執業醫師。
- 你可以找熟悉營養補充品的自然療法或脊骨神經醫師來指導你。
- 如果你正處於更年期前期或更年期，並飽受因熱潮紅中斷睡眠之苦，你可以嘗試針灸或順勢療法（homeopathy），或尋求功能醫學醫師的協助，來讓自己的荷爾蒙恢復平衡。

請繼續運用這本書的各種方式來修復你身體其他部分的基礎，因為食物、消化問題或太多毒物所引起的發炎可能刺激身體，使你難以入睡。

無壓力的飲食

在第二章〈食物是最好的藥物〉中，我主要談的是該吃什麼來打造健康的免疫系統。在第三章〈免疫系統食療指南〉中，我介紹了正念飲食的練習，好協助你注意自己吃東西時的各種感覺。而在這個部分，我要提供另一個重要的補充：你怎麼吃跟你吃些什麼一樣重要。

階段一與階段二：無壓力飲食

每天都要吃早餐、午餐、點心和晚餐。超過四小時不進食會啟動你的壓力系統。如果你的午餐時間間隔早餐超過四個小時，你可以在中間吃個點心。

週末的時候把下一週的飲食規劃好，接著就可以去採購，備妥需要的食材。

如果你要外出上班或工作，請攜帶自做的午餐和點心。你可以在前一天晚上就規劃並準備好。

在下午三點以前攝取大多數的熱量。太陽愈大，身體的火力燒得愈旺——所以早上和中午時間是新陳代謝達到巔峰的時候。白天不好好吃東西的人，通常會在晚上大吃特吃、什麼都想吃，因為身體缺乏所需的營養。

階段三：尋求協助

你可以考慮找功能醫學醫師、營養師或健康教練（health coach）來協助你規劃適合的食物計畫。有時候光只是想是不夠的，找到合適的人協助你更有規劃、成為你的教練兼啦啦隊，真的有幫助。

運動

運動是一大主題，但本書並非以探討運動為主軸。針對運動及其對免疫系統、糖尿病、癌症等病症效果的相關研究很多，我們不會在這裡回顧所有的資訊。運動除了對腎上腺有正面的效果，對於製造健康的 T 細胞和殺手細胞也非常有益。運動有助於關閉你身體的浴缸排水孔，是自我照顧很重要的一環，你必須制定運動計畫並保持身體的活躍度。就極度疲勞的病患而言，運動通常是我們最後才著手的一環，我們會等到患者的疲勞程度減低、體力慢慢恢復，才會開始運動。如果你覺得很累，你可以把運動放在治療計畫的最後一項，先進行本書的其他部分。不過，別忘了要回到這件事上！

當你已經做好要開始運動的準備時，以下是一些小訣竅：

階段一：自己運動

如果你體重過重，而且是運動新手，你最好先諮詢家庭醫師自己是否可以開始運動計畫。得到醫師首肯之後，如果天氣狀況不錯、你的膝蓋也沒有問題，你就可以到戶外散步。我通常會建議一週進行兩小時的有氧運動，有氧的意思是運動之後說話會有些困難。所以，如果你去散步，可以試著加快腳步，你應該至少要能感覺身體暖起來，並且呼吸有點急促。當然，這是追求健康我們至少應該做到的標準。但如果你想提高自己體適能水準，就必須增加運動的速度與時間。

階段二：花錢投資運動

當你已經準備好想進行走路以外的運動時，你可以加入上半身的負重運動來預防骨質疏鬆症。走路對心臟和臀部有益，但你需要以其他運動來強化脊椎。你可以去健身房、上瑜伽課或其他肌力訓練課程，或者購買影音產品、觀看線上課程，或請教練給你健身指導。

階段三：私人運動指導

我常建議患者在健身房或請教練到家裡來上幾堂私人教練課。教練可以設計專屬你的運動課程，讓你可以自己在家運動。在最初的投資之後，你就可以擁有針對你的個人體能限制與健康顧慮打造的個人化課程。物理治療師也可以設計居家運動課程，而且可能還有保險給付。

如何治療腎上腺疲勞：「自我評估四」的治療計畫

如果你在這部分得分很高，代表你的腎上腺疲勞，如果你的分數超過 20 分，代表你的腎上腺已經衰竭。為了治療你的免疫系統並逆轉你的免疫疾病，你必須治療腎上腺疲勞。

階段一：維持腎上腺功能的食物療法

一般來說，如果你的血糖一整天保持良好穩定，腎上腺是處於最愉快的狀態，也就是說血糖不會急速飆升或下降。怎樣才能做到這點呢？禁食所有的白麵粉和白糖，只吃全麥、高纖麵包和烘焙製品。限制自己一天只能吃一至兩份無麩質穀物（我們在第三章〈免疫系統食療指南〉中討論過麩質）。禁止喝軟性飲料，而且不要在你的咖啡和茶中加糖。

每一餐和點心都要吃蛋白質，這樣可以穩定血糖。我建議從堅果、種子、非基因改造的有機黃豆（適量）和豆類，來攝取植物蛋白質。另外，放養的有機雞肉和草飼的牛肉，都是很好的蛋白質來源。腎上腺素由胺基酸酪胺酸（tyrosine）構成，因此你必須攝取大量的酪胺酸來支持這種重要的能量荷爾蒙。酪胺酸存在於杏仁、乳製品、利馬豆（lima beans，皇帝豆）、南瓜和芝麻籽中。

我發現乳製品會導致大多數的患者產生噁心、胃食道逆流、多屁、脹氣、鼻竇充血、鼻涕倒流、痤瘡、關節疼痛等症狀。如果你在第三章的排除飲食中發現乳製品不會造成這些症狀，那麼就可以放心地把有機優格當作日常飲食的一部分。不過老實說，我發現 90% 的患者不吃乳製品反而感覺更好。記得，很多食物都富含鈣質，所以你不必仰賴乳製品來維持骨骼健康。

另外，你每一餐都應該攝取來自酪梨、椰子、魚、堅果、種子的健康脂肪。皮質醇和其他腎上腺荷爾蒙都由膽固醇構成，所以膽固醇低於 140 並非好事。攝取健康的脂肪有助於減少發炎。酪梨中含有酪胺酸，所以這是另一個食用酪梨的好理由。

除了酪胺酸和健康的脂肪外，你的腎上腺也需要維生素 B，尤其是稱為泛酸的維生素 B_5，以及製造腎上腺素及許多其他人體關鍵功能的重要營養素——維生素 B_6。請注意冷凍或罐裝食品的維生素含量會急劇下降，不過度烹煮食物或生食是保留維生素最好的方式。維生素 B_5 的優良來源，包括枸杞、香菇、小牛肝、優格、雞蛋、白花椰菜（cauliflower）、黃瓜、酪梨、蘆筍、綠花椰菜（broccoli）、芹菜、蕪菁葉、番茄、地瓜、綠葉甘藍（芥藍菜）、菾蓮菜（chard，又稱瑞士甜

菜）、甜椒。

維生素 B_6 的優良來源，包括夏南瓜、冬南瓜、甜椒、蕪菁葉、香菇、蘑菇、菠菜、白花椰菜、芥菜、高麗菜、蘆筍、綠花椰菜、羽衣甘藍、綠葉甘藍（芥藍菜）、抱子甘藍、青豆、韭菜、番茄、大蒜、鮪魚、鱈魚、莙蓬菜、小牛肝、火雞和鮭魚。

下一章〈壓力管理食譜〉中，有十道使用這些食材的菜餚，請盡情享受嘗試的樂趣吧！

階段二：補充保養腎上腺的營養補充品

保養腎上腺的營養補充品有四種。可以提高身體對物理、化學和生物壓力源抵抗力的草本植物，我們稱之為適應原＊1（adaptogenss，又稱調理素）。它們可幫助你適應不同狀況，並發揮良好的功能。你可以把它們想作壓力荷爾蒙與免疫系統、神經和心血管系統的滋養平衡劑。有三種經典的草本植物適合用於保養腎上腺。它們可以個別使用，但通常做為保養腎上腺的複方使用。請注意當你購買複方時，個別的劑量可以減少。你可以在我們的網站 www.immuneprogram.com 上找到這些產品最新的相關消息。一般來說，我通常建議早上補充一次，午餐再補充一次。

- 刺五加（Siberian ginseng，西伯利亞人蔘）或亞洲蔘，是源自俄羅斯和中國的草本植物，傳統用於高壓力時期保養腎上腺功能。標準劑量為 100 － 200 毫克人蔘，相當於含 4 － 5% 的人參皂苷。
- 紅景天（rhodiola）是很受歡迎的腎上腺保養成分。標準劑量是每天 100 － 200 毫克的紅景天萃取物，相當於含 2 － 3% 的肉桂醇甙（rosavins）和 0.8 － 1.0% 的紅景天苷（salidroside）。

＊ 1.「適應原」是草藥學家用來形容一些能夠增強身體應付壓力、創傷、焦慮、和疲勞能力的草藥製品。一九四七年蘇聯科學家萊澤魯（Nikolai Lazarev）首先提出這個字眼，但這種概念數千年前已在印度和中國出現。可做為適應原的草藥必須具備三大條件：1. 無毒性及副作用；2. 具普遍性；3. 可以扶正。——譯者註

- 印度人蔘（ashwagandha，又稱非醉茄）已在印度的阿育吠陀醫療系統中，使用長達數百年。單獨補充時標準劑量為每日 500 毫克。

另外，維生素 B 非常重要。每天應服用 300 － 1,000 毫克的維生素 B_5 與 30 － 100 毫克的維生素 B_6。

甘草（Licorice）是緩解身體發炎極佳的草本成分，尤其針對關節炎或肌肉壓痛特別有用。但如果你患有高血壓，每天不要服用超過 500 毫克的甘草——除非是專業人士特別囑咐。你可以先從每天補充 50 － 100 毫克開始。

脫氫異雄固酮（DHEA）也是重要的補充品，尤其是對紅斑性狼瘡或修格蘭氏症等自體免疫疾病的患者，但應該在專業人士的指導下攝取（見階段三）。我將在第十四章〈感染與特定自體免疫疾病〉中，詳細介紹這一點。

階段三：尋求專業協助

如果你不確定該怎麼做，或有嚴重的腎上腺疲勞，覺得難以自行嘗試這些方法，那麼可以尋求整合醫學醫師的協助。www.functionalmedicine.org 網站上，可以找到受過功能醫學訓練的醫師、自然療法治療師、脊骨神經醫師及整骨師。目前美國正在建立新的認證計畫，很快就會有認證從業人員的名單問世。你也可以上功能醫學實驗室網站，如 Genova Diagnostics（www.gdx.net）或 Metametrix Labs（www.metametrix.com），去找經常使用這些設施的醫師。這是找到積極投入功能醫學領域人士的好方法。

針灸、草藥、順勢療法、自然療法的治療師或醫師，都可以治療腎上腺疲勞。你可以搭配功能醫學使用這些方法，如果你所在地的附近沒有功能醫學的執業醫師，你也可以單獨使用這些方法。

請你的治療師或醫師為你進行以下檢測：

- 評估你腎上腺二十四小時之內功能模式的唾液檢測。一次測量中的數值高低是不夠的，因為這無法讓我們看到自己狀況的全貌。

- 測量腎上腺製造的重要荷爾蒙 DHEA 的血液檢測。DHEA 的濃度會隨年齡下降，因此沒有適用每個人的標準數字。如果你不到六十歲，而你的 DHEA 濃度低於 60 mcg/dl，就屬於腎上腺疲勞的徵兆。如果你遵照本章所有的治療步驟，你的 DHEA 指數就會逐漸上升。你也可以遵照醫療人員的指示攝取 DHEA 補充品，因為你的血液指數每六個月需要檢查一次。在我的診所一開始正常的服用劑量為每日 25 毫克。

- 測量睪固酮濃度的血液檢測。在我的實驗室，女性總睪固酮濃度正常範圍為 5－45 ng/dl，男性為 200－800 ng/dl。我發現，男性和女性數值都在範圍內的前半段時，身體感覺最好。女性應該在醫師的指導下，攝取 DHEA 來增加睪固酮濃度、按照本章方式修復腎上腺，並在每日飲食中加入一至兩匙的亞麻籽粉。亞麻籽能阻斷一種酵素，這種酵素會將睪固酮轉化為雌激素，使得睪固酮的濃度降低。就男性而言，壓力管理和補充亞麻籽是第一步。如果在閱讀完本書並完成所有的步驟後，睪固酮濃度仍未提升，可以請醫師開處局部睪固酮霜或凝膠。

Chapter 7

壓力管理食譜

你的壓力源可能來自四面八方——情緒及生理的突發事件或情況，都會引發神經系統與腎上腺反應。食物方面的壓力源是來自過多的糖分與咖啡因且蛋白質不足的飲食。超過四小時未進食，也是飲食壓力的一種。如果你這種飲食型態已經超過一年，那麼就可能形成損害腎上腺與免疫系統的慢性壓力。你可以改變自己的飲食來維持腎上腺功能。

腎上腺的食療法如下：攝取大量蛋白質——尤其是用來製造腎上腺素的胺基酸「酪胺酸」，還有攝取健康的脂肪——因為皮質醇要由膽固醇製造（是的，你需要一些膽固醇），並且補充富含維生素 B$_5$ 和 B$_6$ 的食物，這些維生素 B 群對腎上腺十分有益。我們的料理長馬蒂・沃夫森為我開發了使用酪梨、杏仁等富含酪胺酸與好脂肪（包括 omega-3 和單元不飽和脂肪酸）食材的料理。本章提供的食譜蛋白質含量也很高，蛋白質能幫助你維持較長時間的飽足感，並在攝取後維持數小時的能量。蛋白質能讓你的血糖一整天都穩定，防止血糖震盪起伏，不容易感覺疲憊與煩躁。當你的血糖下降時，對身體會形成很大的壓力，因此請在一天之中定時攝取蛋白質，幫助穩定血糖並減緩腎上腺的壓力。以下食譜有些含雞肉和鮭魚，也有許多含絕佳的植物性蛋白質來源，如豆類、黃豆和藜麥。

食譜

- 青醬炒雞蛋
- 週末義式烘蛋
- 香辣黑豆藜麥沙拉

- 薑炒白菜
- 香檸羽衣甘藍酪梨沙拉
- 肉桂地瓜泥
- 蘑菇炒天貝
- 地中海鷹嘴豆佐甜椒醬
- 鱈魚佐煙花女醬（Puttanesca sauce，主成分為黑橄欖、番茄、鯷魚）
- 椰子雞佐杏仁檸檬醬
- 巧克力酪梨布丁

菜單一

早餐──青醬炒雞蛋

午餐──地中海鷹嘴豆佐甜椒醬

晚餐──椰子雞佐杏仁檸檬醬

　　　　肉桂地瓜泥

　　　　薑炒白菜

菜單二

早餐──週末義式烘蛋

午餐──蘑菇炒天貝

　　　　香辣黑豆藜麥沙拉

晚餐──鱈魚佐煙花女醬

　　　　香檸羽衣甘藍酪梨沙拉

〔青醬炒雞蛋〕

雞蛋是絕佳的蛋白質來源。蛋黃含有人體必需的礦物質和維生素，以及健康的脂肪。盡可能購買放養、有機或非籠飼雞蛋，因為它們的 omega-3 脂肪酸含量

最高，對腎上腺的健康有益。青醬能為一成不變的炒雞蛋添加顏色和營養，這道菜可以用時令蔬菜，包括羅勒、芝麻菜、羽衣甘藍或歐芹來製作。把青醬分成方便解凍使用的分量，存放在小容器或冰塊盒中，放進冷凍庫存放。

二人份

    4 顆雞蛋

    2 杯羅勒

    1/2 杯烤核桃

    1 大匙白色或黃色味噌醬*

    1/2 檸檬汁

    1 瓣蒜末

    鹽

    1/4－1/2 杯特級初榨橄欖油

1. 雞蛋打入碗中打勻備用。
2. 將羅勒、核桃、味噌、檸檬汁、大蒜和些許鹽放入食物調理機混合攪拌。調理機運作時，慢慢加入橄欖油，調整醬的濃稠度。加入鹽和檸檬汁調味。
3. 在不沾鍋內加入一大匙橄欖油，以中火燒熱，再將蛋液倒入鍋中，並加入一大匙青醬。
4. 混合青醬與雞蛋，持續在鍋中拌炒。
5. 至雞蛋炒熟後完成。

＊味噌可為這道菜增添如同帕馬森乳酪的香濃滋味。如果你不想吃黃豆製品，可以不用味噌，調味時再加少許鹽即可。

〔週末義式烘蛋〕

義式烘蛋（frittata）是介於煎蛋捲和鹹派之間的料理，它是一種在烤箱中完成的蛋捲，但沒有鹹派不健康的派皮。你可以為親友製作這道視覺與營養滿點、作法簡單的一道菜，它很適合做為週日的早午餐，或在家聚會時的餐點。加入的蔬菜不僅為這道烘蛋增添了色彩，更有助於肝臟解毒。我們在食譜裡用的是莙蓬菜，你也可以替換成自己喜歡的蔬菜，例如菠菜、花椰菜、羽衣甘藍，它們富含維生素 B、抗氧化劑和植物營養素，是腎上腺的良好營養來源。

八人份

5 大匙特級初榨橄欖油

1 顆中型洋蔥切薄片

2 杯蘑菇切片

2 杯莙蓬菜清洗去莖切段

8 顆雞蛋

1 杯帕瑪森乳酪或羊乳酪（可不用）

1/4 杯歐芹末

鹽

新鮮研磨黑胡椒

1. 烤箱預熱至 400 度。
2. 以中大火加熱 25－30 公分的大型不沾鍋，在鍋中加入兩大匙油。
3. 在鍋中均勻放入洋蔥，讓洋蔥顏色轉褐，約 7 分鐘。
4. 轉中火，讓洋蔥繼續焦糖化，翻動洋蔥讓水分釋出，約 8 分鐘。
5. 加入蘑菇拌炒直到水分收乾並熟透，約 5 分鐘。
6. 蘑菇快炒熟時，加入莙蓬菜略炒。把炒好的菜從鍋中盛出。
7. 把鍋子清洗乾淨，放回爐火上。加三大匙油。

8. 在大碗裡加一點水打蛋，倒入鍋中。加入適量的鹽和胡椒粉。

9. 把香草、乳酪和蔬菜加入蛋液中拌勻。

10. 然後把拌勻的蛋液和蔬菜倒入平煎鍋（skillet，可放入烤箱的煎鍋）中，再放至爐火上，轉小火。不要翻動，煮至混合物底部開始變硬，然後移至烤箱。

11. 烤約 10 分鐘直到頂部熟透。

〔香辣黑豆藜麥沙拉〕

有些食材是絕配，藜麥和豆類就是這種例子，這兩種食材富含大量蛋白質，難怪南美洲的人們數百年來都這麼搭配食用。這道沙拉有孜然、墨西哥辣椒、青檸的美味拉丁風味，是很棒的午餐沙拉或配菜。

四至六人份

1 杯藜麥

1 又 3/4 杯水

鹽

1 又 1/2 顆檸檬汁

1 小匙孜然

3 大匙橄欖油

1 又 1/2 杯煮熟黑豆

2 支青蔥切末

2 瓣大蒜末

1 個紅甜椒切丁

1/2 小黃瓜去皮去籽切丁

1 小支墨西哥辣椒切碎

2 大匙芫荽切碎

1. 用細篩網在冷水下沖洗藜麥。把洗好瀝乾的藜麥放入鍋中以中火煮 2 − 3 分鐘或至水收乾，藜麥聞起來有堅果香氣為止。我們有時候會用這種乾燒的技巧，在加水煮沸之前快速釋放堅果或種子的香味。

2. 加入水和適量鹽煮沸。

3. 蓋上鍋蓋，開小火，煮 15 分鐘，或直到水收乾。

4. 用叉子翻動藜麥，再放入中碗冷卻。

5. 將檸檬汁、孜然、油和鹽混合拌勻。

6. 把混合物倒在藜麥上，用叉子翻動。

7. 加入黑豆、蔥、大蒜、紅甜椒、小黃瓜、墨西哥辣椒、芫荽，再次拌勻。加入鹽和檸檬汁調味。

〔 薑炒白菜 〕

　　白菜是亞洲料理經常使用的食材，跟薑、無麩質醬油、麻油這些味道強烈的材料很配。白菜富含抗氧化物、維生素 C、維生素 B_6 等，對腎上腺健康有益的營養素。薑有助於消化與減緩發炎，對免疫系統的健康很有益處。

六人份

450 克白菜

2 大匙麻油

1 支紅蔥切末

2 大匙鮮薑末

1 大匙味淋

1 又 1/2 大匙香醋

1/2 顆檸檬汁

鹽

1/4 小匙麻油

1. 去除白菜根部丟棄。
2. 菜葉切半。
3. 將麻油放入中式炒鍋或大型平底鍋，以中火加熱，加入蔥薑翻炒 30 秒。
4. 加入白菜、味醂、香醋，拌炒約 3 分鐘，或直到菜葉軟化但白菜莖仍有清脆的口感。
5. 關火，加入檸檬汁、適量鹽與麻油。

〔香檸羽衣甘藍酪梨沙拉〕

羽衣甘藍近來躍升為廚房的寵兒是有道理的。羽衣甘藍富含鐵質，是營養密度最高的蔬菜之一，另外還富含 β － 胡蘿蔔素、維生素 K、維生素 C、鈣和植物營養素。對腎上腺來說，羽衣甘藍能提供大量的維生素 B_6，而對肝臟來說，羽衣甘藍提供了大量的抗氧化劑，有很好的強化解毒效果。你可以把這道沙拉想成有點類似像檸檬醃魚片（ceviche）沙拉，檸檬有助於軟化羽衣甘藍。這道沙拉的另一個很棒的優點：它可以放在冰箱裡保存至少五天，所以你可以一次做一大碗，吃一整個星期。

四至六人份

1－2 顆的檸檬汁（取決於羽衣甘藍的分量）

1/4 杯橄欖油

1/2 小匙鹽

1 把羽衣甘藍或恐龍羽衣甘藍（Tuscan kale）去莖，菜葉切段

1/4 杯胡蘿蔔去皮刨絲

1 顆酪梨切丁

1/4 杯葡萄乾（可不用）

1/4 杯烤葵花籽

1. 混合檸檬汁、橄欖油和鹽。
2. 倒入羽衣甘藍和胡蘿蔔，靜置至少一小時。
3. 加入葡萄乾、酪梨和葵花籽。
4. 製作好可以放入冰箱存放過夜。

〔肉桂地瓜泥〕

地瓜美味且有飽足感，可以用來取代高糖分、高碳水化合物的食材如馬鈴薯、玉米和和白米。地瓜是 β－胡蘿蔔素和鉀的良好來源，烤過之後能帶出自然的甜味。澄清奶油能為這道菜餚添加滑順的口感，且對於腸道有自然的療效。加上薑、肉桂、楓糖漿調味，全家大小一定都會喜歡這道美味的配菜。

六人份

900 公克地瓜去皮切丁

2 大匙特級初榨橄欖油

1/4 小匙肉桂粉

1/2 小匙薑粉或 1 茶匙新鮮現磨的薑末

鹽

新鮮研胡椒

1 小匙楓糖漿

1 大匙澄清奶油*

1/2 杯蔬菜高湯

現榨檸檬汁（可不用）

1. 預熱烤箱至約攝氏 190 度。

2. 鋪上烤盤紙。

3. 地瓜丁以油、肉桂、薑、1/2 小匙鹽、1/4 小匙胡椒拌勻，在烤盤上攤平。

4. 烤 25 − 30 分鐘直到地瓜軟嫩。

5. 烤地瓜的同時，在鍋內燒熱高湯。

6. 把地瓜放入食物調理機，然後加入楓糖漿、澄清奶油、高湯、少許鹽，打到滑順。

7. 可加入一點檸檬汁提味。

＊澄清奶油去除了牛奶蛋白，只留下對腸道有益的透明油脂。如果你對乳製品過敏，可以選用澄清奶油，因為澄清奶油沒有牛奶蛋白或糖分。請參考第三章末的食材採購清單來做為選購指南。

〔蘑菇炒天貝〕

這道菜是義式煎牛柳（scaloppine）的精緻素食版，帶有蒜、葡萄酒和蘑菇的鹹香。天貝（tempeh）＊是源自印尼一種發酵的大豆蛋白製品，吃起來比豆腐更有肉的質感，而且它是發酵製品，因此跟優格一樣富含益生菌。褐色蘑菇（cremini mushrooms）富含泛酸、維生素 B$_5$ 等，對腎上腺有益的重要維生素。

四人份

1 包天貝

1 顆蛋打散

1/4 杯無麩質麵包粉

1/4 杯杏仁粉

鹽

新鮮胡椒粉

1 大匙特級初榨橄欖油

1/2 杯蔬菜高湯

1/4 杯料理酒

1 杯褐色蘑菇切片

1 茶匙乾奧勒岡末

1 大匙澄清奶油

檸檬片

2 大匙歐芹末

1. 在中型鍋中放入蒸籠，鍋底部放入適量的水但不要碰到蒸籠。把天貝放入蒸籠中，蓋上鍋蓋，水煮沸。蒸約 10 分鐘。

2. 從鍋中取出天貝，靜置冷卻。

3. 在天貝冷卻的同時，打蛋備妥。把麵包粉、杏仁粉和適量的鹽和胡椒粉在盤中拌勻。

4. 把天貝橫切為約 6 公釐厚的片狀。

5. 把天貝放入蛋液中，沾取麵包粉混合物，均勻沾裹兩面，輕輕抖掉多餘的粉末。

6. 以中大火加熱中型平底鍋。

7. 把天貝放入炒鍋中煎約 3 – 4 分鐘，或直到雙面呈金色。

8. 把天貝取出備用。洗淨炒鍋，然後加入高湯和葡萄酒，以中大火煨煮。

9. 加入蘑菇，一小撮鹽和奧勒岡末。

10. 煨煮約 10 分鐘或直到醬汁變濃稠。

11. 醬汁變稠後，放入澄清奶油攪拌。

12. 加入鹽和檸檬汁調味。

13. 炒鍋中加入天貝和歐芹，約煮 1 分鐘。

*如果你想避免黃豆製品，可以用無骨雞胸肉來取代天貝。拍打雞肉至約 3 公分的厚度。跳過步驟 1 和 2，其他步驟則維持相同。

〔地中海鷹嘴豆佐甜椒醬〕

鷹嘴豆是蛋白質、硫胺素（thiamin，又稱維生素 B_1）和維生素 B_6 的最佳來源，這兩種維生素 B 是把食物轉化為能量的必需維生素。鷹嘴豆加上抗發炎的香料（孜然和辣椒粉）、烤紅椒和中東芝麻醬所製成的滑順辣醬，都能給健康帶來好處，醬汁中富含的鋅對於免疫系統更是重要的營養素。自己煮的鷹嘴豆營養價值最高，因為罐頭鷹嘴豆會流失部分營養。

六人份

2 又 1/2 杯煮熟的鷹嘴豆

4 大匙特級初榨橄欖油

1/2 杯洋蔥末

1/2 杯芹菜末

2 大匙無麩質麵粉

2 大匙歐芹末

1 小匙辣椒粉

1/4 小匙黃芥末粉

少許紅辣椒片

1 小匙鹽

1 小匙孜然粉

紅甜椒醬（請參考以下食譜）

1/2 杯烤過去皮杏仁裝飾用

1. 把鷹嘴豆放入金屬刀片的食物調理機中，打成粉末。
2. 在炒鍋中以中火加熱兩大匙橄欖油。加入洋蔥、芹菜炒至變軟，約 5 分鐘。
3. 把鷹嘴豆放入大碗中，加入炒過的蔬菜、麵粉、歐芹、辣椒粉、黃芥末、紅辣

椒片、鹽和孜然。

4. 如果混合物看起來太乾、容易散開、沒有黏性，就加入一點水。

5. 用雙手把混合物捏成直徑約 7.5 公分、厚 2.5 公分的六個餅。

6. 在炒鍋中以中火加熱兩大匙橄欖油，放入餅煎至呈金褐色，一面約 4 分鐘。

7. 上菜時把 1/2 杯紅甜椒醬倒入盤中，在中心位置放上一塊溫熱的鷹嘴豆排，撒上去皮杏仁。

〔甜椒醬〕

約一杯

2 個烤紅甜椒

2 大匙中東芝麻醬（請視你的芝麻醬黏稠度調整分量）

一小撮鹽

1 小瓣大蒜末

一小撮紅辣椒

1/2 顆檸檬汁

1 大匙歐芹

1/4 小匙孜然粉

1. 把所有食材放入調理機，攪拌至濃稠滑順。

2. 如果你所用的芝麻醬較濃稠，可能需要加入少許水或橄欖油來調成想要的濃稠度。

〔鱈魚佐煙花女醬〕

煙花女醬是任何人、任何時候都能做成的醬汁，能讓你完成一道細緻而美味的佳餚。這種醬汁可以把清淡而富含 omega-3 的鱈魚，提升到另一個層次。在某個溫暖的春日員工會議後，我的團隊非常享受這道清爽的料理。如果跟香檸羽衣甘藍酪梨沙拉搭配，就是完整的一餐。

四人份

約 450 克鱈魚片

鹽

新鮮現磨胡椒

2 大匙特級初榨橄欖油

1/2 顆中型洋蔥切片

3 瓣大蒜末

1/4 杯去籽卡拉瑪塔橄欖（kalamata olives）

1 大匙酸豆

1/3 杯干白葡萄酒

14 盎司義大利梅漬番茄罐頭半瀝乾

1 大匙切碎的新鮮歐芹

1. 烤箱預熱至約攝氏 190 度。
2. 鱈魚片兩側抹上鹽和胡椒，置於抹過少許油的烤盤紙上。
3. 放在烤箱中烤 10 – 12 分鐘，或直到魚可以穿透。烘烤時間依魚排的厚度而異。魚烤好後從烤箱取出保溫。
4. 在烤魚的同時，以中大火加熱大型平底鍋，加入洋蔥炒約 3 – 5 分鐘，直到洋蔥變半透明。

5. 加入切碎的大蒜繼續炒，直到變軟並產生香味。

6. 加入橄欖和酸豆再炒 2 分鐘，直到熟透。

7. 加入葡萄酒、番茄、歐芹，轉大火並燒熱至沸騰。煮約 4－5 分鐘，煮時把番茄搗碎，直到醬汁變稠，多餘的水分收乾。

8. 試味道，需要時調整調味。

9. 把魚放在盤上，淋上醬汁。把剩餘的醬汁放入碗中，跟魚排一起食用。

〔 椰子雞佐杏仁檸檬醬 〕

椰子雞佐杏仁檸檬醬是絕佳的蛋白質來源，也是有助於保養腎上腺的飲食。請盡量使用有機自由放養雞肉，因為一般雞肉中的荷爾蒙和抗生素可能對已疲勞的腎上腺形成更大壓力。濕潤的雞柳沾上椰子粉和無麩質麵包粉後，吃起來口感酥脆。如果你找不到無麩質的麵包粉，可用無麩質麵包或餅乾來自製麵包粉。

四至六人份

1/2 杯杏仁粉

1/2 杯無糖椰子粉

1/2 杯無麩質麵包粉

1/2 小匙鹽

1/4 小匙胡椒

1 顆雞蛋

450 克雞柳

杏仁檸檬醬（食譜於下）

1. 烤箱預熱至約攝氏 204 度。

2. 取碗倒入杏仁粉、椰子粉、麵包粉、鹽、胡椒混合。

3. 在另一個碗中打蛋。

4. 讓雞柳裹勻蛋液，接著沾取杏仁粉混合物，抖掉多餘的粉末。

5. 把雞柳放在烤盤紙上烤約 20 分鐘或烤至雞肉已熟、外皮酥脆為止。烘烤時間
   視雞柳厚度而定。

6. 搭配杏仁檸檬醬食用。

〔杏仁檸檬醬〕

　　杏仁檸檬醬是一種美味的沾醬，富含酪胺酸，有助於腎上腺素和甲狀腺素的
分泌。我十六歲的兒子覺得這種醬味道很像千島醬，這是我好一段時間以來聽到
最棒的讚美！（如果你家有青少年，你應該明白我的意思。）他對這道椰子雞百
吃不膩。

一杯份

　　1/4 杯杏仁醬

　　1/2 杯檸檬汁

　　1/2 大匙楓糖漿

　　1/2 小匙烤芝麻油

　　1/2 大匙香醋

　　少許紅辣椒片

　　2 大匙水

1. 把所有材料放進攪拌機中，混合至滑順濃稠。

2. 必要時加水調整杏仁醬的濃稠度。

〔巧克力酪梨布丁〕

記得有個廣告是這麼說的：我不相信這不是真的奶油！這道巧克力酪梨布丁也會讓品嚐的人驚呼：我不敢相信這是酪梨做的！酪梨賦予這道生布丁平滑鬆軟的口感，而且富含健康脂肪與酪胺酸，對於荷爾蒙調節、新陳代謝與記憶力的維持有重要的作用。最棒的一點是，這道甜點口感豐富又有飽足感，所以你不用吃太多就能滿足想吃甜的欲望。

四人份

1/2 顆中型熟透的酪梨

3 大匙無糖可可粉

1 大匙蜂蜜

少許鹽

2 又 1/2 大匙椰奶或杏仁奶

1/2 杯新鮮覆盆子（可不用）

1. 把覆盆子以外的所有成分攪拌均勻，直到滑順濃稠。
2. 放進冰箱至少一小時，食用時再加入覆盆子即可。

PART 3

打造健康的腸道

在花苞中保持緊繃的風險,比花兒綻放的風險更痛苦的那一天總算來臨了。

——美國作家阿娜伊絲・寧(Anaïs Nin)

Chapter 8

打造健康的腸道

你可能聽過甚至說過「相信自己的直覺」（trust your gut）這樣的話，或者說對某生活情境有一種「直覺」（gut feeling），或產生「直覺反應」（gut reaction，或說本能反應）。gut 是指你內心深處的本能感覺或直覺，但 gut 這個字在俚語中也指整個消化道，包括你的胃、小腸和大腸。腸道確實是身體的核心，對人的健康有關鍵作用，正如「直覺」在你的本能中也有核心作用一樣。但是在詳細說明腸道及其對你健康狀況的影響之前，請先讓我說明腸道與免疫系統的重要關聯性。

腸道與免疫系統的關聯性

每一天，你的身體都暴露在可能導致感染或疾病的物質中，例如病毒、細菌、黴菌、寄生蟲和食物中的外來蛋白質。這些外來物通常經由口鼻進入體內。腸道中免疫系統是身體的第一道防線，它的任務是清除這些壞東西，並留下滋養身體、維持身體健康的好東西。另外，免疫系統也負責修復由這些異物引起的損害，並且修復它們在體內所引起的發炎或感染等反應。

為了執行這些重要任務，免疫系統又分為兩個系統。這兩個系統每天都負責保護你不受進入體內的侵略者傷害。第一個系統稱為 **先天免疫系統**（innate immune system），這是身體防禦的第一道防線。這些細胞總是保持警覺、準備採取行動，它們不需要啟動或準備的時間。第一道防線中有一種類型的細胞稱為抗原呈現細胞（antigen presenting cells）。這個名稱是怎麼來的呢？抗原是指細菌、酵母菌、寄生蟲、病毒等，被抗原呈現細胞認為是外來物的物質。為了單純一點，我常稱壞細菌、酵母菌、寄生蟲、病毒為「入侵者」或「外來物」。樹突細

胞是以腸道為家的重要抗原呈現細胞，它們大量居住在腸道黏膜表面，在那裡埋伏等待。它們的細胞表面布滿了天線般的接受器，準備接觸並對任何外來物做出反應。如果樹突細胞碰到外來物，它們的工作就是傳達訊息給免疫系統的第二道防線。如你所見，免疫系統防線最重要的兩個作用，就是分辨什麼是外來物，然後藉由通知免疫系統的其他細胞，發出警報。

第二道防線的細胞群正式名稱為**適應性免疫系統**（adaptive immune system，又稱為後天免疫系統），因為它們是因應警報的細胞。樹突細胞在腸道中發出警報並啟動你的免疫細胞（更正式的名稱為淋巴球），包括 T 細胞和 B 細胞。兩群免疫細胞都存活在腸道內及腸道黏膜下。雖然樹突狀細胞會立即做出反應，但淋巴球需要花費數小時至數天的時間，以動員製造更多的殺手細胞或製造更多抗體來攻擊外來物。

當這個過程順利進行時，樹突狀細胞和 T 細胞之間會傳送訊息和訊號，保持免疫系統平衡。免疫系統的工作完成時，調控型 T 細胞將協助關閉警報。舉例來說，假設昨晚你吃的食物中帶有沙門氏菌，身體正常運作的情況下，你的樹突細胞將辨認出沙門氏菌這個外來物，並對 T 細胞和 B 細胞發出警報，接著攻擊這種細菌，把它們清除。但如果調控型 T 細胞並未正常運作，那麼殺手細胞與（或）產生抗體的細胞可能陷於超速運轉，並且對哪些是外來物產生混淆。這種混淆可能造成免疫系統疾病。本書所有的治療階段，目標都是平衡你的殺手細胞與產生抗體的細胞，而為了達成這個目標，我們必須專注修復調控型 T 細胞的功能。

所以，現在你可以看到消化系統對免疫系統有多大的影響。**事實上，人體有 70% 的免疫系統位於腸道**。是的，你沒看錯：70%。這個數字乍聽之下很令人吃驚，但如果你仔細想，其實很有道理。畢竟，你每天都經由嘴巴把外面世界的物質帶入體內，所以你的第一道防線**必須**在腸道。正因為免疫系統大多位於腸道，所以保持腸胃系統的健康和平衡非常關鍵。這也是為什麼在功能醫學中，當我們觀察任何慢性疾病時，首先看的都是腸道。當免疫細胞被啟動時，會釋放出許多發炎分子在體內流動，並在關節、手部、血管、大腦等各處造成發炎。所有的慢

性病根源都是發炎，因此腸道應該是我們最先著手的地方。

> 消化系統內的免疫系統，稱為腸道相關淋巴組織（gut-associated lymphoid tissue，簡稱為 GALT），這是你體內新的免疫細胞不斷生長並成熟的其中一處。現在許多研究的重點，都是了解什麼因素會影響 T 細胞在腸道相關淋巴組織中成熟，因為這些細胞失衡是所有自體免疫疾病的潛藏問題。[1]

腸道菌的角色

在腸道中生長的好菌，對於腸道 T 細胞的功能影響最重要。除了免疫細胞以外，腸道還是七十兆至上百兆各類益菌的居所。雖然「細菌」一詞通常帶有負面的涵義，但菌群是人體自然的一部分，對於身體許多功能都很重要。你可能聽過一些益菌的名字，例如嗜酸乳桿菌（lactobacillus acidophilus）和雙叉桿菌（bifidobacteria，俗稱比菲德氏菌），因為近年來它們被用在優格和益生菌補充品等產品上，並大量銷售。專家正在研究這些不同品種益菌之間的差異，以及每一種益菌的重要性。但本書的目的是廣泛討論益菌（而非區分各種益菌），並詳細說明它們對人體健康的益處，尤其是針對免疫系統的發展與維護。

正如我所說，自體免疫疾病現在大為盛行。**一般相信，腸道菌群失衡是自體免疫問題的關鍵原因，如果你已被診斷出患有自體免疫疾病，菌群失衡會讓症狀與抗體惡化。**[2,3,4,5] 我們的腸道菌群是如何失衡的呢？清潔理論假說（hygiene hypothesis，亦稱衛生假說）認為，人類一直以抗生素、抗菌紙巾、清潔劑、手部消毒劑等產品來對抗細菌，對環境過度消毒。[6] 現代的孩子生活在混凝土叢林中，而非像數代之前大部分孩子那樣，生活在泥土和草木之間。因此，現代的孩子不會接觸到一天到晚在外面玩所可能接觸到的細菌、寄生蟲和黴菌。由於城市生活和我們的抗菌文化使然，現代孩子生活的世界太過乾淨，沒有足夠可以抵抗的細菌，導致身體的免疫系統難以正常發展。畢竟，年幼的時候接觸到細菌，免疫細胞才能學會什麼是壞東西、什麼不是。如此一來年紀漸長時，免疫系統才會記得

並辨別危險的細菌,並且對它們做出反應。接觸細菌也能帶進許多好菌,腸道免疫系統必須學會如何與體內上兆的菌群共存,而不是去攻擊它們。人體學習好菌與壞菌之間的差別,稱為耐受性(tolerance),耐受性在我們很小的時候就開始發展。耐受性很重要,因為如果沒有適當發展,人體的免疫細胞就會產生混亂,並且過度反應,而攻擊自體的好菌和組織,這就是自體免疫疾病發生的狀況。

人甫出生時身體是完全無菌的狀態,意思是皮膚、肺部和腸道都沒有任何細菌。嬰兒通過母親的產道之後接觸到外界的細菌,此時腸道才開始跟超過一千種益菌菌株形成和諧而有益的關係。重點在於,人出生後需要接觸許多未來將生活在體內的細菌。事實上,清潔理論假說最近又被重新稱為「老朋友假說」(old friends hypothesis),這裡的老朋友指的就是腸道益菌。最普遍被用來恢復腸道菌群平衡的方法,是使用藥草製品與益生菌(益菌補充品),我們將在下一章〈腸道完全治療指南〉中介紹這些產品,現在我們要先了解腸道的狀態,以及住在那裡或應該住在那裡的細菌,為什麼對於強健的免疫系統與良好的整體健康狀況如此關鍵的原因。

想要有健康的免疫系統,人體與消化道中的益菌必須有良好的關係。雖然許多證據顯示其他因素如毒物、壓力、感染與食物,都是自體免疫疾病的誘發因子,但過去數十年來自體免疫疾病的盛行顯示,人體內部產生了變化。其中一種變化為益菌的平衡狀態。無論是幼年形成的益菌失衡,或是長大後使用過多抗生素、制酸劑、飲酒過量、壓力過大導致菌群失衡,我們現在的當務之急是找出此時能恢復腸道平衡的辦法。治療過程中很重要的一環,是確保體內有充足的益菌。首先,我們來認識一下這些益菌在體內實際所做的事。

健康的菌群與免疫系統

針對生活在腸道中的細菌如何生長發育,以及如何幫助免疫系統正常運作的相關研究不在少數。如同前面所說,腸道菌群似乎在嬰幼兒早期對於協助免疫細胞正常發育且維持良好平衡,有重大影響。益菌也會幫助免疫系統學習辨別自體

組織和外來物之間的差別。因此，免疫細胞會對這些益菌發展出耐受性，而非試圖去消滅它們。

　　益菌是影響身體第一與第二道防線中免疫細胞關係的要角。正如我們在〈認識壓力的影響〉中所提到的，益菌的改變可能對人體的輔助型 T 細胞產生重大影響，加速免疫系統對外來物的反應。然而，這些細胞可能會陷入超速運轉的狀態，讓免疫反應持續不停地發生。有時候它們會不停製造更多殺手細胞（正如同我們先前描述過的，這稱為 Th1 優勢〔Th1 dominance〕），有時則會製造更多的 B 細胞和抗體（這稱為 Th2 優勢〔Th2 dominance〕）。益菌有助於調節這種平衡，並可輔助調控型 T 細胞運作得更好。這些細胞全都平衡運作，是最理想的情況。

　　益菌可以刺激保護型抗體免疫球蛋白 A 產生，它是腸道主要的防衛武器之一，是免疫系統製造來對抗外來物質的化合物（判斷腸道免疫系統是否正常運作的其中一種方式，就是檢測血液、糞便和唾液中免疫球蛋白 A 的濃度，由此可見這種抗體的重要性）。

　　益菌會產生短鏈脂肪酸，這種脂肪酸能提供消化道黏膜細胞營養，並強化細胞，保持細胞健康。益菌也協助形成腸道黏膜組織，形成保護障壁，使你進食的時候，攝取的食物和外來物質只留在腸道中，不會跑到身體的其他部位去。形成這道障壁不是件小工程──腸道打開攤平的表面積大過一個網球場。益菌與你的免疫細胞相互作用，提供你直接的保護，讓你避免有害的感染，並且維持腸道障壁的功能，讓不受歡迎的外來蛋白質和感染因子無法滲入血液中。如果這個障壁的功能受損，你就可能產生所謂的腸漏症，這種疾病可能進一步導致自體免疫疾病（詳見後文討論）。

　　我們常透過所吃的食物與呼吸的空氣，接觸到清潔劑、農藥、添加劑等的毒物。人體的益菌可以幫助我們啟動代謝這些毒物的過程，也就是改變它們的形態，降低它們對人體的危害。益菌還能產生促進消化的酵素，協助人體分解小麥、大麥、斯佩爾特小麥和卡姆麥的蛋白質麩質。正如我們在第二章〈食物是最好的藥物〉中所說的，麩質是一種毒性很強的蛋白質，常導致過敏反應或其他免

腸道沒有充足的益菌時，你會有什麼感覺？以下為可能症狀：
- 便祕
- 腹瀉
- 排氣
- 進食後脹氣
- 腹部絞痛或不適
- 上胃部問題如胃食道逆流和消化不良

修復菌群失衡問題不僅能緩解這些腸道症狀，更可治療你的免疫系統。我們將在下一章〈腸道完全治療指南〉中，討論如何做到這一點。

疫反應，對自體免疫疾病患者而言是個大問題。適當地消化與分解麩質，可降低攝取麩質時免疫系統產生反應的機會。**因缺乏腸道益菌導致的消化不良和腸漏症，極可能是一些人吃麩質產生問題的原因。**最後，益菌也能幫助人體處理維生素 B_{12} 和維生素 K 等維生素，使這些營養素可以被人體吸收利用地更好。**最重要的是，腸道中有充足的益菌可以減少過敏和自體免疫疾病發生的機會。**恢復並平衡腸道菌群，有可能治療並逆轉這些疾病（詳見後文討論）。

腹部失去平衡

在我們討論如何治癒你的腸道之前，讓我們先看腸道所有可能出問題並傷害免疫系統的狀況。從最上方的胃部開始。

你的消化能力

我喜歡把整個消化道比喻成一條河流，胃在這條河的頂端，因此對於下游益菌的平衡，以及隨之而來的免疫系統健康，有著相當重大的影響。胃會將胃裡的食物排空讓它進入小腸，接著轉往大腸，最後排出體外。當這條河流開始流動時，胃會分泌胃酸和胃蛋白酵素消化蛋白質。胃還會分泌傳導物質告訴胰臟和膽囊分泌酵素和膽汁，以繼續進行消化過程。如果沒有充足的胃酸和酵素，食物無

法正常分解，就會長時間留在胃裡。這種消化不良的情形，可能引起胃食道逆流或胃灼熱。

胃酸的重要性

提到胃灼熱，我們得先談另一個重點，也就是胃中所含的胃酸。如果你回想中學時代的化學，你可能還記得 pH 值是衡量酸鹼值的一種數值。pH 值範圍從 0 到 14，小於 7.0 為酸性，大過 7.0 為鹼性，7.0 為中性。許多人服用制酸劑來降低胃酸，但基於幾個重要原因，胃酸需要 pH 值 1.5 的強酸。首先，pH 值 1.5 可以殺死任何你可能吃進肚子裡的病毒和細菌，以防止不必要的感染進入體內為免疫系統帶來壓力（你可以把胃酸想成是你個人的食物殺菌劑）。酸性 pH 值有助於胃中的食物迅速消化，然後往前移動，而非往後流回食道。益菌非常耐酸，有害人體的菌群與酵母菌則不耐強酸，所以酸性 pH 值有助於下游地區的小腸維持細菌平衡，保持對益菌有利的環境。

正常的胃酸 pH 值，對消化吸收許多維生素和礦物質是必要的，這點非常重要，因為缺乏某些維生素會引發一連串的健康問題。例如，缺乏維生素 B_{12} 可能損害人體製造紅血球細胞的能力，而人體需要紅血球把氧氣送到各身體組織，因此缺乏紅血球可能造成貧血，令人感覺非常疲勞。缺乏鈣和鎂，則可能導致骨質疏鬆症，使骨骼變得多孔且增加骨折的風險。事實上，許多研究認為制酸劑與骨折風險的增加有關係，因為鹼性 pH 值會使鈣和鎂等礦物質的吸收變差。也對吸收其他礦物質，如對免疫系統十分重要的鋅產生影響。胃酸不夠酸，會嚴重影響蛋白質的消化。蛋白質是提供身體胺基酸，形成新組織——尤其是免疫細胞的關鍵。為了要有健康免疫系統所需的充足胺基酸，你需要攝取足夠的蛋白質，你也需要正常消化蛋白質，好讓蛋白質被身體吸收。胃酸有助於活化消化酵素，讓吸收消化順利進行。食物離開胃之後，會進入小腸上部的十二指腸，胰臟的消化酵素和膽汁會在這個區域跟食物混合、進一步消化蛋白質、碳水化合物和脂肪。這些消化酵素需要在低 pH 值的環境下才能正常運作。如果你的胃酸或消化酵素無

法達到最佳功能，不能完成它們的工作，那麼部分未消化的食物會往下進入腸道。這些顆粒朝自己不該去的地方前進，會帶來腸漏症的問題（我們稍後會詳加討論），並增加食物敏感症和自體免疫反應的風險。事實上，研究顯示，服用制酸劑和氫離子幫浦抑制劑（proton pump inhibitor, PPI）的人，食物敏感症的風險會增加。

現在你明白為什麼許多人認為能幫助胃部的制酸劑，實際上卻有反效果且會傷害免疫系統的原因了。[7] 所以，如果你經常服用制酸劑，我們必須讓你擺脫這種藥物，但你不用擔心，你不必在胃灼熱和正常胃酸 pH 值之間做選擇，治療胃灼熱有其他更好的方法。

一般所說的胃灼熱是由於胃黏膜損傷，這讓胃對胃裡**原本的**胃酸量敏感與不適。正如前文所說，這種酸性環境是正常的，受損的胃黏膜才不正常。很多因素可能導致胃黏膜受損，包括壓力、酒精、引起胃發炎的幽門螺旋桿菌（H. pylori）、阿斯匹靈和其他藥物。一旦胃黏膜受損，你就會對你胃中正常存在的胃酸有感覺，但如果你的胃黏膜夠強壯、厚實且健康，你並不會感覺到胃酸的存在。因為胃酸非常重要，所以重點不是解決胃酸，而是治療胃黏膜——我們將在下一章討論這件事。

令人驚訝的是，許多胃食道逆流或胃灼熱的患者，實際上胃酸過少（hypochlorhydria）。胃酸是由胃部的特殊細胞「壁細胞」（parietal cells）所製造。如果你的胃壁不斷受到刺激，這些細胞就可能受損並且使得胃酸製造不足，你也可能因此產生這些胃細胞的抗體，這是一種相當常見的自體免疫性胃炎，約有 2% 的人口患有這類疾病，在自體免疫疾病患者中更為常見。比利時安特衛普大學（University of Antwerp）研究人員發現，第一型糖尿病和自體免疫甲狀腺疾病患者罹患自體免疫性胃炎的機率，高於非患者的三至五倍。胃酸過少也可能由於感染幽門螺旋桿菌，或因為年紀大（胃酸會隨年齡增長而減少）以及慢性壓力相關胃炎引起。[8] 但無論原因為何，胃酸過少都跟許多自體免疫疾病有關，包括愛迪生氏病、紅斑性狼瘡、重症肌無力、乳糜瀉、疱疹樣皮炎（dermatitis herpetiformis）、

葛瑞夫茲氏病、惡性貧血、類風濕性關節炎、修格蘭氏症候群、白斑症等。

　　我以一個病患為例。琳達，一名四十歲的非裔美籍女性患者，她被診斷出罹患修格蘭氏症候群後四年來找我。修格蘭氏症候群是一種自體免疫疾病，抗體會攻擊並損壞唾液腺和淚管。琳達就是典型的患者，有常見的口腔和眼睛乾燥，以及關節疼痛的問題（多數患者都有某種發炎症狀，通常是關節炎或肌肉壓痛）。琳達表示自己長久以來，可能從二十幾歲開始，就一直有便祕和腹痛的狀況。她還有長期咳嗽和胃食道逆流的現象，她記得是從五年前阿姨過世那陣子開始的。她來找我看診的十二個月之前，內視鏡檢查顯示她的胃部有慢性胃黏膜受損和發炎的現象。醫師開了氫離子幫浦抑制劑（PPI）給她，這種藥主要用於減少胃酸的量，常用以治療胃食道逆流和胃灼熱。不過，琳達不想一直使用這種藥物，因為她擔心增加骨質疏鬆症和骨折的風險，因為如同我先前所說的，許多研究都認為PPI會提高骨折的風險。她想停藥的另一個原因，是因為長期而惱人的咳嗽揮之不去，這是該藥物可能的副作用之一。於是，她來找我協助解決她的消化問題。

　　我做的第一件事，是請琳達進行第三章所討論的排除飲食，請她先戒除麩質、乳製品、黃豆和玉米三週。結果她過去四年來的關節疼痛幾乎馬上消失了，這是很典型的結果（本章稍後討論腸漏症時，我會解釋你所攝取的某些食物如何引發關節發炎）。然而，我們需要進一步治療，因為糞便檢驗顯示她腸道中的酵母菌和壞菌過度生長並缺乏好菌（糞便檢驗是把糞便樣本送至實驗室進行分析）。我以藥草補充品如黃連素（berberine）、奧勒岡葉（oregano），和有助於平衡腸道菌群的活體益生菌來治療琳達的腸道，結果她腹痛和便祕的狀況不藥而癒。

　　不過，琳達仍然有胃食道逆流的症狀，雖然她沒有修格蘭氏症候群的眼睛乾燥和口乾症狀，但是驗血結果顯示，她的抗體指數仍然很高。所以，我決定把重點放在治療她的胃部和消化能力，並為她的療程增加其他兩種補充品。一種是消化酶（digestive enzyme，消化酵素），另一種是鹽酸甜菜鹼（betaine hydrochloride），這是一種藥物形式的胃酸。她服用這些補充品兩週後，過去五年的胃食道逆流症狀終於消失。加強她的胃酸 pH 值到接近 1.5 後，活化了消化酵素

的分泌，琳達終於能好好消化她所吃的食物了。酵素和加強胃酸的方法奏效的事實顯示，琳達的胃食道逆流是因為消化不良、胃酸分泌不足，以及壓力引起的慢性胃黏膜發炎所導致。

請注意，你當然也可以透過攝取食物——例如蘋果醋和醃漬梅子，而不是服用補充品來增加消化酵素和胃酸。你可以在本書第九章〈腸道完全治療指南〉中，認識更多這類食物。

初診的六個月後，琳達再次接受一開始的檢測，結果顯示她已沒有修格蘭氏症候群的症狀，抗體指數也恢復正常。以她的狀況來說，改變她健康狀態（並隨之改變其生活）的關鍵，就是腸道！對你來說也可能是如此，因為這對自體免疫疾病患者來說是很常見的情形，這就是為什麼你的**免疫系統全方位復原計畫**中這部分如此重要的原因。

腸道菌群的生態失衡

當腸道中健康的細菌太少時，就會發生腸道菌群生態失衡（dysbiosis）的狀況。有時腸道中有害的細菌、酵母菌或寄生蟲過度生長，會使得腸道菌群的生態失衡狀況更為嚴重。腸道菌群的生態失衡如果嚴重，可能引起大量腸道症狀，正如前文曾提到的，許多人會被診斷為腸躁症，因為他們有慢性便祕、腹瀉、排氣、脹氣、腹部抽筋或噁心的症狀，有時不管吃任何食物都會感覺不適。除了消化系統症狀以外，你腸道菌群的改變，對你免疫系統的第一和第二道防線都有重大影響，因此菌群失衡被認為與自體免疫疾病有關並不意外。

美國亞利桑那大學醫學院研究人員最近回顧關於此主題的文獻，發現腸道菌群的生態失衡對類風濕性關節炎的影響，並在動物研究中發現與多發性硬化症的關聯。因為我們才剛開始理解這種關聯性，所以這個領域的相關研究應該會在未來幾年大量出現。

腸道菌群的生態失衡有五種型態，不幸的是，你可能同時有一種以上的型態。

腸道菌群生態失衡的第一種型態，也是最輕微的型態，是**缺乏好菌**。這種型

態是缺乏平衡腸道所需的益菌。

第二種型態是**小腸細菌過度生長**（small intestinal bacterial overgrowth, SIBO），發生的部位在小腸上部，是因為結腸的細菌在錯誤的地方生長所造成。這類患者也可能產生胃灼熱和胃食道逆流等胃部症狀。

第三種型態是**免疫抑制型腸道菌群生態失衡**（immunosuppressive dysbiosis）。這種情形是來自壞菌、酵母菌和寄生蟲的毒物，降低了好菌的比例，並且弱化或分解腸道黏膜，造成腸漏症。許多人都因為體內的酵母菌過度生長，因而產生了這種型態的腸道菌群生態失衡，琳達也是這種情形。我從她的糞便檢驗結果發現這一點。雖然糞便檢驗很有幫助，但你不需要糞便檢驗也能做出自我診斷。我將在下一章介紹如何進行自我評估。這種菌群失衡型態患者通常對許多不同食物都有敏感，感覺疲累浮腫，進食後不容易集中精神，甚至隔天仍是如此。

第四種型態是**發炎性腸道菌群生態失衡**（inflammatory dysbiosis），亦即身體對好菌失衡產生激烈的反應。這種型態的身體症狀包括肌肉和關節疼痛，以及多屁和腹脹等消化道症狀。自體免疫疾病患者經常屬於這種型態。

最後一種型態是**寄生蟲感染**。寄生蟲可能感染消化道，對益菌群造成壓力。寄生蟲常引起腹瀉、痙攣和脹氣等症狀，但它們也可能很「安靜」，未造成明顯的腸道問題，但卻導致原因不明的蕁麻疹，或過去不曾有過的食物或環境過敏。診斷寄生蟲唯一的方法，是進行糞便檢驗。

除了第一種型態的腸道菌群生態失衡以外，其他所有型態都需要處理壞菌、酵母菌或寄生蟲的問題。這些可以被視為是例行醫學檢查或處置無法檢測的感染。原因可能包括：過度使用抗生素和制酸劑（如減少胃酸產生的 PPI 藥物）、腸胃感染、腸胃手術、未消化的食物在腸道作怪的慢性消化問題、慢性便祕、典型美式飲食（缺乏益菌繁殖和維持健康所需的纖維質）、攝取身體免疫系統會產生不良反應的食物等。麩質是其中一個很好的例子，它會造成身體許多不同的反應，其中一種就是我們曾在第二章討論到的乳糜瀉。慢性壓力也可能減少腸道中好菌的數量，導致腸道菌群生態失衡。[9]

值得注意的重點是，即使是腸道內產生小規模的破壞事件，例如針對鼻炎的短期抗生素治療，也可能導致嚴重或慢性的問題，如酵母菌或小腸細菌過度生長。但話說回來，治療方式若是經過仔細評估，有時候一些相對很小的改變，健康的腸道平衡是可以恢復的。舉例來說，只要每天攝取充足的益生菌，就可以使好菌產生重大變化，最終減緩過敏反應或其他可能的症狀。

腸道菌群生態失衡可能引發或促成自體免疫疾病，因為缺乏健康的菌群和受壞菌影響，會導致免疫系統失常。腸道菌群生態失衡也可能造成腸漏症——我們稍後會單獨討論這個問題。我的見解是，確認你是否有腸道菌群生態失衡的狀況，並予以治療，是我看診及本書分享的治療計畫中很重要的一步。研究顯示，讓腸道恢復健康的好菌生態，有助於提高免疫功能。恢復好菌平衡幾乎對每個人的健康都有立竿見影的效果，而且每次的效果都讓我感到又驚又喜。[10,11,12]

什麼是腸漏症？

前文已數度提到腸漏症，現在讓我來詳細解釋一下這個疾病。正常來說，腸道黏膜細胞彼此是緊密排列在一起的，它會形成難以穿透的保護障壁。這層細胞構造的頂部是一層黏膜，這層黏膜是重要的障壁。它的作用是調節穿越腸道至身體其他部位的所有物質。這層障壁連同你腸道中的免疫細胞，共同控制免疫系統如何對外來物質產生反應。當障壁薄弱或受損時，你就會出現腸漏症。你可以把這道障壁想像成由腸細胞組成的磚牆，細胞間的緊密連結就是把磚塊糊在一起的「灰泥」。當「灰泥」出現問題的時候，細胞之間會出現裂縫，使食物顆粒和細菌滲漏到血液中（因此稱為「腸漏症」）。美國馬里蘭大學醫學院的研究人員最近辨識出一種稱為解連蛋白（zonulin）的分子，這種分子是腸道障壁「灰泥」的一部分。他們發現解連蛋白受損時，會引發腸漏症。[13]

腸漏症會讓位於腸道黏膜下方的免疫系統「看到」腸道內所有的物質，如食物蛋白質、好菌、壞菌、酵母菌和寄生蟲等。如果這是慢性的狀況，也就是這種情形已持續數月，那麼免疫反應將隨著時間開始發生異狀，產生自體免疫疾病的

風險。辨識出解連蛋白的研究人員發現，有自體免疫疾病基因傾向者、解連蛋白和緊密連結細胞的「灰泥」受損者，會比腸道障壁功能正常的人更容易發展出自體免疫疾病。

腸細胞間的「灰泥」可能因以下因素受損：酵母菌、寄生蟲、壞菌所造成的腸道菌群生態失衡、嚴重壓力、酒精、特定藥物、病毒感染、化療。這種狀況發生之後，你很可能會發展出食物敏感症。食物敏感症不是只在童年期形成，成人也可能會形成食物敏感症——很多人對此會覺得意外，尤其如果他們小時候沒有食物敏感症或過敏時。維持強健的腸道障壁，是保持免疫系統健康的最佳方式，因為這意味著免疫系統知道什麼時候該啟動及關閉，知道自體與非自體組織的差別，並對消化道內的好菌有耐受性。

可能引起腸漏症的因素包括：

- 使用抗生素：這通常意味著多年來，每年服用抗生素數次。不過，單次服用抗生素也可能造成問題。
- 急性情緒或身體創傷：如手術或食物中毒。
- 慢性壓力。
- 一直未解決的感染或接觸感染源：如旅行者腹瀉（traveler's diarrhea）或寄生蟲感染。
- 慢性腸道菌群生態失衡：壞菌可以產生破壞細胞間「灰泥」的酵素。
- 非類固醇消炎藥（NSAIDs）的使用：如布洛芬和其他處方藥物。
- 毒物：如念珠菌分泌的毒物。這種毒物可與部分保護障壁結合並將之分解，也會在障壁的黏膜上生成孔洞。
- 酗酒。

腸漏症是什麼感覺？

腸漏症患者進食用後經常會產生便祕、排氣和脹氣等消化症狀，但也可能完全沒有腸道症狀，但卻出現手腳浮腫、隔天早晨肌肉緊繃、僵硬，攝取特定食物

後腦霧或難以思考等。這些症狀可能是所謂全身性發炎的結果，意思就是你在攝取某些食物後，刺激分子在體內到處流動。有時候很難知道哪些食物是罪魁禍首，因為你對許多食物都會產生反應——這是我常聽到嚴重腸漏症患者的說法。另外，當症狀不出現在胃部周圍，而是發生關節疼痛或頭痛，你可能根本沒意識到這些症狀跟飲食有關。

腸漏症如何造成自體免疫疾病？

讓我們進一步了解腸漏症如何造成自體免疫疾病。關於腸漏症的最新研究顯示，自體免疫疾病患者幾乎都有腸漏症，即使沒有任何腸道症狀。[14,15] 因為缺乏症狀，所以我一定會要求所有患者接受全面的糞便檢驗來確認他們的腸道菌群是否健康。

正如前面所說，當你的腸道障壁很脆弱或有破損時，部分消化的食物或細菌與酵母菌的抗原就可以滲入體內，接觸到淋巴組織和腸道的免疫細胞，也可能進入血液中。這時，你免疫細胞的反應是製造大量的輔助型 T 細胞，這些細胞直接負責動員殺手細胞和產生抗體的細胞，把所有無法辨識的物質當作入侵者來攻擊。然而，當身體產生大量的輔助型 T 細胞，而調控型 T 細胞又無法善盡職責停下攻擊時，身體就會出問題。這些額外的輔助型 T 細胞會：

- 過度動員殺手 T 細胞，使它們把自體組織誤認為外來入侵者。
- 告訴殺手細胞製造發炎分子送至全身，造成肢體遠端的發炎與疼痛。
- 告訴免疫細胞 B 細胞製造抗體與外來物結合，形成免疫複合體。這些免疫複合體可能在全身循環，並在組織中累積，引起刺激、發炎和腫脹。如果你患有腸漏症，食物是這些反應很重要的誘發因素，因此我都會建議患者禁食麩質、乳製品、黃豆、玉米和雞蛋（我還沒提到禁食雞蛋並檢測是否對其敏感的相關事項，但別擔心，我快談到這點了）。這麼做的確可以大幅改善症狀。雖然你進行排除飲食時仍有腸漏症，但因為不再吃會刺激發炎和使症狀惡化的食物，所以身體會立刻有好轉的感覺。腸漏症康復之後，

你就可以再度食用這些食物，不過至少會需要六個月的復原時間（我將在下一章教你如何治療你的腸道）。

• 告訴 B 細胞製造抗體抵抗這些外來物。這些抗體可能誤而攻擊自己的組織，這稱為「分子擬態」（molecular mimicry，或稱分子相似論），是一般認為病毒感染和麩質等食物引發自體免疫疾病的方式之一。

• 一直處於啟動的狀態，使得免疫反應停不下來。

為了扭轉你的免疫疾病或病症，並且維持最健康的免疫系統，我們需要找出導致體內 T 細胞不平衡的原因，以便關閉超速運轉的輔助型 T 細胞，並緩和殺手細胞或製造抗體的細胞。協助調控型 T 細胞正常運作，是幫助維持平衡很重要的一環。

為了充分治療並使免疫系統恢復平衡，我們要先治癒你的腸道黏膜，確保你的腸道障壁健康而完整，否則你的免疫失衡及對食物與其他抗原的反應，將無法完全康復，會一再復發。第一步是治療原因，而原因通常是腸道菌群生態失衡或消化不良。

現在你大概了解找出腸道的問題所在，並且如果發現有腸道菌群生態失衡和（或）腸漏症，必須加以治療是多麼重要了。為了達到這個目標，我們要在下一章討論症狀自我評估，以及評估結果的相關治療計畫。這麼想吧，你朝治癒自己的腸道、感覺好轉的目標，又進了一步。

Chapter 9

腸道完全治療指南

正如我在引言所說的,功能醫學之父西尼‧貝克的名言是:「如果你坐在一枚圖釘上,問題不在治療疼痛,而是趕快找到這枚圖釘,然後把它拿掉。」這正是我們為了恢復你免疫系統健康正要做的事。我們要逐一找出影響你健康的圖釘。我們已在第二章〈食物是最好的藥物〉找到你的食物圖釘,並在第五章〈認識壓力的影響〉找到了你的壓力圖釘,現在我們需要找到並拿掉你腸道內的圖釘。

拿掉圖釘——亦即平衡腸道的第一步,先是找出造成問題的來源。找出體內的問題,需要功能醫學的偵查。我在布魯健康中心了解並修復患者消化系統所採取的方式,是三階段的腸道復原計畫。我將在這裡說明這個計畫的基本原則,請你完成自我評估,你的評估分數將幫助你確認哪一種治療計畫最適合你。

卡蘿的案例

首先,我向你介紹我的患者卡蘿,她是一名五十八歲的老師。在她來找我看診的四個月前,曾找過她的家庭醫師主訴疲勞、體重增加、感覺浮腫等問題。不僅這樣,卡蘿早上醒來時,手指都有僵硬、腫脹和疼痛的狀況。

在做過基本的血液檢測之後,醫師診斷卡蘿患有類風濕性關節炎,一種引起手腕、手指、膝蓋、腳、腳踝等關節及周圍組織發炎的自體免疫疾病。一般說來,類風濕性關節炎都以類固醇藥物或其他生物藥物來關閉免疫系統。這也是卡蘿的醫師開給她的藥物。更糟的是,她的醫師表示她很可能得終身服用這些藥物。我對她醫師的說法並不感到意外,因為我經常從患者口中聽到這種話。傳統西醫相信,這種病症(包括許多其他自體免疫疾病)都只能控制,而無法治癒。

卡蘿過去樂觀、充滿活力、生產力高，她對自己現在這種情緒化又負面的樣子，感到很無奈。她的慢性症狀嚴重影響了她的生活品質，她身高才一百六十公分出頭，體重卻因此增加了九公斤，使她感到疲憊且沮喪。此外，她對類風濕性關節炎藥物的嚴重副作用，包括體重增加、疲勞、骨質疏鬆症、脫髮等耿耿於懷，於是聽了曾是我多年患者的同事建議，來找我看診。

我到候診室跟卡蘿打招呼的時候，她從椅子上緩慢地站起來，臉上的表情明顯疲憊，彷彿全世界的重量都落在她的肩頭上。正如我的許多患者一樣，卡蘿帶著診斷書，另外還有塞滿了各種醫學檢驗報告的檔案夾來到診間，散發出一股絕望感。為了幫助她，我知道自己不能只看她帶來的文件和診斷書，我得深入探究她的症狀、生活和病史。我跟卡蘿聊了好一段時間，然後請她做你將在後文看到的評估。結果顯示，卡蘿的症狀已折磨她多年，久到她都習慣了。事實上，她甚至沒有意識到這些是症狀，也不記得沒有這些症狀的生活是怎樣的，直到做了評估她才恍然大悟。這些症狀包括每次進食都有的嚴重脹氣和氣脹痛、每天三至四次軟便（接近腹瀉）、幾乎每天都有嚴重的疲憊感。她發現自己會在半夜醒來，因為睡眠呼吸中斷的慢性睡眠障礙而喘不過氣，她的睡眠總是受到干擾，無法充分休息。卡蘿對速食會產生心悸、呼吸急促等的嚴重反應，但過去她接受的食物過敏檢測是呈陰性，所以她被告知自己可以食用任何想吃的東西。此外，卡蘿過去曾服用抗生素，而且是長時間服用。

卡蘿來初診時，我對她所做的評估顯示，她患有腸道菌群生態失衡與腸漏症。由於她有腸道菌群生態失衡的狀況，我立即請她展開階段二的治療計畫。依照此計畫，她必須服用草本藥物把壞菌和酵母菌從她的腸道清出來，另外再以益生菌補充她的腸道好菌，並服用麩醯胺酸（glutamine）粉來強化腸道黏膜。我請卡蘿回家實施三週的排除飲食（你將在第十二章〈肝臟養護指南〉進行這個完整的排除飲食計畫），不吃麩質、乳製品、玉米、黃豆、雞蛋、花生、牛肉、貝類、咖啡因和酒精。因為卡蘿有關節炎，所以我也告訴她不要吃茄科蔬菜（番茄、馬鈴薯、茄子和椒類），因為它們可能引發關節炎症狀。上述食物僅是所有

排除飲食的一部分而已，先禁食它們，是因為許多研究顯示它們是體內免疫反應最常見的誘發因子。因為血液檢測評量人體對食物不同反應（如消化問題、關節炎和頭痛）的能力有限，所以我以這種排除飲食的方式，來辨別可能造成患者慢性症狀或（且）導致自體免疫疾病發展的食物。這是評估食物敏感症最便宜的方式，而且最大的優點是任何人在家都可以輕鬆進行。

四週後卡蘿回診，她還沒開口說話，肢體語言就透露出她感覺好多了，而且是**非常多**。事實上，她簡直是欣喜若狂。她衣服的尺碼不但縮小兩號，腿部和手指的腫脹和疼痛都消失了。她夜裡睡覺時不再醒來喘氣，所以可以休息得更好。她多屁和脹氣的症狀都消失了，變得精神抖擻，而這些正面結果才只是剛開始而已。

在第二次看診的時候，卡蘿和我討論了她驗血的結果，結果**並未**顯示她有類風濕性關節炎，但她的抗核抗體（ANA）呈陽性，這是西醫醫師檢測自體免疫疾病如紅斑性狼瘡、類風濕性關節炎、修格蘭氏症候群、硬皮症首次篩檢時，經常會看到的結果。不過，抗核抗體陽性並無法告訴你是否罹患上述某特定疾病，只能告訴你**有這個可能性**，所以你必須接受進一步檢查。卡蘿此項檢測為陽性，雖然她有關節疼痛和腫脹的情形，但她的類風濕性關節炎檢測（稱為類風濕性因子和 CCP 抗體）卻呈陰性或正常。她從前醫師的解讀是：她正處於類風濕性關節炎的早期階段，以後再檢驗，結果就會轉為陽性。我告訴卡蘿，如果我們什麼也不做，在接下來的數年內，檢測結果**的確可能**轉為陽性。但我的目標是跟她一起努力達到正常的抗核抗體數值，以預防這種嚴重的疾病。

血液檢查也顯示，她有輕微的橋本氏甲狀腺炎。幸虧治療免疫系統的基礎，等於同時治療所有自體免疫疾病，因此我們的治療計畫也會對她的甲狀腺有幫助。

排除飲食的結果使得卡蘿大多數原本的症狀一一消失。十年來她第一次能夠輕鬆減重。卡蘿又驚又喜，但我並不覺得驚訝。因為你不吃會引起身體發炎的食物時，體重減輕其實是很常見的現象。這是因為發炎反應會干擾脂肪代謝，使減重變得困難。去除這些食物以及連帶的發炎後，減重就變得容易多了。卡蘿當天離

開我的診間時，打算持續原本的排除飲食計畫，並完成三個月的腸漏症治療。接下來，她會再次回診，跟我討論她的狀況，並再次檢測她的甲狀腺荷爾蒙和抗體數值。

我們同時施行兩種治療——食物排除飲食和腸道治療計畫——因此很難判斷是哪種治療的效用更大。基於這個原因，我不會讓所有患者同時進行這兩項治療。儘管如此，我的經驗和訓練告訴我，免疫功能、腸道健康和食物是互為相關的，因此我確信這兩者都很重要，而且都需要進行。

在治療任何自體免疫疾病的第一年，我的目標都是在不使用西方醫學一般所開藥物的情況下，改善或完全解決患者的所有症狀。如果患者已經固定服藥，我的目標是幫助他們改善症狀，一直到他們覺得可以要求風濕科醫師（或其他科醫師）逐漸減藥然後停藥。患者的症狀會快速得到改善（卡蘿在一個月內就得到改善），但檢測結果通常要更長時間之後才能看出好轉，所以我預期在我們持續治療的情況下，卡蘿的抗核抗體檢測不會再呈陽性，但這可能在症狀緩解後六個月至一年才會實現。事實上，事情的發展正如我的預期。卡蘿三個月後回診時，血液檢測結果顯示橋本氏甲狀腺炎抗體數值已轉為正常。所以，即使她的抗核抗體仍為陽性，我們仍知道治療的方向沒錯。

從她第一次來看診的一年後，卡蘿已減輕約二十公斤的體重，並且維持不吃麩質、乳製品、大豆、玉米和番茄的飲食，因為那些食物會再次使她關節腫脹、睡眠呼吸中斷、排氣和脹氣。卡蘿用了一年的時間，讓她的抗核抗體指數回到幾乎完全正常的狀態，並且所有的症狀都消失了。她精神抖擻，而且心情愉快。此外，她也恢復了信心，說她多年來第一次對自己的狀態感覺這麼好。六個月後，我們再次進行檢測，當時卡蘿所有的抗體已經消失。

以上是卡蘿的治療經驗分享，現在輪到你展開自己的健康療程了。請進行下方的自我評估並計算分數。接著，本書會告訴你讓腸道更健康的治療計畫和階段。保持振奮！你的健康狀況和生活即將出現巨大的變化！

自我評估

　　你的腸道健康取決於你是否有腸道菌群生態失衡、你的消化功能有多好，以及你是否患有腸漏症。我將在本節中幫助你評估這三個層面，接著我將提供你三階段的治療計畫來修復這些問題。

自我評估一：你有腸道菌群生態失衡嗎？

　　正如前文所說的，腸道菌群生態失衡是指腸道中益菌太少，壞菌、酵母菌或寄生蟲過度生長，所引起的正常菌群失衡。以下自我評估將幫助你確認是否需要重建腸道益菌的適當平衡。

　　如果你的答案為是，請計為一分。

你經常「胃部不適」嗎？	
你有慢性腹瀉嗎？	
你一週至少有一次腹部絞痛、急便、大便有黏液或血絲嗎？	
你是否有慢性便祕？	
你是否注意到自己常有認知功能減退或腦霧的情形？	
你是否常有積氣、脹氣或肚子不舒服的情形？	
你是否對碳水化合物，尤其是對豆類和纖維耐受不良？	
你是否經常覺得很累或精神不濟？	
你是否經常覺得沮喪或焦慮？	
你是否有慢性鼻竇充血？	
你是否有陰部、肛門或其他黏膜發癢的情形？	
你是否有口氣不佳的情形？	
你過去兩年是否曾每日服用制酸劑超過三十天？	

你到國外旅遊時是否曾發生過旅行者腹瀉（水土不服）？	
你是否曾被診斷出缺乏維生素 D？	
你是否有任何食物敏感症？	
你是否曾被診斷患有自體免疫疾病或病況？	
你是否曾被診斷患有關節炎或纖維肌痛？	
你是否有嚴重的慢性壓力？	
你是否患有胃食道逆流、胃灼熱或裂孔疝氣？	
總分	

得分：

0 到 7 分： 好消息！這意味著你腸道可能有充足的好菌，很少或沒有壞菌、酵母菌或寄生蟲。雖然並非百分之百保證，但你應該沒有腸道菌群生態失衡的情形，或者非常輕微。

8 到 14 分： 你的分數顯示你有輕度到中度的腸道菌群生態失衡。這意味著你腸道中的壞菌、酵母菌或寄生蟲過度生長，引發了你的症狀。你必須解決腸道菌群的問題才能改善症狀。

15 到 20 分： 你的分數顯示你有嚴重的腸道菌群生態失衡。我很擔心你的腸道菌群會給你帶來很大的問題，你腸道內的壞菌、酵母菌或寄生蟲明顯過度生長。我們必須努力平衡並修正你的腸道菌群。

自我評估二：你有消化問題嗎？

如你所知，健康消化有三大要素：胰臟的消化酵素、膽酸和胃酸，我們將在這項自我評估中分別測試這三個部分。食物必須經過完全消化，才能防止部分消化的食物穿過滲漏的腸道障壁進入血液。消化能力不佳不僅會引起胃食道逆流、積氣和脹氣，還會導致營養吸收不良。

胰臟消化酵素自我檢測

　　胰臟消化酵素是胰臟分泌來幫助消化的酵素。胰臟消化酵素在食物離開胃部時分泌，用來分解脂肪（脂肪酵素、解脂酵素）、碳水化合物（澱粉酵素）和蛋白質（蛋白酵素）。如果你的胰臟未正常分泌酵素，那麼你可能會出現以下症狀。

　　如果你的答案為是，請計為一分。

你餐後二至四小時是否仍有消化不良或飽腹感？	
你餐後二至四小時是否仍有胃鼓脹、腹脹或脹氣的情形？	
你的糞便中有未消化的食物嗎？	
你有慢性便祕嗎？	
你曾經被告知有維生素 B_{12} 缺乏症嗎？（常以貧血的形式被發現）	
你有關節腫脹的情形嗎？	
你經常瘀青嗎？（可能是缺乏維生素 K 的癥狀）	
你曾被診斷出有葡萄糖耐受不良嗎？	
你的大便顏色淡、味臭、量多嗎？	
總分	

得分：

0 到 3 分：你的療程不需要補充酵素。

4 分以上：你的療程需要補充酵素。

膽酸的自我檢測

　　你的肝臟會製造膽汁，然後儲存在膽囊中。當你攝取脂肪時，它會進入你的胃部，然後膽囊會收到訊息得知要收縮並將膽汁擠入小腸頂端的區域，也就是胃排空食物之處，稱為十二指腸。接著膽汁會幫助乳化脂肪，使其可以被身體消化吸收。膽汁不足將有礙脂肪和脂溶性維生素的吸收。

如果你的答案為是，請計為一分。

你曾經切除膽囊嗎？	
血液檢測曾顯示你維生素 A、維生素 E 或維生素 K 不足嗎？	
你是否有慢性腹瀉？	
總分	

得分：

0 或 1 分：你的膽汁分泌量可能還不錯，所以不需要服用補充品。

2 分以上：你需要補充品來幫助身體分泌更多膽汁。

胃酸自我檢測

如果你的答案為是，請計為一分。

你餐後是否立即有脹氣或打嗝的情形？	
你餐後是否有腹脹或噁心的情形？	
你直腸周圍常有搔癢的情形嗎？	
你的指甲是否有脆弱、剝落或斷裂的情形？	
你是否有青春痘（而你已過青春期）？	
你糞便中是否有未消化的食物？	
你的臉上有微血管擴張或曾被診斷為玫瑰斑（酒糟）？	
你缺鐵嗎？	
你有慢性腸道感染，例如念珠菌或寄生蟲嗎？	
你有多種食物過敏的病史嗎？	
你是否有脹氣多屁的情形？	

你是否曾被診斷為胃食道逆流？	
你是否曾服用氫離子幫浦抑制劑（PPI）、抑酸劑或制酸劑？	
總分	

得分：

0 到 4 分：你的治療計畫不需要使用胃酸補充品。

5 分以上：你的胃酸量過低。你可能患有胃食道逆流或胃酸過少，意思是你胃酸不足、消化酵素較少或有腸道菌群生態失衡的情形。這些問題損害了胃的功能，使食物無法從胃中排出。你的消化道河流不往下移動，反而在胃部被阻斷而往喉嚨倒流。如果你得分 5 分以上，我們將治療你胃酸不足的問題，讓你的消化道河流往正確的方向移動。

你快做完所有的自我檢查了！做完腸漏症的檢查後，我將帶你認識如何以補充品代替胰臟酵素、膽酸、胃酸，做為腸道治療計畫的一部分。

自我評估三：你有腸漏症嗎？

正如我們所說的，腸漏症是腸道障壁功能無法正常運作，而使未消化的食物分子進入血液中，導致全身性的免疫與發炎反應。

如果你的答案為是，請計為一分。

你從第三章的排除飲食中發現的食物敏感症是否超過一種？	
你在第六章的壓力量表中得分是否超過 10 分？	
你在上方的腸道菌群自我檢測結果是否為生態失衡？	
你是否曾被診斷患有自體免疫疾病？	
總分	

得分：

0 或 1 分： 你可能未罹患腸漏症，因為你沒有我們所知會引發腸漏症的情況，例如持續的嚴重壓力和腸道菌群的生態失衡。你也沒有腸漏症的相關病症如食物敏感症與自體免疫疾病。

2 分以上： 你很可能患有腸漏症。這意味著你的腸道障壁未能正常運作，需要先加以修復，才能使免疫系統得到修復。

腸道治療計畫

現在終於到了你的個人化治療計畫了。我先解釋這個計畫如何進行。本治療計畫跟自我評估一樣分為三階段：治療腸道菌群生態失衡、改善消化、治療腸漏症。請注意你可能不需要全部三種治療，這點取決於你自我評估的分數。

每一種治療計畫各分為三階段，你適合採取哪一種方法同樣取決於你自我評估的分數。以下是每種方法的大致進行方式：

階段一：進行食療

我們以特定的飲食變化來治療你已有的症狀，並改善你的整體免疫和消化道健康。每個人都是從這裡開始的。如果你沒有任何消化症狀，且所有評估檢測都正常，你仍應該採取這種治療法，以確保自己攝取了正確的食物。好消息是，對部分患者來說，這種治療已經足以改善腸道健康。但如果你的自我評估中有任何一項結果為是，就需要把階段二納入治療計畫中。

階段二：攝取營養補充品

除了你在階段一所做的飲食改變以外，這個階段還輔以營養補充品和草本藥物治療——這麼做對大多數人來說應該已經足夠。但如果你採行階段一、二已達

三個月，但消化症狀仍未消失，請繼續進行階段三的治療。本書附錄有完整的營養補充品與草本藥物指南，包括具體的產品名稱以及如何找到它們。

階段三：身體檢驗及功能醫學評估

你需要接受進一步檢驗來找出體內的問題出在哪裡，並接受所需的治療。我將提供可以做這些檢驗與治療的資源。

腸道菌群生態失衡治療

你在「自我評估一」的得分：你有腸道菌群生態失衡嗎？（206 頁）

0 到 7 分：好消息！你不需要腸道菌群生態失衡的治療計畫，不過你應該每天服用益生菌，保護並保養你的消化系統健康與免疫系統。請實施下面階段一的飲食來增加消化系統中的好菌。請參閱下方關於服用益生菌的說明。

8 到 14 分：你有輕微至中度的腸道菌群生態失衡。為了治療這個情況，請施行階段一治療，以及階段二的補充品計畫，為期兩週。

15 到 20 分：你有嚴重的腸道菌群生態失衡。為了治療這個情況，請施行階段一治療，以及階段二的補充品計畫，為期四週。

階段一：以食物恢復並維持健康腸道菌群

我們這裡的重點是介紹有益消化、恢復菌群，以及治療腸道的食物。

首先，你需要戒除飲食中所有的白糖和白麵粉，包括白麵包、餅乾、蛋糕、冰淇淋、汽水、洋芋片、蝴蝶脆餅、鹹餅乾等。酵母菌和許多壞菌都喜歡糖，因為糖會使壞菌迅速生長，並使它們在發酵糖時釋放毒物和氣體。因此，讓這些壞菌沒有食物吃，是治療的第一步。有些人第一次戒糖的時候，會出現情緒波動、

輕微頭痛和疲勞等症狀。這些就像排毒反應一樣，你將在本書第四部分〈維護肝臟的功能〉中讀到更多相關資訊。不過，這些症狀通常不超過二至三天。

只吃全麥的麵包和餅乾。請在成分表中找「全麥」的字樣，或者確認所吃的麵包和餅乾每份至少含三克纖維。如果你閱讀本書的原因是因為患有自體免疫疾病，那麼請務必確定你所吃的全麥食品不含麩質。**無論你的自我檢測是否為腸道菌群生態失衡，你都應該施行這個飲食計畫，因為這麼做有助於維持健康的腸道菌群，也能幫助你達到並保持健康的體重、預防糖尿病和心臟病。**

如果你有腸道菌群生態失衡的狀況，你需要每天補充兩次椰子油（盡可能選擇有機、未精製的椰子油），每次一小匙。椰子油含有月桂酸和癸酸（capric acid），可抑制病毒和酵母菌生長，所以即使你的治療結束，椰子油仍是維持腸道健康的好食物，你可以把椰子油加入熱麥片中或用它來炒蔬菜。另一種是在無麩質麥片或蔬果昔中加入椰奶，或在麥片中撒上椰子片（粉），或者以椰奶來料理。我最喜歡發酵椰奶克菲爾和優格。雖然椰子素以熱量高著稱，但人體能迅速代謝這種油脂，所以把椰子納入均衡飲食的一部分（亦即一份椰奶或幾小匙椰子油），並不會使你體重增加。椰子油含有中鏈三酸甘油酯，對腸道的免疫系統功能有益。

無論你腸道菌群生態失衡的評估得分為何，你都需要設法恢復或維持腸道中的益菌生態，這對**每個人**都是很重要的一件事。這種飲食法將有助於腸道的益菌生長，這對我們先前所討論的免疫失衡患者來說更是重要。首先，你需要**多補充益菌生**（prebiotics）。益菌生是不易消化的植物成分，可在腸道中發酵，製造出餵養益菌的化合物。我把它們想成是幫助益菌生長的養分。富含益菌生的食物包括豆類、大多數蔬菜、低糖的水果如莓果、蘋果和西洋梨。

請確認你每天攝取足夠的纖維素，這將有助於維持身體的規律循環，幫助身體排出膽固醇和其他毒素。**你每天至少應攝取 30 克纖維**。你體內的益菌非常喜歡纖維素。另外兩種益菌生是稱為低聚果糖（FOS）和菊糖（inulin，又稱為菊聚纖維）的植物化合物，洋蔥、大蒜、韭菜、黑、菊苣、藍莓和香蕉富含低聚果糖，

菊苣和朝鮮薊則富含菊糖。

接著，你需要補充益生菌，也就是你攝取的活菌——無論是以食物或是補充品攝取。益生菌產品中所含的菌株，多半是一般認為的腸道益菌。你現在可以在超市找到許多發酵食品（意即食物內有活菌）。你的飲食應該多補充發酵食品，如泡菜、德國酸菜、康普茶、優格、克菲爾等。我不喜歡乳製品（例如牛奶或羊奶製成的乳酪和優格），因為乳製品含有蛋白質酪蛋白和乳清蛋白，會導致許多人身體發炎。因此，我建議你嘗試不含乳製品的替代品，如椰奶優格與椰奶克菲爾。如果你真的喜歡乳製品，請務必先做過排除／挑戰飲食試驗，這樣你就可以確定乳製品到底對你是好是壞。

你應該**透過飲食攝取以下活菌菌株：乳酸菌**（如羅伊氏乳酸桿菌〔L. reuteri〕、乾酪乳酸桿菌〔casei〕、鼠李糖乳酸桿菌〔rhamnosus〕、嗜酸乳桿菌〔acidophilus〕）**和雙歧桿菌**（如嬰兒雙歧桿菌〔B. infantis〕、雷特氏B菌〔lactis〕、龍根菌〔longum〕、短雙歧桿菌〔breve〕、比菲德氏菌〔bifidum〕）。大多數一份113克至170克的優格含有十至三十億隻活菌，通常是乳酸桿菌和雙歧桿菌的混合菌株。這是一個很好的組合。

階段二：草本藥物和營養補充品治療法

首先，你需要**清除腸道中的壞菌、酵母菌和寄生蟲**，如果你在自我評估中得到8分以上，這一點非常重要。我建議服用下方的草本藥物產品組合，為期至少二至四週（我最喜歡的組合產品請參見附錄的〈營養補充品與草本藥物指南〉）。如果症狀輕微，兩週的療程就已足夠，如果症狀嚴重，我建議延長為四週。如果你的症狀好轉了，但在療程結束後還未消失，我建議你再服用至少二至四週的時間，直到你的消化症狀完全消失。這些草本藥物可以隨餐或空腹服用，依你的胃部狀態而定。如果你已有胃灼熱的症狀，部分草本藥物如奧勒岡（牛至）和百里香有可能會刺激胃黏膜。我建議的草本藥物如下：

• 牛至油膠囊或錠劑200毫克，每日三次。

- 百里香油膠囊或錠劑 100 – 200 毫克，每日三次。
- 青蒿素（Artemisinin，又稱黃花蒿素）膠囊或錠劑 1 – 3 毫克，每日三次。
- 黃連素膠囊或錠劑 200 – 400 毫克，每日三次。
- 葡萄柚籽萃取物膠囊或錠劑 250 – 500 毫克，每日三次。
- 大蒜膠囊或錠劑，含標準化 5000 微克潛在大蒜素（allicin potential），每日三次。

請注意這些草本藥物會開始殺死你消化道中的壞菌和酵母菌。當壞菌死亡的同時，你可能會出現頭痛、排氣和脹氣頻率變多、感覺疲憊等症狀，這些症狀幾天後應該會好轉。如果你還是覺得很不舒服，可以減少劑量或停止服用一天。這些症狀代表你體內有許多壞菌或酵母菌，你需要以較低劑量放慢速度進行治療。

另外，你需要**補充益生菌和益菌生來讓好菌生長**。正如我所說的，益生菌是有益的細菌，而益菌生是幫助它們生長的養分。兩者對於修復腸道黏膜都是非常重要的關鍵。我推薦多種乳酸桿菌和雙歧桿菌菌株的複方，而非單菌株產品。

以下是我推薦的補充品：
- 乳酸桿菌（不同菌種），每日補充 100 – 1,000 億活菌，以膠囊、錠劑或粉末加入食物或飲料服用。
- 雙歧桿菌（不同菌種），每日補充 100 – 1,000 億活菌。
- 布拉酵母菌（saccharomyces boulardii），每日 500 毫克。在你服用抗生素的期間，這種好的酵母菌對於保護腸道菌叢尤其有效。
- 低聚果糖，500 – 5,000 毫克，每日一至三次。
- 菊糖，500 – 5,000 毫克，每日一至三次。我建議你在服用完治療腸道菌群生態失衡的草本藥物之後，再補充低聚寡糖和菊糖，而非同時服用。
- 纖維素：落葉松（larch）或阿拉伯半乳聚糖（arabinogalactans），每日 500 – 5,000 毫克。

• 改良柑橘果膠（modified citrus pectin），3－5 克，每日兩至三次。

階段三：進一步檢驗、評估與治療腸道菌群失衡

　　如果階段一和二仍未完全解決你的症狀，你的下一個階段是接受糞便檢驗，看看是否有寄生蟲或其他失衡的狀況需要臨床醫師監督治療。有兩種方法可以找到協助你的人。第一是在 www.functionalmedicine.org 搜尋功能醫學的執業醫師。該網站有 "find a practitioner" 的搜尋選項，你可輸入郵遞區號並搜尋附近受過適當訓練的執業醫師。多數執業醫師都能進行糞便檢驗並判讀結果。不過，約診之前最好還是先詢問該執業醫師診所是否有這類檢驗。第二種方式是上網搜尋有做糞便檢驗的公司，以及使用這些服務的執業醫師。在美國，最常進行糞便檢驗的檢驗中心包括 Genova Diagnostics、Metametrix Laboratories、Doctors Data Laboratory、Enterolabs。

改善消化的相關治療

自我檢測結果

　　我需要：

_____ 以胰臟酵素維護消化機能

_____ 以膽酸維護消化機能

_____ 以胃酸維護消化機能

　　如果你需要胰臟酵素、膽酸或胃酸的輔助，你應該從階段一開始進行治療。有可能透過改變飲食來維護消化機能，就足以治好你所有的消化症狀。我發現我有一些患者偏好運用食療，不喜歡用補充品來進行治療。如果你也是這種情形，請進行階段一的治療法。不過，如果你施行階段一的治療法一個月後仍未感受到症狀改善，你就必須進行階段二，運用一些補充品來協助改善症狀。

如果你有胃灼熱或胃食道逆流、正在服用制酸劑或氫離子幫浦抑制劑，或者覺得胃部不適，那麼在治療腸道菌群生態失衡的同時，服用補充品來舒緩胃部是不錯的選擇。你可以單獨服用以下任何產品，但我經常推薦含列表中其他成分的複方產品。你可以在附錄的營養補充品和草本藥物指南中找到我建議的產品，包括：

- 甘草萃取（DGL）：500－1,000毫克，每日三至四次。口嚼錠、粉末或膠囊皆可。請空腹或飯前二十分鐘服用。
- 榆樹（Slippery elm）：2－4克，每日三次。膠囊或粉末皆可。空腹或餐前二十分鐘服用。
- 蘆薈：50－100毫克，每日二至三次。請找不含瀉素、僅有紓緩效果的蘆薈產品。產品標示上會標明成分。蘆薈產品有膠囊、粉末或液態形式。

我的一些患者對階段一的飲食法覺得沒耐心或沒興趣，如果你也是這種情形，你可以馬上嘗試階段二的補充品。不過，最好也同時嘗試進行部分的飲食改變，因為變化生活模式能幫助你長久維持治療的功效。

階段一：維護消化酵素、膽酸和胃酸的食物

發酵食品如泡菜、德國酸菜、新鮮的酸黃瓜等都屬於這類食物，因為它們富含自然有助消化的酵素，並且富含益生菌。你也可以多吃含大量酵素的發芽蔬菜，以及發酵優格、克菲爾等食品。你可能已經發現我不太推薦乳製品，所以請盡可能攝取非乳製品的優格和克菲爾。青木瓜含有木瓜蛋白酵素，鳳梨則含有鳳梨蛋白酵素，在餐後吃這些水果有助於消化。

你還需要**攝取能刺激肝臟分泌更多膽汁的食物**，如辣根、紅蘿蔔、白蘿蔔、蒲公英、菊苣等苦味蔬菜，以及朝鮮薊。**能維持胃酸的食物也很重要**。雖然你不能真的攝取胃酸，但你可以刺激胃部製造更多鹽酸（HCL），如此一來可使胃液的 pH 值接近 1.5，使消化酵素運作正常。這種方法是把食物當作營養補充品一樣用，在餐前攝取以刺激分泌胃酸。你可以在餐前喝一大匙蘋果醋或吃一粒梅乾，尤其是在分量較多的餐點前，如晚餐前。

還有一些食物也對其他消化症狀有幫助，例如含緩和成分（demulcents）、可

紓緩刺激或發炎體內組織的食物，如洋菜（常做為布丁的增稠劑）、杏仁、大麥、椰子油、無花果、亞麻籽、燕麥、秋葵、香芹、車前草、石榴籽、李子、洋車前子、南瓜、米湯、鼠尾草、木薯等。草本茶的葫蘆巴籽（fenugreek seed）、藥屬葵根（Marshmallow Root）、榆樹等成分也有效果。

如果你有胃食道逆流，請避免飲酒或食用巧克力、柑橘類水果、果汁、番茄、薄荷、洋蔥、大蒜、高脂肪飲食及碳酸飲料。睡前至少三小時前用餐完畢。進行排除飲食，避免吃讓症狀惡化的食物。請選擇上述食物來增加消化酵素與胃酸，幫助食物消化。

階段二：服用有益消化的補充品和營養素

如果你的自我檢測顯示需要補充消化酵素，或你有胃灼熱、胃食道逆流等症狀，並預備要逐漸停用制酸劑，請嘗試以下補充品，看症狀是否有改善：

- 胰酵素（pancreatin，脂肪酵素、澱粉酵素和蛋白酵素的合劑，標準脂肪酵素活性〔standardized to lipase activity〕，動物性成分），800 － 24,000USP（《美國藥典》單位）脂肪酵素活性，隨餐服用。這個配方的效果最強，也通常是我推薦的首選，除非你是素食主義者或只想選用植物性的消化酵素。
- 素食消化酵素，通常成分來自麴黴菌（aspergillus-derived），800 － 24,000 USP 脂肪酵素活性，隨餐服用。如果你對黴菌過敏，我建議服用胰酵素。
- 鳳梨蛋白酵素（主要含消化蛋白質的蛋白酵素），1,200 － 2,400 MCU（凝乳單位），隨餐服用 250 － 500 毫克。
- 木瓜蛋白酵素（主要含消化蛋白質的蛋白酵素），50,000 USP units/mg（單位 / 毫克），隨餐服用 100 － 200 mg。

如果你的自我檢查結果膽酸不足，或你在服用基礎的消化酵素之後需要更多幫助脂肪消化的輔助品，那麼請在治療計畫中加入補充膽酸。

- 膽鹽（牛膽汁，實際上成分確實來自動物膽汁，你可以找到含牛膽汁的複

方消化酵素），隨餐服用 500－1,000 毫克。

- 牛磺酸，隨餐服用 500－1,000 毫克。
- 蒲公英根，2－4 克，每日三次隨餐服用，或 1:1 的液態萃取 5 毫升，一日三次隨餐服用。

　　如果你在上方的自我檢測中評估為胃酸過低，你現在可以開始測試自己胃酸不足的狀況。在你開始之前，請務必確認未服用制酸劑、氫離子幫浦抑制劑或 H2 受體抗阻劑（H2 acid blockers），並且沒有胃灼熱的情形（胃或胸部區域有溫熱或灼熱感）。如果你遵行胃部治療計畫，而且胃灼熱的狀況已經消失，那麼你可以在沒有胃灼熱和未服制酸劑一個月後開始這種治療。但是，如果你仍有胃灼熱，那麼請不要進行這項測試，除非胃灼熱症狀已消失至少一個月。如果你尚未進行階段一與階段二的治療而有胃灼熱的情形，那麼請先回到胃部治療，完成後再繼續此項測試。

　　你可以服用鹽酸甜菜鹼錠劑或膠囊，來測試胃酸過少的狀況。請選擇含 250－350 毫克甜菜鹼的補充品，並依照以下指示進行：

- 第一天：隨餐服用一錠，而非餐前服用。
- 第二天：每餐服用兩錠。
- 第三至八天：每天每餐多增加服用一錠，最多服用到八錠。同時要注意你胃部有沒有溫熱或不適感出現，這通常會在餐後出現，它代表你已達到最高劑量。這種感覺也可能出現在你每餐服用兩錠、五錠、八錠之後，也可能完全不會發生。

　　如果你注意到有任何不舒服的感覺，無論是溫熱感或是覺得哪裡不對勁，請在下一餐減少一錠的劑量。舉例來說，如果你發現五錠補充品讓胃部不適，請下一餐只吃四錠。持續服用減少後的劑量，若感到再次不適，就請再減少一錠。我有患者先服用到八錠，很快減到了四至五錠，然後就持續這個劑量一兩個月。

這個劑量代表什麼意思？在你感覺到溫熱感之前，所需要的甜菜鹼劑量愈高，代表你的胃酸不足或胃酸缺乏愈嚴重。在這種情況下，我建議你接下來的六個月治療腸道的期間內，持續服用一至兩錠的甜菜鹼（除非它們會引起你的胃部不適），好讓自己的胃液再次正常分泌。除了服用甜菜鹼外，你也可以攝取這些補充品來幫助刺激胃酸的分泌：

- 薑，餐前 500 毫克至 2 克。
- 龍膽草，餐前 1 − 2 毫升酊劑（1：5）。
- 瑞典苦茶（Swedish bitters，又稱苦精），餐前 1 − 2 毫升。

階段三：進一步檢驗、評估與治療消化問題

如果階段一和二仍未完全解決你的症狀，你的下一個階段是接受糞便檢驗，看看是否有寄生蟲或其他失衡的狀況，需要臨床醫師監督治療。有兩種方法可以找到協助你的人。第一是在 www.functionalmedicine.org 搜尋功能醫學的執業醫師。該網站有 "find a practitioner" 的搜尋選項，你可輸入郵遞區號並搜尋附近有沒有受過適當訓練的執業醫師。多數執業醫師都能進行糞便檢驗並判讀結果。不過，約診之前最好還是先詢問該執業醫師診所是否有這類檢驗。第二種方式是上網搜尋有做糞便檢驗的公司，以及使用這些服務的執業醫師。在美國，最常進行糞便檢驗的檢驗中心包括 Genova Diagnostics、Metametrix Laboratories、Doctors Data Laboratory、Enterolabs。

腸漏症治療

你的自我評估得分 3：＿＿＿＿＿

0 或 1 分： 你沒有腸漏症的問題，但我建議你施行階段一，讓自己的飲食加強保養腸道黏膜。如果你想強化免疫系統，也應該每天攝取益生菌。

2 分以上： 你應該完成腸漏症治療的階段一和二。在治療腸道黏膜至少三個月的期間內，最好不要食用你在第三章〈免疫系統食療指南〉中發現的問

題食物。你需要禁食某些食物六個月甚至一年，等免疫系統復原才能再次食用。

階段一：攝取強化腸道黏膜的食物

這些食物通常可以改善整個消化道（包含胃部、小腸和大腸）的細胞健康。首先是**澄清奶油**，這種奶油富含短鏈脂肪酸丁酸，可減少發炎，幫助平衡腸道免疫細胞。你可以在食譜的章節找到如何用奶油製作澄清奶油的方法。對乳製品過敏或有相關敏感症的人，也可以食用澄清奶油，因為乳蛋白已經去除。你之前使用奶油來烹調的食物，現在都可以改用澄清奶油，例如使用在熱早餐麥片、煎蛋、烹調無麩質麵食或白米料理中。另一個重要的食材是**椰子油**，因為椰子油富含中鏈三酸甘油酯——身體細胞的燃料。椰子油也能抑制病毒和酵母菌的生長，而且耐高溫，可以用來烹調多數食物。你可以把椰子油加入早餐的熱麥片中，或用它來炒晚餐的菜餚。

另外，**別忘記透過飲食攝取麩醯胺酸（一種胺基酸）**，這點對於腸漏症的治療非常重要，因為麩醯胺酸是腸道黏膜細胞最重要的食物。除了動物蛋白如雞肉、牛肉和牛奶以外，豆類、高麗菜、甜菜、菠菜、歐芹都含有麩醯胺酸，所以不要只從動物來源攝取。發酵食品中的好菌也是腸道障壁的一部分，所以治療腸漏症的時候，一定要記得攝取好菌。

階段二：治療腸漏症的補充品和營養素

治療腸道黏膜需要時間，我建議服用這些補充品至少三個月，膠囊或粉末形式皆可。附錄中的補充品和草本藥物指南中有很多選擇。務必遵守你的個人化營養計畫，遠離你所發現會引發症狀的食物。三個月結束的時候，你可以嘗試導入這些食物，看看你現在對它們的耐受性，如果結果仍會造成症狀，請再次排除這些食物，並繼續修復腸道黏膜三個月，然後再試一次。但如果你患有自體免疫疾病，那麼即使你食用麩質時沒有出現任何症狀，我仍建議你不要吃麩質（注意：

如果你也需治療腸道菌群生態失衡，請在服用相關草本藥物的同時，開始進行腸漏症的治療）。你應該攝取的補充品：

- 左旋麩醯胺酸粉末，每次 3,000 毫克，每日一至三次，與水混合服用。
- 鋅，每日 15－30 毫克。

益生菌和益菌生對治療腸漏症，也很重要。腸道菌群生態失衡和腸漏症治療，我都納入要補充益生菌，因為益生菌和幫助它們生長的養分「益菌生」都是維持腸道黏膜障壁功能的要素。我推薦多種乳酸桿菌和雙歧桿菌菌株的複方，而非單菌株產品。以下是我推薦的補充品：

- 乳酸桿菌（各種菌種），每日補充 100－1,000 億活菌，膠囊、錠劑或粉末皆可。
- 雙歧桿菌（各種菌種），每日補充 100－1,000 億活菌。
- 布拉酵母菌，每日 500 毫克。在您服用抗生素的期間，這種好的酵母菌對於保護腸道菌叢尤其有效。
- 低聚果糖，500－5,000 毫克，每日一至三次。
- 菊糖，500－5,000 毫克，每日一至三次。
- 纖維素：落葉松或阿拉伯半乳聚糖，每日 500－5,000 毫克。
- 改良柑橘果膠，3－5 克，每日二至三次。

階段三：進一步檢驗、評估與治療腸漏症

如果上述治療法仍未完全解決你的症狀，你的下一步就是接受糞便檢驗，看看是否有寄生蟲或其他失衡的狀況，需要臨床醫師監督治療。你也可以接受腸道滲漏性檢驗，來確認並判定你腸漏症的嚴重性。有兩種方法可以找到協助你的人：第一是在 www.functionalmedicine.org 搜尋功能醫學的執業醫師，該網站有 "find a practitioner" 的搜尋選項，你可輸入郵遞區號並搜尋附近有受過適當訓練的執業醫師。多數執業醫師都能進行糞便檢驗並判讀結果。不過，約診之前最

好還是先詢問該執業醫師診所是否有這類檢驗。第二種方式是上網搜尋有做糞便檢驗的公司，以及使用這些服務的執業醫師。在美國，最常進行糞便檢驗的檢驗中心包括 Genova Diagnostics、Metametrix Laboratories、Doctors Data Laboratory、Enterolabs。

綜合治療

雖然本書的四個階段都非常重要，但修復腸道是治療免疫系統和逆轉自體免疫疾病，最重要的關鍵。 你在閱讀本章指南時可能已經發現，腸道治療可能也是自行治療時最複雜的一環。因此，接下來我要介紹卡蘿所施行的明確計畫，好讓你了解如何為自己整合各種治療腸道的計畫。

在那之前，我想先給你一些如何進行這些計畫的整體建議。首先，請務必從飲食開始。進行所有的治療計畫之前，請先用階段一的方法改變飲食。這意味著藉由攝取食物來平衡腸道菌群、輔助消化，並同時修復腸道黏膜來治療腸漏症。從每個類別中選一種新的食物加進你的日常飲食中，當你已習慣這個改變時，就可以試著加入更多種食物。如果你還沒開始吃無麩質飲食，請先從這件事開始做起。大約兩週之後，當你已做好準備，就可以進行自我檢驗分數中顯示你該接受的治療計畫階段二。

我認為如果你有腸道菌群生態失衡，那麼你就有腸漏症，所以我都是同時進行這兩種治療。正如我在腸漏症階段二所描述的，完成腸道菌群生態失衡的治療後（通常約需一個月），治療腸道黏膜的工作可能需要持續數月。

如果你的治療還需要輔以消化酵素、胃酸或膽酸，你可以選擇等腸菌失衡治療結束（約一個月後），再添加自己所需的消化輔助品。我會這麼建議是因為最好一次只改變一兩件事情，如果感覺改善或惡化，我們比較清楚是為什麼。如果你覺得自己可以同時服用腸菌失衡、腸漏症和輔助消化的補充品，那麼你當然也可以一開始就這麼做。這取決於你自己的想法，而這也是卡蘿選擇的方式。

卡蘿來我的診所進行初診之時，我根據她的症狀評估診斷她患有嚴重的腸菌

失衡和腸漏症。她進食之後有多屁和脹氣的症狀，所以我也幫她開了輔助消化的補充品。以下是我請卡蘿進行的治療計畫，用的品牌就是我在診所使用的產品。相關產品細節，可以在附錄的補充品和草本藥物指南中找到。

我請卡蘿進行為期四週的治療計畫。卡蘿首先服用的是「消化道淨化草本素」（GI cleansing Herbs），這是我在布魯健康中心所使用的配方之一，是黃連素、黑胡桃和青蒿素的複方。我請卡蘿早上服用三次，晚上服用三次，空腹或隨餐服用。大多數人喜歡在早餐和晚餐的時候順便服用。一開始服用新的補充品時，請記得循序漸進，以免引起腹瀉、噁心、腹痛等腸道不適。我請卡蘿第一天先服用一顆，一天兩次，第二天兩顆，一天兩次，接著第三天開始每天三顆，一天兩次。第四天開始，她另外服用牛至錠劑，先從一次一錠，一天兩次開始，然後持續增加，到第三天以後就服用全劑量一次三錠，一天兩次。卡蘿同時服用「消化道淨化草本素」和牛至補充品為期四週。

當你按照治療計畫進行時，這些草本補充品會開始殺死消化道中的壞菌和酵母菌。這些細菌逐漸死亡的同時，你可能出現頭痛、更頻繁的放屁和脹氣、感覺非常疲勞等症狀，但幾天之後應該會消失。如果你真的很不舒服，請減少劑量或停止一天。這些症狀顯示你有許多壞菌或酵母菌，你可能需要先從較低劑量開始循序漸進。

卡蘿服用治療腸菌失衡草本補充品的同時，也在睡前服用兩顆益菌膠囊（Flora Support）。這種補充品是乳酸桿菌、雙歧桿菌和布拉酵母菌的複方。我都會指示患者在服用腸菌失衡的草本補充品期間，最好睡前才服用益菌補充品，因為兩種補充品不能同時服用。治療腸菌失衡的草本補充品不僅會殺死我們想消滅的有害腸菌，也會殺死益菌膠囊中的益菌。在結束腸菌失衡的草本治療之後，才能隨早晚餐各服一顆益菌膠囊，持續三個月。三個月之後，你可以把劑量減到一天一顆。

因為卡蘿餐後會立即出現嚴重的排氣和脹氣情形，所以我一開始就讓她服用輔助消化的補充品。她服用的是「完全消化劑」（Complete Digestion Support），這

是一種胰酵素、膽酸和甜菜鹼的複方。我請她每餐補充一顆，至少維持三個月。

　　我心中非常確定卡蘿患有嚴重的腸漏症。她吃很多不同食物都會引起關節和肌肉疼痛，並且患有數種不同的自體免疫疾病與嚴重的腸漏症。我們從一開始就用以簡單的方式，也就是用左旋麩醯胺酸粉末來治療她的腸道黏膜。卡蘿以一小匙超濃縮的左旋麩醯胺酸粉末混合約 120 毫升的水，每日兩次，空腹或餐前二十分鐘服用——這通常意味著早上起床、睡前或晚餐前服用。如果你不喜歡粉末劑型，那麼可以改服「消化道修復膠囊」（GI Repair Capsules）或左旋麩醯胺酸膠囊。如果是膠囊則需每次服用四顆膠囊，每日兩次，空腹或餐前二十分鐘服用。治癒腸道黏膜需要時間，你需要持續服用這些補充品三個月，就跟卡蘿一樣。

Chapter 10

腸道保健食譜

　　本章食譜所使用的食材富含消化道益菌需要的特定營養素，並有助於修復腸道黏膜。我請我們的料理長馬蒂・沃夫森以發酵的椰奶來創作食譜，增加你的腸道菌，因為發酵食品富含好菌，而椰奶含有的中鏈三酸甘油酯，不但是腸細胞絕佳的養分，對於修復消化道黏膜更是重要的元素。我們還運用雞肉、火雞肉、豆類等富含麩醯胺酸的食材，這種胺基酸有助於維持消化系統的健康。另外，我們盡可能在食譜中，加入澄清奶油來幫助修復腸道。本章最後有如何自製澄清奶油的方法。請享用！

食譜

- 椰奶果昔
- 自製綜合穀麥棒
- 扁豆芽菜沙拉
- 綠豆薑黃飯
- 椰子油炒時蔬
- 球莖茴香甜菜沙拉
- 火雞肉漢堡排
- 紅甜椒松子菠菜雞肉捲
- 白花椰菜泥
- 藍莓芭菲
- 澄清奶油

菜單一

早餐──椰奶果昔

午餐──綠豆薑黃飯

　　　　椰子油炒時蔬

晚餐──火雞肉漢堡排

　　　　球莖茴香甜菜沙拉

菜單二

早餐──自製綜合穀麥棒

午餐──扁豆芽菜沙拉

晚餐──紅甜椒松子菠菜雞肉捲

　　　　白花椰菜泥

甜點──藍莓芭菲

〔椰奶果昔〕

　　益菌是健康腸道中的關鍵要素之一。優格和克菲爾是兩種能為消化系統提供好菌的益生菌食品，而且很容易加入日常飲食。這道吃起來讓人滿足的果昔易於消化，柑橘風味更令人彷彿置身熱帶島嶼。

二人份

1 杯芒果去皮切塊

1 根香蕉

1/2 顆柳橙榨汁

1/2 顆檸檬榨汁

1 杯發酵椰奶（或一般的乳製品克菲爾）

1/2 杯水

1 大匙亞麻籽粉

1 份蛋白質粉（約 15 克）

1. 做法：把所有材料放入攪拌機中攪打均勻。

〔自製綜合穀麥棒〕

大多數市售的穀麥棒都含大量的精製糖。我們的食譜結合椰絲、蜂蜜和香料，創造出更健康的香甜風味。椰子油和堅果能提供對抗發炎的好脂肪。巴西堅果營養價值更是豐富，因為它們含硒，是健康甲狀腺所需的重要礦物質。你可以根據自己的食材或個人喜好調整成分，然後盡情享受美味的穀麥棒。

十六人份（每份 1/2 杯）

4 杯無麩質燕麥片

1 杯無糖椰絲

1/2 杯巴西堅果切碎

1/2 杯杏仁切碎

1/2 杯核桃切碎

1/2 杯葵花籽

1/4 杯椰子油

1/3 杯蜂蜜

1 小匙香草精

1/2 小匙肉桂

1/2 小匙荳蔻

2 大匙楓糖漿

1/3 杯黑醋栗果乾或其他果乾

1. 烤箱預熱至約攝氏 163 度。
2. 把楓糖漿和黑醋栗果乾以外的所有材料放入烤盤混合均勻，放入烤箱烤 15 分鐘，然後攪拌。
3. 再烤 15 分鐘，然後把楓糖漿淋在上面，攪拌均勻。
4. 再烤 10 分鐘或烤至金黃色。從烤箱取出，加入黑醋栗後完成。

〔扁豆芽菜沙拉〕

發芽是自然、不需加熱的備菜方式，而且較容易被胃部消化。豆類和扁豆發芽時會產生活性酵素，使它們更易於消化。天氣較暖的月分是吃芽菜的好時機，因為我們的身體此時會渴望更多生食。每一種豆類發芽所需的時間不同，較大的豆類如鷹嘴豆費時最久。

四至六份

2 杯發芽扁豆（下面有發芽說明）

4 大匙特級初榨橄欖油

1 顆檸檬榨汁

1/2 大匙鹽

少許新鮮研磨胡椒

1 大匙黃芥末

1 大匙蘋果醋

1 滿匙切碎的歐芹

1. 用細網篩沖洗扁豆，挑出雜質。

2. 瀝乾扁豆，然後把它們放在罐中，用薄紗棉布和橡皮筋蓋住。

3. 把罐子放在廚房裡的陰涼處。每天沖洗扁豆幾次，以防止黴菌或細菌生長。

4. 扁豆需要二至三天才能發芽，發芽長度至少應達到約 0.6 公釐。

5. 當扁豆芽已經可以吃的時候，把其他材料在小碗中拌勻。

6. 把醬料淋在扁豆芽上即可。

〔 綠豆薑黃飯 〕

薑黃飯，是印度生命科學阿育吠陀醫學裡的一道經典菜餚。綠豆是最容易消化的豆類之一，跟米搭配更成為完整蛋白質。傳統印度香料經酥油（一種對腸道健康有益的澄清奶油）加熱後，風味出眾、營養豐富，吃了讓你全身上下都溫暖起來，最適合寒冷的冬季或定期排毒時享用。

四至六份

1/2 杯綠豆浸泡過夜

1 杯印度香米

3 又 1/2 杯水

1 大匙澄清奶油

1/2 杯洋蔥丁

1 又 1/2 小匙孜然粉

1/2 小匙芫荽末

1 又 1/2 小匙薑黃粉

少許小荳蔻粉

少許新鮮研磨的胡椒

1/2 小匙鹽

裝飾用香菜

日式溜醬油（tamari）或美國胺基酸醬油（Bragg's Liquid Aminos）

1. 把綠豆、香米和冷水放入鍋中，蓋上鍋蓋煮沸，接著轉小火燜煮 45 分鐘。
2. 以中火在鍋中加熱澄清奶油，加入洋蔥煮約 5 分鐘至軟化。
3. 將孜然粉、芫荽、薑黃粉、小荳蔻、胡椒和鹽加入洋蔥，再以小火加熱 5 分鐘。
4. 在綠豆和香米煮熟前 10 分鐘左右，把洋蔥混合物加入香米中混合均勻。
5. 以溜醬油或胺基酸醬油提味。

〔椰子油炒時蔬〕

椰子油一度被誤以為是壞脂肪，但後來因其健康功效鹹魚大翻身。椰子油含中鏈三酸甘油酯，容易消化。椰子油也有抗菌、抗病毒的功效，並能提供身體所需的重要飽和脂肪酸。購買椰子油有兩種選擇：如果你喜歡椰子的味道，你可以選擇初榨椰子油，因為它的味道和氣味都帶有濃郁的椰子味。如果你想要椰子油的健康益處，卻不怎麼喜歡椰子油的味道，你可以選擇脫味椰子油。

四至六份

1 大匙椰子油

5 杯莙薘菜或羽衣甘藍去莖，菜葉切粗段

1/4 小匙鹽

1/4 小匙新鮮現磨胡椒

1. 以中火在大型炒鍋中燒熱椰子油。

2. 加入綠色蔬菜炒軟。

3. 以鹽和胡椒調味。

〔 球莖茴香甜菜沙拉 〕

　　球莖茴香和甜菜比任何蔬菜更能代表春天的風味。這道爽脆、色彩豐富的沙拉，是當天氣變暖、身體渴望吃較少熟食時，能增加生菜攝取的一道菜。這道清爽的沙拉很適合搭配魚肉，對於較油膩的蛋白質如漢堡等，也有很好的平衡效果。

四份

　　1 顆球莖茴香，用切菜器或以刀切成薄片

　　1 顆金色甜菜切細長條

　　2 顆柳橙去白膜切片

　　橙皮刨絲

　　2 小匙薄荷末

　　1 大匙糙米醋

　　1 顆檸檬榨汁

　　2 大匙橄欖油

　　1 / 4 小匙孜然粉

　　1/2 小匙鹽

1. 將球莖茴香、甜菜和柳橙放入碗中混合。

2. 在另一個小碗裡，把其他食材攪拌均勻，淋在沙拉上。

〔火雞肉漢堡排〕

誰說漢堡不能有綠色蔬菜？這道菜用的火雞肉是白肉也是瘦肉，加上菠菜之後，可以成為你和家人健康豐盛的一餐。菠菜和火雞肉富含胺基酸麩醯胺酸，可以修復腸道黏膜。焦糖化的洋蔥，則能為火雞肉漢堡排增加甜味。

四份

約 454 克火雞肉瘦絞肉

1 個中型洋蔥剁碎

1 個紅甜椒去籽切小丁

2 杯菠菜剁碎

3 瓣大蒜末

1 顆雞蛋

1 大匙無麩質麵包粉

1 小匙鹽

1 小匙現磨胡椒

特級初榨橄欖油

1. 在大型平底鍋內燒熱 1－2 大匙油。
2. 加入洋蔥，翻炒至軟化。
3. 加入紅甜椒和菠菜煮 2 分鐘。
4. 加入蒜末翻炒 2 分鐘，接著從鍋中取出炒勻食材待涼。
5. 用木勺把火雞絞肉、雞蛋、鹽、胡椒粉、麵包粉和菠菜混合均勻，做成四塊漢堡排。
6. 以中大火在不沾鍋中燒熱 1－2 大匙油。把漢堡排放進鍋裡煎熟至金棕色，一面約 4－5 分鐘。輕輕按壓每片漢堡排的中心，確定裡面有熟透。

〔紅甜椒松子菠菜雞肉捲〕

菠菜和歐芹富含可以維持腸道黏膜健康的胺基酸麩醯胺酸。這道菜的雞肉拍成薄片，再配上菠菜、紅甜椒、歐芹、黑醋栗和松子，是一道同時滿足視覺和味覺的優雅料理。

二至四份

2 片約 170 克有機雞胸肉

1 大匙奧勒岡末

鹽

新鮮研磨胡椒

4 大匙特級初榨橄欖油

2 瓣大蒜末

1/2 把菠菜切碎

紅甜椒片少許

2 個小型烤紅甜椒切碎

3 大匙歐芹末

2 大匙黑醋栗

3 大匙烤松子

廚房用的棉繩，先泡過水

1. 烤箱預熱至約攝氏 177 度。
2. 把每片雞胸肉分成兩半，以保鮮膜包覆雞胸肉再以肉槌拍薄。請注意別把雞胸肉拍得太薄，否則雞肉容易散開。以奧勒岡末、鹽和胡椒塗抹兩面調味。
3. 以中大火在中型炒鍋中燒熱 2 大匙橄欖油，加入大蒜炒 30 秒。
4. 加入菠菜、少許鹽、少許胡椒和紅甜椒片翻炒幾分鐘，直到青菜軟化。
5. 從鍋中倒出青菜，加入烤紅椒、歐芹、黑醋栗和松子拌勻。

6. 取 1/4 拌勻的菠菜混合物放到每塊雞胸肉上，然後把雞胸肉緊緊捲起再以棉繩綁緊。

7. 以中大火在中型鍋中燒熱另外 2 大匙橄欖油。

8. 把雞肉放進鍋中煎至每面呈棕色。

9. 接著把鍋放入烤箱烤 10 分鐘，直到雞肉熟透。剪開棉繩，仔細把雞肉捲切成約 1.27 公分的片狀。

〔白花椰菜泥〕

　　白花椰菜是少數營養豐富的白色食物，富含維生素、礦物質和植化素。我們用對修復腸道黏膜有益的澄清奶油來做這道白花椰菜泥，是比馬鈴薯泥更健康，但卻同樣美味的替代品。這道配菜做法簡單，可做為週間晚上的一道菜，視覺效果也夠細緻，足以成為特殊場合的一道菜。這是孩子們也會喜歡的美味佳餚。

六份

　　1 顆白花椰菜分成小束

　　1/4 杯歐芹末

　　2 小匙澄清奶油或特級初榨橄欖油

　　鹽

　　新鮮研磨胡椒

1. 把一大鍋鹽水燒開。

2. 加入白花椰菜煮軟，約十分鐘。

3. 保留 1/4 杯煮菜水，把其他水倒掉，並把白花椰菜放進食物攪拌機。

4. 加入橄欖油或澄清奶油和留下來的水，一次一大匙，攪拌至滑順。

5. 以鹽和胡椒調味，最後用歐芹裝飾。

〔藍莓芭菲〕

洋菜（agar）是一種健康的海洋植物，有很好的藥用功效。洋菜在廚房裡常做為明膠使用，通常用於製作布丁、芭菲（parfait，百匯）和蛋撻。這種富含纖維素和礦物質的植物能舒緩消化道、減少發炎。你會發現這道甜點清爽細膩但卻十分誘人。

八份

4 杯蘋果汁

3 大匙洋菜（或天然明膠）

少許鹽

1 大匙蘋果醋

2 杯冷凍藍莓

1 杯再 1 大匙烤腰果

1 大匙楓糖漿或龍舌蘭糖漿

1. 在大鍋中以中大火把 3 杯蘋果汁煮沸。
2. 轉為小火加入洋菜片、鹽和醋攪拌，持續攪拌到洋菜化掉。
3. 關火，加入藍莓，然後盛入 23－33 公分的玻璃皿中。
4. 冷藏約一小時或直至凝固。
5. 從器皿中取出，以手持式攪拌機或食物處理機攪拌至滑順。
6. 把 1 杯腰果和楓糖漿放入食物處理機中。
7. 在攪拌機運轉時，慢慢加入剩餘的 1 杯蘋果汁，直至滑順。
8. 分裝至八個玻璃皿，放上一層水果混合物，並淋上腰果醬。
9. 放上剁碎的腰果。

〔澄清奶油〕

經 CCN 的莉茲 · 利普斯基（Liz Lipski）博士同意轉載

澄清奶油（ghee）又稱酥油[1]，是具有療癒效果的印度傳統食物，作法是加熱奶油直到液化，去除牛奶固形物，不適合吃乳製品的人也可以食用。你也可以在健康食品店和印度市場買已經做好的成品。澄清奶油傳統上被用於治療潰瘍、便祕，有利於傷口癒合及舒緩消化道。

450 克有機無鹽奶油

1. 在中型的平底鍋裡，以中火加熱奶油。
2. 奶油會融化然後開始沸騰。奶油沸騰時，你會聽到啪啪作響的聲音。
3. 奶油的上方會開始發泡，這時用湯匙撈出泡沫丟棄。
4. 約 15 − 20 分鐘後，你會聽到酥油的聲音發生變化。聲響會變小，你會看到油體變得較為清澈不混濁。
5. 離火以粗棉布或以金屬的咖啡過濾器和濾紙過濾。你可以等 15 分鐘，或立即進行這個步驟。奶油很燙，請小心操作。
6. 放入陶瓷、玻璃或石頭的碗中，蓋上蓋子。製作好的澄清奶油不冷藏可保存約一年。

＊ 1. 為了避免與烘焙用的起酥油混淆，本書一律稱為澄清奶油。——譯者註

PART 4

維護肝臟的功能

　　成功的標準並非由他所達到的人生地位，而是由他克服的障礙來衡量。

——美國政治家布克・華盛頓

（Booker T. Washington）

Chapter 11

維護肝臟的功能

以我之見，過去六十年來，人類似乎對自己進行了一項巨大的實驗。這是什麼意思呢？第二次世界大戰以來，我們創造並暴露在數千種對健康有不明影響和副作用的化學物質和毒物中。一些化學物質被人發現有致癌的危險後才下市，包括曾用於兒童睡衣的阻燃劑（flame retardants）和殺蟲劑DDT（一種農作物的殺蟲劑）。但是我們現在發現一些相對較新的毒物，也可能造成一些嚴重疾病，例如癌症、糖尿病、心臟病和自體免疫疾病等愈來愈盛行。你必須了解一件重要的事：這些毒物累積的效應很可能在你不自覺的情況下，對身體造成了巨大的負擔。

本章的第一個目標，是向你介紹所有可能導致或與自體免疫疾病相關聯的毒物，好讓你看看自己的周邊環境是否潛伏著這些毒物。減少暴露在這些化合物中，並減少身體積毒，是治療計畫非常重要的第一步。我的第二個目標是幫助你把這些毒物排出體外。

毒物，是一種被身體攝入、吸入或與皮膚接觸時，會被免疫系統視為外來並危險的物質，並隨之對此產生反應。這些有毒物質將對細胞造成直接損傷，並對負責清除體內毒物的肝臟造成沉重負擔。環境毒物包括：

- 乾洗溶劑
- 汽油
- 汽機車廢氣
- 二手菸
- 樹脂
- 黏膠

- 油漆

- 去漬劑

- 汞、鉛、砷、鎘等重金屬

- 多氯聯苯（PCBs）等化學物質，其中又以戴奧辛最廣為人知。

- 有機磷和有機氯等農藥

- 塑膠中的有毒化合物，如雙酚 A。

- 一些微量礦物質，如二氧化矽和碘，極少量時對人體有益，但大量接觸就
  會致病。

- 被大量處方藥汙染的飲用水

- 外源化合物（xenobiotics，或稱異生素），包括環境中的化學物質和化合
  物，在人體內的作用跟雌激素一樣。

- 腸道中的壞菌、酵母菌或寄生蟲釋放的毒物。

肝臟如何處理毒物

「體內毒物濃度」（toxic load，或稱毒物累積量、身體積毒、毒物負荷），一
詞用來代表細胞和組織內所有不同種類毒物的總量。正如同這個詞所隱含的意
思，細胞和肝臟難以承受這些物質，身體要處理並排出這些毒物而不生病並不容
易。體內毒物濃度測量的是你暴露的時間多長，以及量有多少。你體內的毒物濃
度愈高，對健康造成負面影響的機會就愈高。我希望讀者能藉由本書這個部分了
解你的體內毒物，這也是我在上面提到好幾種你可能接觸到的毒物的原因。但這
並不是說，當中的任何單一毒物都會引發疾病（雖然也可能是這樣，目前沒有充
足的研究能證實此事）；相反地，是這些毒物的累積對排毒系統造成了沉重的負
擔。

身體的主要解毒器官肝臟，每天都在進行英勇的任務，試圖保護你不受所吃
的食物、所呼吸的空氣、所喝的水中大量化學物質和毒物的傷害。如果你想知道
肝臟是怎麼運作的，請把它想像成你在水槽裡用來瀝乾煮熟義大利麵的篩濾器。

濾篩上有很多小孔，當你把水和義大利麵倒進去時，水會流過濾篩，只留下麵條。你的肝臟負責過濾身體所有的血液，這些血液流過肝臟中的細小血管時，肝臟細胞會在此時抓住毒物。接著，這些細胞會轉化毒物，降低它們的危險性，然後藉由膽汁系統排出體外，或是進入血液中透過腎臟過濾。**如果你所暴露的毒物太多、時間太長，它們就會開始堵塞你的肝臟。**為了想像這種情況，讓我們回到濾篩的例子。如果濾篩上的孔被堵住了，積滿了水和義大利麵，最後滿了出來。以你的身體來說，這意味著你的肝臟裡積滿了毒物，最後滿出來，流進你體內所有的組織。

毒物相關的疾病和症狀包括：

• 總是覺得疲倦
• 無法清晰思考（也叫做腦霧）
• 感覺全身浮腫
• 頭痛
• 肌肉痠痛
• 手指或雙腳刺痛
• 不明原因的體重增加

食物和補充品中健康且有益的營養素，可幫助肝臟抓住所接觸的毒物，並把它們排出體外。你的身體積毒愈多，要處理它們就愈困難。因此，毒物愈多，你所需要攝取的營養素（可從蔬菜等食物中攝取，我們將在下一章討論這些食物）也愈多。

基因在這方面也發揮了作用，它會影響肝臟細胞內酵素的功能與清除毒物的能力。如果你的基因有缺損，意思是你天生的排毒酵素無法有效發揮作用，你更需要加倍小心，要減少毒物累積，並補充可充分保養肝臟的營養素來維持健康。我喜歡用煤礦坑中的金絲雀來比喻這件事。過去礦工們進入礦坑幹活時，經常帶著金絲雀一起去。金絲雀對甲烷和一氧化碳的敏感度比礦工們要高，所以如果金

絲雀死亡，礦工們就知道該是逃出礦坑的時候了。排毒系統基因不夠好的人也一樣，包括我在內。我做了排毒系統的基因檢測，結果發現自己的排毒途徑有多重缺陷。我需要比身邊的人活在更乾淨的環境中，因為毒物會讓我生病，也曾經讓我生病。如果你有自體免疫疾病，你可能也是礦坑中的金絲雀。

在隨後的〈養護肝臟指南〉章節中，有一個自我評估能幫助你計算自己體內的毒物濃度，另一個評估則是看你是否正經歷毒物相關的症狀。這個自我評估將幫助你確定自己是否有基因缺陷，我也將分享目前相關的基因檢測資訊。

你暴露在環境毒物中的狀況

以下是一些值得注意的統計數據，可以讓你稍微了解自己在周遭環境中所面對的毒物問題。已有許多機構參與監測人類暴露在環境化學物質和毒物中的狀況，因為我們愈來愈了解這些毒物是如何使人生病，所以這種監測成了必要的評估。為了清理環境並減少毒物暴露，要做的第一步就是蒐集數據。我希望當你看到這些數據時，會意識到問題的嚴重性，當然，毒物對你來說也是一大問題。

美國疾病管制中心（Centers for Disease Control and Prevention, CDC）進行了一項大型且持續的調查，來追蹤美國人所接觸到的所有毒物。他們在二〇〇九年〈第四次人體環境化學品暴露全國報告〉（Fourth National Report on Human Exposure to Environmental Chemicals 2009）中，提供了「全美健康和營養調查」（National Health and Nutrition Examination Survey, NHANES）[1] 的數千名受調民眾體內所測得的二一二種化學物質數據。他們發現工業用化學品的暴露非常廣泛，這意味著幾乎每個受檢測的美國人體內都有這些化學物質。以下是其中部分毒物：

- 某些製造產品中使用的阻燃劑多溴化二苯醚（polybrominated diphenyl ethers）。
- 塑膠中的雙酚 A（bisphenol A）。
- 用於製造鍋具中耐熱不沾塗料的聚四氟乙烯（polytetrafluoroethylene，鐵氟龍）。最安全的選擇，是陽極氧化鋁（anodized aluminum）不沾鍋具。

• 用於製造煙火、炸藥、火炬、火箭推進劑的高氯酸鹽（perchlorate）。這是一種天然存在的化學物質，也可能是人造的。

（請參閱 www.cdc.gov/exposurereport 上所有二一二種化學物質的結果。）

近三十年幾來，美國疾病管制中心環境衛生實驗室的科學家們，使用一種稱為生物監測（biomonitoring）的技術，來確認人體所暴露的環境化學物質。生物監測是跟健康最為相關的毒物評估，因為測量的是這些化學物質實際進入人體的多寡。你可以在 www.cdc.gov/biomonitoring/biomonitoring_summaries.html 上搜尋相關資訊。目前，人類樣本中已測得三百多種環境化學物質或其代謝物。

美國環境工作小組（Environmental Working Group, EWG）在二〇〇五年所進行的另外一項研究中，在新生兒的臍帶血中發現多達二三二種化學物質，包括已知的致癌物和神經毒物。雖然這項研究規模很小，但它為更多針對兒童與成年人接觸化學物質的研究打開了大門。二〇〇六年末，美國環境工作小組與聯合國公益組織合作，展開一項名為「人體毒物研究計畫」（Human Toxome Project）的研究，目標是測量人體內各種毒物的總量。這個仍持續進行中的研究計畫監測到超過五百種不同的化學物質與毒物（你可以在 www.ewg.org/sites/humantoxome 網站上，以居住地區或年齡組別搜尋檢測結果）。[2]

不管是政府、研究人員、政治行動團體或群眾運動，都愈來愈關注在找出我們暴露在其下的毒物，施壓讓企業改變與清除他們在產品中使用的化學物質，並提高民眾選擇更佳產品的意識。舉例來說，美國環境保護局的有毒物質排放清單（Toxics Release Inventory, TRI）計畫，要求相關工業界報告法律規定的六五〇種化學品排放、丟棄、焚化、處理及回收等情形。[3] 雖然大家都同意這些公司需要報告它們把什麼物質排放至空氣中，但什麼程度才算過高或應該報告，則是仍有極大爭議。

汞

　　重金屬一直被認為與自體免疫疾病有所關聯，而汞則是有最多數據顯示與這些疾病相關的重金屬。每個人汞暴露的程度可能有所不同，但汞暴露是很普遍的現象，因為有很多種方式可以接觸到汞。汞可能出現在牙科使用的填補物銀粉汞齊、化妝品、殺蟲劑和部分疫苗中。汞也是許多工廠排放至空氣中的汙染物，尤其是那些燒煤的工廠。接著，汞會沉積在土壤和海洋、湖泊與河流底部。小魚吃了含汞的藻類，大魚吃小魚，食物鏈往上累積，因此鮪魚、旗魚等最大型的魚類體內含汞量最高（野生帝王鮭則含汞量較低，這也是野生鮭魚是蛋白質和 omega-3 脂肪酸良好來源的原因之一）。[4]

　　汞對健康的影響程度，取決於接觸到哪種形式的汞。例如，補牙的銀粉汞齊是人體汞蒸氣暴露的主要來源。最常用的補牙汞齊材料約含 50％的液態金屬汞，因此當你以銀粉汞齊補牙時，準備材料並置入於你口中的過程，即導致患者與牙醫、牙技師汞蒸氣暴露。通常牙醫和牙技師操作時會戴上口罩，但你並沒有。再加上你每次咀嚼、刷牙或喝熱飲料時，都會釋放出汞蒸氣，並吸入肺部，進入血液。研究顯示，汞齊填補物的數量，與血液及尿液中的汞濃度之間，有直接的相關性。

　　職業暴露，則可能發生在煉金、工廠淨化和製造氯的過程中。使用含汞的美白乳霜也可能導致高風險的汞暴露。從汞蒸氣中吸入的無機汞（inorganic mercury）會在體內累積，對神經系統和腎臟產生毒性作用。汞蒸氣可輕易穿透血腦障壁，並在腦部累積。

　　甲基汞（Methylmercury）暴露，則幾乎全是因為食用鮪魚和旗魚等海鮮。甲基汞在化學上跟無機汞有所不同，而這種差別改變了它在人體內的作用。研究顯示，魚的攝取量跟人體血液及頭髮中的甲基汞濃度直接相關。這種類型的汞對大腦具有毒性，但不像無機汞那麼容易穿透血腦障壁，因此會累積在身體其他組織中。當你測量血液中汞濃度有升高的現象時，通常是因為甲基汞的緣故。所有形式的汞一旦進入細胞就會產生自由基，損壞酵素活性、細胞膜和 DNA（細胞內基

因密碼）。

這兩種形式的汞（甲基汞和汞蒸氣），都很容易由母親透過胎盤傳給她未出生的孩子。研究顯示，甲基汞會被吸收到胎盤中，儲存在胎兒腦部，濃度甚至比在母體中還高。事實上，這樣反而更危險，一些研究已發現胎兒出生前的汞暴露與兒童認知功能受損相關。孕期中高度的汞暴露也可能導致胎兒各種發育問題，包括智能障礙、小腦共濟失調（cerebellar ataxia，小腦運動神經失調）、構音障礙（dysarthria，發音困難）、肢體畸形、生長發育異常、感官機能受損，以及腦性麻痺等。

汞

身體汞含量過高會有什麼感覺？慢性少量的汞暴露可能造成：
- 顫抖
- 牙齦疾病
- 易怒
- 憂鬱
- 短期記憶喪失
- 疲勞
- 厭食
- 睡眠障礙

體內有高濃度的甲基汞時，主要會影響中樞神經系統，導致麻木、刺痛感、平衡障礙、行走與說話困難、聽力受損、視力產生變化等。美國疾病管制中心的國家生物監測計畫指出，急性大量的汞蒸氣暴露可能導致嚴重的肺炎，也就是肺部發炎。

雖然如此，我有許多體內高汞含量的患者並未出現急性中毒的典型症狀。相反地，我常看到驅使患者來看醫師的典型模糊症狀。不幸的是，傳統西醫醫師會進行例行血液檢查，然後宣稱你完全健康，儘管你可能覺得腦霧、肌肉疲勞、全身疲勞、焦慮、憂鬱、注意力無法集中、記不住事情。患者也可能不太能運動，因為運動完感覺更糟，有時候手腳或身體其他部位會出現麻木與刺痛感等。這些都是慢性少量汞暴露的徵兆。如果你有任何這些症狀，或者有更嚴重的汞中毒症狀，請務必按照後文〈養護肝臟指南〉中的指示接受檢測。

砷

砷和鉛等其他重金屬或許跟與自體免疫疾病沒有明顯的關聯，但我仍想提到這些重金屬，因為這些重金屬跟汞一樣需由人體代謝，所以暴露在這些重金屬中，會讓你更難代謝掉汞，進而增加自體免疫疾病的風險。重金屬砷會致癌並汙染飲用水。一九七五年，美國通過《安全飲用水法案》（*Safe Drinking Water Act*），禁止將砷用作農藥，並於二〇〇三年禁止把砷用於戶外板材和遊樂場設備的高壓處理木材。然而，美國食品暨藥物管理局（Food and Drug Administration, FDA）則批准數種有機砷化合物少量用於動物和家禽飼料中的抗菌劑。但動物吃了砷，人類再吃動物，因此人類仍持續暴露在這種重金屬中。

鉛

人類利用鉛的歷史悠久，美國在一九七〇年代禁止在油漆和汽油中使用鉛，但直到一九九〇年代汽油中才完全不使用鉛。鉛是一種劇烈的神經毒物。它很容易經由腸胃道吸收，尤其是兒童。鉛也會累積在骨骼中多年，進入更年期後骨頭斷裂與重建的週期增加時，才被釋放到血液中。我通常會在病患的首次看診中，檢視他們環境毒物暴露的情況，發現有些人記得童年時在老家吃過油漆碎片，或曾在裝潢期間住在老房子裡，連續數月吸入大量粉塵，這在在都讓我非常震驚。此外，直接飲用水龍頭的水也會有鉛暴露的問題，因為從城市街道下方把水送到水龍頭的舊水管滿布了鉛。水經過水處理設施的檢測，並不代表它在送到你廚房的路上不會遭到汙染（我有時候覺得自己應該投資淨水器公司，因為我一直告訴每個人廚房水槽一定要安裝逆滲透淨水器）。避免這些重金屬暴露對你的健康非常重要，尤其是如果你認為自己有毒物相關疾病。我們將在下一章進行測試。

化妝品（沒錯，正是化妝品）是另一個問題。許多知名品牌的唇膏都含鉛。事實上，美國消費者保護團體安全化妝品運動聯盟（Campaign for Safe Cosmetics）在二〇〇七年測試的三十三款唇膏中，竟有 61％ 含鉛，儘管它們的成分上都未列

出鉛。[5] 美國食品暨藥物管理局在二〇〇九年發布的研究顯示，所測試的唇膏樣品全數含鉛。這個事實已經夠令人驚訝，但更糟糕的是，這些唇膏的鉛含量居然在 0.09 - 3.06 ppm 之間，是安全化妝品運動聯盟研究所發現的四倍！唇膏含鉛量最高的，竟是三家知名製造商：寶潔（品牌為 Cover Girl）、歐萊雅（品牌為歐萊雅、美體小舖和媚比琳）以及露華濃。美國食品暨藥物管理局在二〇一二年二月擴大規模的後續研究中發現，數百種口紅含鉛量高達 7.19 ppm。請記住，最新科學研究並未顯示有所謂安全的鉛暴露量這回事。市面上有不含有害化學物質和金屬且較為安全的化妝品，你可以上美國環境工作小組網站搜尋這些產品 www.ewg.org/skindeep。[6]

塑膠

美國環境小組委託進行的實驗室檢測，首度在美國嬰兒的臍帶血中檢測出了雙酚 A（bisphenol A, BPA），它是一種塑膠成分及類雌激素化合物（estrogen-like compound）。類雌激素化合物和體內雌激素的作用是一樣的，可能導致早發性青春期（早熟症）和痛經（生理痛、月經困擾症），並可能提高與雌激素相關癌症，例如乳癌、卵巢癌和子宮頸癌的風險。有些化學物質在人體內跟荷爾蒙有相同的作用，稱之為內分泌干擾物（endocrine disruptor，又稱環境荷爾蒙），而雙酚 A 就是其中一種。還有哪些狀況會讓你有雙酚 A 暴露的問題？美國環境工作小組檢測發現，美國大型企業和服務業的收銀機和自動櫃員機所印出的感熱紙收據 40% 含高濃度的雙酚 A。[7] 這類型的研究讓我們了解到，我們常在自己最沒有想到的地方有化學毒物暴露。

戴奧辛（Dioxins）和多氯聯苯（polychlorinated biphenyls, PCBs）屬於毒性極強的化學物質，在一九七〇年代就已被禁用，但至今仍然存在於環境和人體中。戴奧辛是在燃燒森林或家庭垃圾時，或在用氯漂白木漿和紙張時，或在生產或加工某些類型化學品（如殺蟲劑）的過程中產生。直到一九七九年被禁止使用以前，多氯聯苯被用於熱交換器和變壓器的絕緣液、液壓油，也被用做油漆、油和

填縫劑的添加劑。

　　且即使人們已不再製造這些化學物質，它們仍殘留在環境中，留在土壤和水裡。動物會先暴露在這些化學物質中，人類再透過食用高脂動物產品如乳製品、雞蛋、肉類和部分魚類接觸到它們。這些化合物堆積在體內，儲存於脂肪組織和母乳等體液中，並在婦女懷孕和哺乳期間傳遞給腹中的胎兒和出生的寶寶。在美國疾病管制中心〈第四次人體環境化學品暴露全國報告〉中，科學家們在至少一千八百名十二歲及以上的受試者血清中，測出二十六種不同的戴奧辛和多氯聯苯相關化合物。此外，美國環境工作小組與 *Commonweal* 期刊合作研究中，所有三十五名受試者體內都發現了多氯聯苯。美國國家環境保護局指出，因為這些化學物質在大環境中普遍存在，所以低量暴露是不可避免的。因此，當胎兒還在子宮時，就已經由胎盤暴露在這些化學物質中，而新生兒則是從誕生之初就開始攝入這些物質。

殺蟲劑與處方藥

　　最常見的殺蟲劑是有機磷（organophosphate）和有機氯（organochlorine）的殺蟲劑，這是農業上用來殺死害蟲的藥劑。人類吃下噴灑過這些殺蟲劑的作物就會暴露在這些毒物中。美國疾病管制中心指出，人們長時間少量暴露在這些農藥中時，可能會感到疲倦、虛弱、易怒、憂鬱或健忘。在此報告中，科學家們在至少一九○三名六至五十九歲的受調者身上，發現了六種不同可被測得的有機磷代謝物。

　　人類另一種暴露在毒物中的方式，是處方藥。我說的不只是你用來治療疾病的藥物。我們喝的每一杯水，都混有低劑量的藥品。這聽起來令人難以置信，但現實就是如此。根據美聯社全國調查小組在二○○八年三月所發表的一項為期五個月的研究，包括抗生素、性荷爾蒙，以及用於治療癲癇、憂鬱症等各式各樣的藥物，汙染了至少四千一百萬美國人所喝的飲用水。美國環境工作小組進一步研究發現，美國各地的自來水也受到了汙染。更糟糕的是，飲用水處理廠的主要目

的並不在去除這些殘留物。實際上，美聯社全國調查小組發現美國二十四個主要大都會地區處理過的自來水和供應水中，也有相同的化學物質。[8]

美國環境工作小組的全國飲用水資料庫，顯示了美國四萬個社區的自來水檢測結果。根據他們從國家水務局官員取得近二千萬份的飲用水品質分析，自二〇〇四年以來，自來水公司的檢測顯示美國人飲用的自來水中含有三一五種汙染物。超過半數測得的化學物質（如藥物）並不受美國健康或安全法規控管，因此無論含量高低都可以合法存在。美國國家環境保護局不但沒有制定藥品的安全標準，也沒有要求水處理廠對這些化學物質進行檢測。

我知道我在這裡分享的很多資訊聽起來很嚇人，但我的目的並非嚇唬你，或讓你感到絕望。是的，有大量證據顯示，你暴露在數百種身體認為是異物的化學物質和毒物中，而且其中一些確實與自體免疫疾病有關，但我們可以做很多事來解決這個問題，這才是我的目標。我與你分享的是知識，而知識就是力量。**第一步是了解毒物暴露與自身健康之間的關係，接下來我會協助你找出環境中的可能毒物來源，然後想辦法斷絕這些來源。**我們必須找到造成問題的圖釘並將它拔出，因為你的自體免疫疾病與其中一種或多種毒物之間可能有所關聯。接著，我們可以幫助你的肝臟發揮作用，清除體內累積的有毒物質，從而幫助免疫系統恢復平衡。

自體免疫疾病和毒物：重金屬與外源性雌激素

重金屬

接著來看我們所了解的特定毒物，與自體免疫疾病之間的關係。首先，我要跟大家分享有關重金屬，尤其是汞的最新資訊。這些金屬已被人類使用數千年之久，儘管我們知道它們會造成健康問題，但人們仍然持續地暴露在汞之中，在部分地區暴露程度甚至有增無減，尤其是開發程度較低的國家。

汞如何引發自體免疫疾病有好幾種理論。首先是汞會改變或損害你的組織細胞，使得免疫系統把它們當作外來物加以攻擊。另一種理論，是汞會刺激免疫系

統中稱為淋巴球的細胞大軍，使它們生長異常，失去耐受性以及分辨自體與非自體的能力，接著它們就直接攻擊或製造抗體來攻擊自體組織。

在所有的重金屬汙染中，汞是其中最重要的一種，過去一個世紀以來，汞在環境中的含量估計已增長三倍之多。早在一九八六年就有報告顯示，多發性硬化症與補牙的汞齊所導致的長期汞暴露有關。伊朗伊斯法罕醫學大學（Isfahan University of Medical sciences）的研究人員，曾針對伊斯法罕一群多發性硬化症患者進行研究。伊斯法罕這個城市受到汞工業汙染的程度很高，多發性硬化症的發生率也高。研究人員發現，大量的汞暴露與多發性硬化症之間有顯著的正相關。[9]米蘭大學的一項研究中，曾有一個案例是體內汞、鋁和鉛濃度皆高的多發性硬化症患者，在接受螯合作用後（一種清除毒物的治療，下一章會詳細解釋），多發性硬化症症狀因此得到改善[10]（下一章將分享我的患者史蒂夫類似的故事）。

許多研究顯示，汞暴露會導致老鼠產生自體免疫疾病。在這些研究中，研究人員讓老鼠暴露在汞之中，並觀察到牠們發生多發性硬化症與紅斑性狼瘡等自體免疫疾病。[11,12]我們當然無法在人類身上進行類似的研究，因此大部分的研究都是患者自己陳述（研究對象被問及他們過去汞暴露的歷史），或比較自體免疫疾病患者與非患者的特徵（稱為病例對照研究）。美國北卡羅萊納州的國家環境衛生科學研究所（National Institute of Environmental Health Sciences）一項研究發現，紅斑性狼瘡和自己陳述汞暴露的多寡有密切的關係，紅斑性狼瘡也與在牙科診所工作之間有關聯性。[13]其他研究發現，體內汞濃度較高（透過觀察頭髮中的汞含量來判斷，這是評估大量慢性暴露的方法），與抗核抗體呈現陽性相關。抗核抗體是發展出自體免疫疾病的第一個病兆，可能演變為紅斑性狼瘡。[14]在另一項研究中，硬皮症患者與未有硬皮症抗體的患者相比，尿液中的汞濃度較高。[15]

其中，汞和自體免疫甲狀腺疾病之間相關旳證據最為顯著。研究顯示汞暴露程度較高者，罹患自體免疫甲狀腺疾病的風險隨之增加。如果你患有自體免疫甲狀腺疾病，你體內很可能有高濃度的汞。

證據顯示，汞會在甲狀腺中累積，而且是自體免疫甲狀腺疾病的原因之一。

自體免疫甲狀腺疾病有兩種：葛瑞夫茲氏病與橋本氏甲狀腺炎，前者是抗體刺激使得甲狀腺過度活躍，後者是抗甲狀腺抗體阻斷甲狀腺製造荷爾蒙的能力，使得甲狀腺機能低下。請注意，你可能要產生這些抗體二到七年之久，受損的甲狀腺才會顯示出甲狀腺荷爾蒙不平衡的跡象。自體免疫進程雖然已經展開，但除非醫師檢測你的抗體，否則你可能不會知道自己已經患病，直到某天你注意到自己非常疲倦、體重增加、掉髮、沒有性衝動、便祕、一直感覺冷。如果你因葛瑞夫茲氏病抗體發展出甲狀腺機能亢進，你可能會出現心悸、體重減輕、失眠等症狀，而且眼睛可能會開始外突，這稱為眼球突出（exophthalmos）。一旦你出現這些症狀，代表甲狀腺荷爾蒙已失去平衡，這是自體免疫疾病抗體未被發現造成了多年損害所致（在我的診所，我都會檢查每個初診病人，因為我想盡早發現問題，並在甲狀腺荷爾蒙受影響之前先修復問題）。

　　我們從這些汞和自體免疫甲狀腺疾病（autoimmune thyroid disease）的研究中，學到了什麼？美國石溪大學（Stony Brook University）預防醫學系研究人員研究了二十歲以上未使用避孕藥、未懷孕、未哺乳的女性血液，發現汞濃度較高者，其甲狀腺球蛋白抗體（thyroglobulin antibody）過高的風險較高。[16] 這項訊息對橋本氏甲狀腺炎患者，以及其他甲狀腺球蛋白抗體較高的自體免疫疾病患者具有重大的意義。甲狀腺球蛋白抗體升高是類風濕性關節炎、紅斑性狼瘡、惡性貧血、纖維肌痛、慢性蕁麻疹，以及第一型糖尿病患者很常見的狀況，這意味著上述其他疾病可能也與汞有關。因此，汞和這些抗體之間的關聯性，可以表明汞和其他免疫相關疾病之間存在更廣泛關係。

疫苗

　　在我們結束關於汞的討論之前，不能不提疫苗中所使用的重金屬。汞被用來當作疫苗的防腐劑，有些疫苗則加入鋁，以刺激提高免疫效果，使疫苗的效果更好（加強疫苗免疫反應的成分稱為佐劑〔adjuvant〕）。換句話說，鋁被用來刺激免疫系統，使免疫系統對疫苗中的腮腺炎、麻疹或其他病毒產生更大的反應，並

製造更多的抗體。雖然這個過程對於那些只關心製造出的成功疫苗的人士來說，是合理的做法（「成功」意味著接受疫苗者會對該種疾病免疫），但是他們卻忽略了所摻入成分的危險性。

針對疫苗和自體免疫疾病之間的關聯性研究最多的，包括一九七六年施打豬流感疫苗後導致的格林－巴利症候群（Guillain-Barre syndrome；一種神經與肌肉的自體免疫疾病）、免疫性血小板缺乏紫斑症（immune thrombocytopenic purpura；這是血小板被施打麻疹、腮腺炎和德國麻疹混合疫苗〔MMR 疫苗〕後造成抗體破壞的疾病）、心包炎（天花疫苗接種後心臟內部與周圍發炎）。過去也有報告指出，接受 B 型肝炎疫苗的成年人，形成類風濕性關節炎、多發性硬化症或血小板缺乏症（血小板低下）的風險增加。這些疾病究竟是由疫苗中的傳染物質、防腐劑中的汞或是佐劑（鋁）所引起，目前仍未能確定。醫學文獻中也有二十五例紅斑性狼瘡和疫苗相關的病例，尤其是傷寒與副傷寒、猩紅熱和 B 型肝炎疫苗。事實上，英文已出現了一個新詞叫做 "autoimmune/inflammatory syndrome induced by adjuvants"（含鋁佐劑導致的自體免疫或發炎症候群，簡稱 ASIA），因為許多人在接種疫苗後產生免疫問題。[17]

做為防腐劑而加入疫苗的汞，被稱為硫柳汞（thimerosal）。許多老鼠的實驗研究顯示，低量汞暴露會引發自體免疫反應，如此看來讓人施打這些疫苗似乎頗為危險，尤其是對嬰兒和兒童。事實上，目前最活躍的研究領域之一，就是研究疫苗中的汞與兒童罹患自閉症之間的關聯性。即便迄今為止研究尚未證明疫苗是其原因，但激烈爭論仍持續中，許多家長都很關心這件事。雖然疫苗已被證實在預防感染疾病方面功效顯著，但疫苗中的汞或鋁是否可能使得具基因易感性（genetic susceptibility）的人產生自體免疫疾病，仍是許多人的疑問（只是，目前尚無對照試驗證實會引發自體免疫疾病）。近期多數研究都專注在汞上，但幾乎每種疫苗都會使用鋁做為佐劑，因為它是免疫系統強力的刺激劑。雖然你無法避免疫苗中的鋁，但現在已有廠商製造無汞疫苗，我建議你找這些疫苗施打。如果你患有自體免疫疾病，那麼接受任何免疫接種前，請先諮詢醫師。如果你正在服

用抑制免疫的藥物，那麼你應該知道疫苗對你效果不佳，所以施打疫苗的好處可能不值得你冒險暴露在疫苗中的鋁或汞中。

我要聲明一點：我並非反對施打疫苗。疫苗是一種公共衛生措施，能保護我們不受危險傳染疾病的威脅，而這些傳染病在二十世紀早期造成許多兒童與成年人死亡。我只是指出，研究正逐漸證明這些佐劑（大多數疫苗仍然使用鋁）可能形成嚴重的免疫壓力，造成不明的後果。兒童與成人接種疫苗以減少疾病的傳染，應該要有更好且更安全的方法。

外源性雌激素

過去五十年來有許多證據顯示，環境中的化學物質如農藥和工業用化學品，可能引發類荷爾蒙的作用。這些在體內模擬雌激素作用的化學物質被稱為外源性雌激素（xenoestrogens，環境荷爾蒙雌激素），它們就存在我們生活周遭的食物、土壤、空氣、水和家庭用品中。這些毒物有些被儲存在身體的脂肪中，所以在你節食的時候，這些毒物就從脂肪中釋放出來，讓你感覺無精打采。它們也同樣會有雌激素所造成的症狀，例如女性的乳房變飽滿柔軟、經期血量增多且有疼痛、脹氣、水腫等症狀。男性則出現乳房組織增多，或性欲低下的情形。外源性雌激素是外源性化學物質的重要類型之一，外源性化學物質是一種人工合成、天然或生物性的環境物質，可以模擬人體內雌激素的作用。你必須了解這些物質，因為它們可能是造成自體免疫疾病的幕後黑手。

塑膠、清潔劑、介面活性劑、殺蟲劑和工業化學品等，都可以找到外源性雌激素的身影。你吃的傳統乳製品和肉類中，也可以找到它們，因為動物施打了荷爾蒙後生長得更快、能生產更多牛奶，這就是為什麼我建議你選購有機乳製品、雞蛋、牛肉、雞肉、火雞肉和豬肉的原因。這些環境雌激素已遍布全球。令人驚訝的是，甚至在遠離人群或工廠的北極地區，都發現有高濃度的殺蟲劑 DDT。

米蘭大學的研究人員對所有關於環境類雌激素（environmental estrogens）和自體免疫作用的研究進行回顧。他們反覆發現不同化學農藥和類風濕性關節炎、紅

斑性狼瘡，以及抗核抗體檢測陽性之間，呈現正相關。他們指出，暴露於多氯聯苯與類風濕性關節炎有關，戴奧辛則與抗核抗體陽性有關。人類過去一直有接觸植物性雌激素（phytoestrogens，植物動情素）和真菌性類雌激素（mycoestrogens，具有溫和雌激素活性的植物和真菌）的歷史，但是到了二十世紀，人類暴露於這種新型環境類雌激素的機會急劇增加。[18]

問題首先露出端倪起自數年前，駕機噴灑 DTT 的人員發現其精子數量低下，經常處理農藥的工廠工人則發現有性慾低下、精子數量少、性功能障礙等問題。接著，汙水處理廠附近發現公魚雌性化成了頭條新聞。類雌激素物質對環境產生汙染的事實，已不容被否認。接著人們發現塑膠中的化學物質，包括先前提到的雙酚 A，會在人體內代謝為類雌激素的化合物。這些外源性雌激素也被稱為雌激素模擬（estrogen mimics），因為它們會與雌激素受體結合，增加人體內的雌激素活性。

我的重點是，環境中有問題的化學物質不勝枚舉，每一種毒物暴露都會增加你體內的毒物濃度。**體內毒物濃度高，會使你的肝臟更難以處理已知會影響免疫系統的汞、農藥、環境類雌激素與毒物。**

自體免疫疾病患者以女性居多，75％患者為女性，25％ 為男性。從這個統計數據看起來，雌激素似乎也有某種程度的影響。我們知道雌激素會影響免疫系統，因為所有的免疫細胞都有雌激素受體，這些荷爾蒙也會使你的免疫細胞產生過多抗體。雌激素對自體免疫疾病的影響，針對紅斑性狼瘡患者已有詳盡的研究。新加坡國立大學醫學組織的研究人員，曾就雌激素對自體免疫的影響做了深入的研究回顧。他們指出，口服避孕藥和停經後的荷爾蒙療法，會提高紅斑性狼瘡的風險，女性進入青春期後紅斑性狼瘡發病率上升，停經後體內雌激素降低，紅斑性狼瘡發生率也跟著下降。[19] 這些研究發現很合理，因為雌激素會造成 Th2 輔助細胞（製造抗體的淋巴細胞）增多，而紅斑性狼瘡的女性患者原本體內 Th2 輔助細胞就已經過多，因此更多的雌激素會使病情惡化。月經和懷孕期間體內雌激素升高時，紅斑性狼瘡患者的症狀往往更嚴重。

凱倫的案例

說起殺蟲劑，我不免想起我四十八歲的患者凱倫。她有手指麻木及刺痛感、覺得疲憊、乳房疼痛、經前症候群、經血量大等高雌激素的症狀。她先前看過多位醫師，只發現她抗核抗體呈現陽性。但我從她的經歷中，發現了一些蛛絲馬跡。她是在歐洲待了五年之後才生病的，當時她住在葡萄園旁的山谷附近。每天農藥噴灑機都會飛過天空，在她家上方灑下雲霧般的農藥。老實說，發現這個線索（她曾有大量農藥暴露），是我探查病患背景中最輕鬆的一次！接著，我們著手治療她的排毒系統，我將在下一章告訴你怎麼做這件事。在寫本文的同時，凱倫的治療才開始不久，但我相信她一定會完全康復。我跟讀者分享這個故事是要說明，農藥問題並非過去的事，現在仍大量發生。你還記得小時候看到噴藥的卡車駛過社區，後方噴出一大團白色的農藥煙霧嗎？有很多病患都告訴我他們在這些卡車後方的農藥煙霧中奔跑和跳舞的往事。當時看似有趣，但現在回想起來才意識到這是很不智的做法，可能當時毒物就已開始在他們體內累積，使得他們現在發病。

至於外源性雌激素和紅斑性狼瘡的關係呢？義大利米蘭免疫風濕病研究實驗室的報告顯示，幾種殺蟲劑（氯丹、六氯苯、五氯酚、陶斯松）都與抗核抗體陽性增加有關，農用殺蟲劑則與紅斑性狼瘡有關。有機氯農藥暴露，也與類風濕性關節炎呈現弱相關。

美國婦女健康促進計畫觀察研究（The Women's Health Initiative Observational study）檢視了七十六名年齡五十歲以上的停經婦女，發現個人殺蟲劑的使用，與類風濕性關節炎和紅斑性狼瘡的風險增加有關。有務農經歷、長期頻繁使用農藥的婦女，上述風險也同樣提高。[20] 雖然僅有數個相關研究，未來仍須對其他族群重複研究以確認結果，但這些研究確實顯示了環境農藥暴露，與紅斑性狼瘡、類風濕性關節炎等自體免疫疾病的發展之間的關聯性。

為什麼我要在排毒的章節告訴讀者關於雌激素的事？因為環境類雌激素進入人體內，成為加速、提高功率、帶有刺激性的雌激素，形成了大問題。我們開始了解到人體內各種不同的雌激素，對細胞和健康各自會產生不同的影響。**有些雌激素很溫和，有些則有毒性，可能導致癌症或自體免疫疾病，你的肝臟在這之中**

扮演了關鍵的角色。許多人體臨床觀察研究和動物實驗研究都證實，肝臟產生的毒性雌激素代謝物，可能是誘發紅斑性狼瘡的原因。

我們來談談肝臟如何代謝雌激素。人體會分泌雌激素，或者如果你正使用避孕藥或進行荷爾蒙治療，則是刻意服用雌激素。你現在也知道環境中充滿了各種外源性雌激素。這些雌激素不會乖乖待在一處，而會不斷移動，肝臟的職責即為改變雌激素的結構來分解毒物，降低它的活性，最後藉由膽汁排出體外。雌激素分解的第一步，發生在肝臟的細胞色素 P450 系統，接著可能形成好的、柔性的、溫和的雌激素，也可能形成壞的、刺激的、毒性較強的雌激素。了解這個過程很重要，如果你有雌激素過多的症狀，通常是因為有毒雌激素太多所致。

美國波士頓大學醫學院研究人員曾研究紅斑性狼瘡患者雌激素的代謝狀況，結果發現她們體內製造較多具刺激性的雌激素，可能是使其發病或讓病情惡化的原因。[21]

體內有太多具毒性的雌激素會有什麼感覺？你可能會發現自己出現更多經前症候群，例如乳房脹痛、焦慮或其他情緒變化、水腫、失眠等，你也可能發現自己的經血變多、經期變長或不規律。這些都是我們所說的雌激素過多症——雌激素太過活躍的症狀。雌激素和黃體素會互相平衡，所以黃體素濃度低（可能是慢性壓力導致）會使雌激素過多的症狀加劇。因此，除了透過我們在本章和接下來的〈養護肝臟指南〉介紹的方式強化肝臟功能，增強自己的雌激素排毒以外，你還需要施行本書第六章所討論的治療計畫，來協助身體製造黃體素。

為什麼有些人的肝臟會製造有毒的雌激素，有些人就不會？基因，是原因之一。有些人的基因會使他們製造更多的壞雌激素，卻沒有足夠的好雌激素。但基因不能百分之百決定結果。毒物可能會對這些基因產生的酵素造成不良影響，但食物可以帶來很大的不同，健康的脂肪和植物化合物會對酵素產生有利的影響。所以，**第一步是清理你的環境，清除周圍所有的外源性雌激素和其他毒物。第二步是幫助你的肝臟從體內更順利地清出有毒雌激素**。下一章〈養護肝臟指南〉將幫助你做到這一點。

改善排毒、清除重金屬並逆轉疾病

我已經談過自體免疫疾病、汞和環境的外源性雌激素之間的關係，以及這些物質如何使你生病，還有肝臟分解雌激素毒物的重要性。現在我要解釋如何幫你的身體去除所有的有害化合物，包括汞和外源性雌激素。毒物儲存在身體的每個細胞中，而你需要想辦法把它們排出體外。

清除體內毒物的第一種方法，是強化你的肝臟功能。我們的目標是協助你所有細胞更順利處理和排除毒物。你可以把自己的排毒系統想成是每個細胞內的一具小引擎，最大的引擎在肝臟內。正如汽車的引擎一樣，這些機具需要汽油才能運轉。如果你開了很遠的距離，卻沒有足夠的汽油，無異是過度使用，引擎會停止運作。如果你的肝臟因為過多的毒物而過度勞累，你又未能提供它充足的營養，肝臟也會停止運作，而人體的引擎停下來之後，毒物就開始累積在身體和組織中。當我談到強化你的肝臟功能，使它能更好地處理和排毒時，我指的就是提供你的排毒引擎完成工作所需的燃料。所以，我們治療計畫的第一部分，就是讓引擎動起來，可能僅是如此就足以讓你的感受有所改善。強化雌激素排毒管道，則是這個部分計畫簡單的附加治療。

第二種方法，是把火力集中在汞上，運用我們所知道的方法把汞從體內安全排出。對一些人來說，做到上述的肝臟養護已經足夠，但如果你體內的汞濃度很高（需要檢測得知），那麼你可能必須進行下一步，也就是專門幫助身體清除汞的治療。我將會解釋如何使用穀胱甘肽（glutathione）、金屬硫蛋白（metallothionein）和螯合劑。在某些情況下，使用特定螯合化合物可以抓住金屬並將其拉取出來。對於這部分的討論，我會分享我的自身經驗，討論我推薦的特定螯合化合物，並回顧使用螯合劑治療重金屬過量的研究。

排出重金屬：改善排毒是第一步

你的肝臟充滿了被分成不同排毒系統的酵素。肝臟有三種不同的排毒程序，稱為階段一、階段二和階段三。你可以把它們想成是食譜中的步驟。一開始有某

種材料（毒物），接著加入一些抗氧化劑或其他維生素 B 群，以某種方式（酵素）加工。就跟烹調食物一樣，酵素會改變食物成分的結構，把毒物轉化成毒性較低的物質。做完步驟一之後，你再添加一些新的成分，也許是蛋白質中的胺基酸，然後再次加工（另一種酵素），接著就跟變魔術一樣，產生一種無害且可排出體外的全新化合物。最後一個步驟為排出新產物，這是排毒的最後階段，毒物的新形式會被送入膽汁，接著成為糞便，或者進入血液然後進入腎臟，成為尿液。

　　所有參與肝臟排毒系統不同步驟的酵素，都必須能正常運作，才能使不斷快速流動的河流把血液帶入肝臟，清除並轉化毒物且釋放至膽汁與糞便中。記得我先前提過的濾篩嗎？如果濾篩堵塞導致河流不能通過，會發生什麼事？毒物會從肝臟滿出來，開始累積在你的組織中，最終使你生病。當肝臟（濾篩）被毒物堵塞時，濾篩就很難正常運作，速度會慢下來。

　　好消息是這些肝臟中的酵素都可以運作得更好，我們可以清除毒物，把濾篩打開，讓它不再堵塞。強化你肝臟中的酵素，包括我先前提到能幫助你排除有毒雌激素的酵素，可以讓功能再次正常運作。這些酵素都有其營養需求，我已列在下一章的工作指南中。**提供肝臟酵素（liver enzyme）所需的營養，就等於啟動引擎，你全身細胞中的毒物就會開始移動至肝臟，轉化成危害較小的化合物，然後排出體外。**你的雌激素也將進入肝臟，轉化為危害較小的類型。如果你想減輕毒物含量，第一步就是想辦法讓肝臟酵素運作得更好。

排出重金屬：穀胱甘肽

　　現在我想專注在討論如何讓河流開始流動，好把重金屬清出體外的方法。我想先從汞開始討論，因為你已經知道汞跟自體免疫疾病有關，而我們的環境中又存在大量的汞。首先，我要說明如何保護你自己免於暴露在這些金屬物質中。

　　「重金屬」一詞，意指了許多必要和非必要的金屬物質。就非必要的金屬元素而言，即使是微量的鎘、汞和鉛都具有毒性。此外，雖然鋅和銅是必要的重金屬元素，也是身體組織和酵素的重要成分，但如果過量仍具有毒性。由此可知，

讓身體取得它所需要的金屬元素，並排除那些不需要的元素，是多麼重要的一件事。所以為了做到這件事，你的身體才會發展出精細的系統來導入、隔絕、儲存、運送和排除這些不同的金屬。這個金屬平衡過程中最重要的元素，是穀胱甘肽和金屬硫蛋白。這兩個系統都必須順利運作，你的身體才不會累積過多的金屬，尤其是汞。

穀胱甘肽是最重要的抗氧化劑。身體的每一個細胞都有穀胱甘肽，但肝臟中的濃度最高。**穀胱甘肽不僅可以清除汞、鎘、砷等重金屬，還有助於保護身體不受農藥、溶劑和塑膠殘留物（如雙酚 A）的傷害。**它本來的角色就是清除人體日常新陳代謝的最終產物，也就是自由基。自由基是因為製造能量而在細胞內部產生的活性氧分子，可能對細胞產生損害。處理這些氧分子是穀胱甘肽持續不斷的重要工作。穀胱甘肽的工作量極大，所以總是被消耗殆盡，需要身體不斷製造。如果你常暴露在環境中的重金屬、溶劑和殺蟲劑中，你體內的穀胱甘肽可能會消耗殆盡。這種消耗將開啟傷害你身體組織的程序。

如你所知，有一種造成自體免疫疾病的理論，是身體組織受到損害，引起免疫系統攻擊。而從體內清除汞首要也是最重要的方法，是藉由穀胱甘肽，尤其是肝臟中的穀胱甘肽，分泌後進入膽汁，然後化為糞便。所以，**最重要的一點是：如果你體內沒有足夠的穀胱甘肽，汞就可能無法清除，於是它就在體內累積、傷害你的細胞，並導致自體免疫疾病。**研究顯示，穀胱甘肽濃度提升有助於排出膽汁中的汞。但人體內的穀胱甘肽為什麼會降低？這就是值得注意的地方。穀胱甘肽是由重要的穀胱甘肽 S 轉移酶（glutathione S-transferase, GST；或稱麩胺基硫轉移酵素）所製造的，有時候因為基因的緣故，使得一些人的 GST 有缺損。如果你也是其中之一，你的穀胱甘肽會很容易損耗，使得排出體內重金屬和毒物變得更加困難。記得我提過的礦坑中的金絲雀嗎？基因因素使得體內 GST 濃度偏低者，就像礦坑中的金絲雀。我知道自己也是這種人，因為檢視排毒管道的基因檢測顯示，我的 GST 基因情況糟糕透頂。由於這種基因缺損，我曾經因為汞而生病，但我的丈夫卻沒有，儘管我們的暴露量可能大同小異。

但是，基因不等於命運。把它們想成是路障，而不是死胡同。我們可以做很多事來幫助缺損的酵素運作得更好。為了跨越這道路障，我們可以先盡可能清除身體和環境的毒物，再運用各種方法和補充品來增加體內的穀胱甘肽濃度。我們將在下一章的〈養護肝臟指南〉處理這個問題。

　　另一種你體內穀胱甘肽濃度偏低的原因，是你的飲食缺乏製作穀胱甘肽所需的原料。穀胱甘肽由三種胺基酸組成：半胱胺酸（cysteine）、麩胺酸（glutamic acid）和甘胺酸（glycine）。在這三者之中，半胱胺酸是最重要的，因為它含有吸附和結合汞的重要成分硫。半胱胺酸的食物來源，包括家禽、優格、蛋黃、紅椒、大蒜、洋蔥、花椰菜、抱子甘藍、燕麥和小麥胚芽。

　　維持高濃度穀胱甘肽的另一個重要分子，是硫辛酸（alpha lipoic acid），這是一種可以穿透所有細胞，包括腦部細胞的脂溶性分子。穀胱甘肽在清除自由基之後，會被氧化，無法再清除其他物質。此時最有效的抗氧化劑第二名硫辛酸就會清理穀胱甘肽，讓它有能力重返工作。硫辛酸的食物來源，包括深綠色的蔬菜（包括菠菜、芥藍菜葉和花椰菜）、動物性食物（如牛肉）和器官（如小牛肝）。這些分子常用在輔助汞解毒過程中，並在你因毒物生病時有助於修復你的細胞。在第十二章〈養護肝臟指南〉中，你將進行自我評估，看看自己是否體內毒物含量過高或有毒物相關疾病，接著我將說明如何服用這些重要的補充品。

　　穀胱甘肽以三種方式保護你不受汞的傷害。首先，它能與汞結合，使它不至於對身體組織造成直接傷害（如果你讓汞自由漂浮在血液和細胞中，就會對身體造成傷害）。其次，穀胱甘肽可與汞結合，形成穀胱甘肽－汞複合物（glutathione-mercury complexes），然後透過腎臟或膽汁排出體外。報告顯示，提高體內穀胱甘肽的濃度，將提高膽汁中穀胱甘肽－汞複合物的濃度，另外穀胱甘肽也有助於排出腦細胞和腎臟中的汞。所以，穀胱甘肽濃度低的人無法有效排出他們所暴露在其中的汞或組織中積累的汞。穀胱甘肽協助你的第三種方式，是清除汞在你的細胞內流竄時釋放的有害自由基，保護你身上每一個細胞的內部。汞可以進入你體內的每一個細胞，一旦進入就可以破壞線粒體。線粒體是每個活細胞內部製造能

量的小火爐。穀胱甘肽是防止這類型線粒體損傷的重要守護者。

排出重金屬：金屬硫蛋白

除了穀胱甘肽以外，你的身體還有一個重要的金屬管理系統，稱為金屬硫蛋白。金屬硫蛋白是富含硫、可結合汞的蛋白質，它們在每個細胞內活躍地吸附重金屬。金屬硫蛋白在肝臟、腎臟和腸道黏膜細胞中濃度最高，它們負責調節細胞內的鋅和銅含量，同時也能緊緊吸附鎘和汞。

以汞來說，金屬硫蛋白能抓住汞，防止它在細胞內造成破壞。金屬硫蛋白跟穀胱甘肽一樣，除了吸附金屬之外，也有抗氧化劑的作用，可保護細胞不受損傷。美國密西根大學環境衛生科學系研究人員發現，金屬硫蛋白也有不同的基因差異，這意味著有些人的金屬硫蛋白活性非常好。[22] 這項發現也可以部分解釋，為什麼有些人排出金屬的能力優於他人。

你如何讓身體製造更多的金屬硫蛋白呢？事實上當你接觸到任何類型的重金屬時，包括增加鋅的攝取量在內，細胞都會開始製造更多金屬硫蛋白。從補充品或飲食中攝取的鋅是刺激金屬硫蛋白增生的最佳元素，儘管研究顯示鎘、銅和汞也有這種作用。

排出重金屬：綠藻、芫荽和纖維素

人體攝取的重金屬螯合劑可以抓住金屬，並將其排出體外。這些螯合劑可能是食物、補充品或處方藥。它們去除細胞與組織中金屬元素的強度和能力各有不同，但我相信如果加以妥善運用，螯合劑可以成為一般健康預防或治療計畫很重要的一部分。因為我們在環境中的重金屬暴露實在太多，尤其是鉛和汞，因此保護身體的飲食和生活方式非常重要，我也將在這裡介紹一些溫和簡單的方式，來增強身體排出金屬的能力。

綠藻

綠藻（chlorella）在營養食品店都找得到，它們常以重金屬螯合劑做為廣告訴求，因此我想在這裡簡單介紹一下這種補充品。

綠藻是一種單細胞藻類，日本人自一九六四年以來，就一直把綠藻當作營養食品食用，因為它含有大量豐富的營養成分，如蛋白質、維生素、礦物質和膳食纖維。許多研究顯示，飲食中補充綠藻對健康有益，動物研究也發現綠藻有助於清除戴奧辛、鎘和鉛等毒物。

日本水俁市的國立水俁病綜合研究所研究人員，以綠藻治療汞中毒的老鼠，結果發現攝取綠藻可以讓尿液和糞便增加，以排出甲基汞。他們還發現，懷孕老鼠若有汞暴露的同時給予牠們綠藻，可減少經胎盤傳給胎兒的汞含量，也能降低累積在母鼠血液和腦部的汞含量。[23] 以老鼠為實驗的其他研究也有類似的發現，在老鼠有汞暴露時同時餵食綠藻，身體組織累積的汞較少。

這項研究似乎對綠藻可能降低人體汞含量提供了很好的論據，不過目前我尚未看到任何證明這項理論的研究。但因為綠藻通常相當安全，所以我經常推薦給吃很多魚的患者，以防止汞在他們的組織中累積。在下一章的治療計畫中，我會告訴你更多關於如何選購綠藻補充品的資訊。

芫荽

芫荽（又稱胡荽、香菜）的排毒效果呢？我找不到任何證明芫荽是金屬螯合劑的研究，但有證據顯示芫荽是很好的抗氧化劑，而且可以提升穀胱甘肽的濃度，或許這就是支持芫荽治療重金屬毒性的機制。[24]

我很喜歡多利用食療，因此我推薦你可以多吃芫荽。我每天早上的綠色精力湯裡都會加一些芫荽，你也應該這麼做。

纖維素

　　這章談的是排毒，因此不能不提膳食纖維對於去除體內毒物的作用。纖維有兩種。不溶性纖維，是不會溶解或不被消化的纖維，可產生容易通過腸道的軟便，因此對便祕有幫助。另一種是可溶性纖維，可溶於水或胃腸的液體環境中。這種纖維可以在這種環境中吸附各種化合物，最後也會透過糞便排出體外。可溶性纖維與膽固醇結合、防止被腸道再吸收的能力，也是這種營養素有助於降低膽固醇的方式。雌激素和毒物也一樣可被纖維排出體外。可溶性纖維的食物來源，包括燕麥、扁豆、蘋果、柳橙、西洋梨、草莓、堅果、亞麻籽、豆類、乾豌豆、藍莓、洋車前、小黃瓜、芹菜、胡蘿蔔等。不溶性纖維的食物來源，則包括所有全穀類、堅果、大麥、櫛瓜、芹菜、花椰菜、高麗菜、洋蔥、番茄、胡蘿蔔、小黃瓜、青豆、深綠色葉菜、所有水果（新鮮水果和果乾）、根莖類蔬菜皮。

　　大多數美國人每天攝取的飲食纖維僅有 15 克左右，但你的目標應該設為 30 克左右。不要擔心你補充的是哪一種纖維，相反地，你應該把重點放在多攝取水果、蔬菜、全麥、豆類、堅果和種子等健康飲食，這類飲食不僅富含各種可溶性和不溶性纖維，還有附加的各種健康益處。值得注意的一點是，當你增加飲食中的纖維時，可能會覺得腸氣變多。逐漸增加纖維的攝取，可以讓身體比較容易適應。另外，因為一些纖維會吸收水分，所以你在增加纖維攝取的同時，也應該補充更多的水分。

排出重金屬：螯合劑

　　接著，我要介紹的是螯合劑，因為了解如何檢測並治療自己的汞毒，是逆轉自體免疫疾病很重要的最後一步。雖然我不知道你體內是否有超量的汞，但是由於汞和自體免疫疾病關係密切，你必須好好思考這個問題。你或許應該接受汞檢測，尤其如果你平日吃很多魚，或者口中有許多銀粉補牙的話。很多人都搞不清楚什麼是螯合劑，還有自己是否應該用螯合劑治療。我不會在這裡進行螯合劑治療的全盤回顧介紹，因為這已超出本書的範圍，以下是相關治療的簡要介紹。

螯合劑是可結合毒物並將其排出體外的化合物。螯合劑為數不少，但功能醫學常用的是二巰基丁二酸（dimercaptosuccinic acid, DMSA），可透過藥丸吞嚥；2,3－二巰基丙磺酸（2,3-Dimercapto-1-propanesulfonic acid, DMPS，也稱為unithiol），可用點滴注射；另外，還有乙二胺四乙酸（ethylenediaminetetraacetic acid, EDTA），它是有效的鉛螯合劑，可透過點滴注射或直腸栓劑。螯合劑是用於治療已檢測發現體內有高濃度重金屬的人，藉此清除重金屬。

例行的實驗室血液檢測，無法讓你得知身體組織內累積了多少汞等重金屬。血液檢測只能告訴你，你過去幾週內是否有汞暴露，而且只會看血清的部分（沒有任何細胞的液體部分），但這並非大部分汞儲存的地方。比較合適的檢測方式之一，是對汞（和其他金屬）進行紅血球檢測，因為這些金屬會被吸收到漂浮在血液中的紅血球中，所以檢測更準確。不過，由於紅血球只能存活三到四個月，因此這項檢測只能告訴你這段時間內你接觸到多少金屬，而非你的體內負荷量（body burden）有多高。

體內負荷量是指儲存在你身體細胞和組織中的毒物總量。檢測體內負荷量最被廣為接受的方法，是我在診所使用的尿液反應檢測（provoked urine test）。你會服用一種螯合劑（我使用 DMSA），在接下來的八個小時內，DMSA 就會從你的組織中吸附金屬並排至尿液中。收集這段時間內的尿液，然後把樣本送交檢驗所，就可以檢驗螯合劑吸附了多少的汞、鉛、砷、鎘、鋁、鎳和其他有毒金屬。尿液中的濃度愈高，表示重金屬儲存在你體內的程度愈高，讓你生病的可能性就愈高。我將在下一章的〈養護肝臟指南〉中，告訴你更多關於如何接受這項檢測的資訊。

我在診所最常使用的螯合劑是 DMSA，因為它在治療金屬中毒方面有相當安全且悠久的使用歷史，而且可以透過口服而非靜脈注射給藥。且它不會導致金屬從某器官轉移至另一個器官。我用它來處理所有金屬，包括汞在內。《替代醫學評論》（*Alternative Medicine Review*）二〇〇〇年發表了一篇關於 DMSA 螯合汞的研究，結果發現與其他螯合劑相比之下，DMSA 能促使尿液排放的汞含量最多，並

且是從血液、肝臟、大腦、脾臟、肺臟、大腸，骨骼肌和骨骼中清除汞最有效的方法。另一項研究指出，口服DMSA後的前八至二十四小時內汞的排泄量最大。動物研究顯示，在靜脈注射甲基汞後，DMSA能清除腦中三分之二的汞沉積。[25]

由於螯合劑無法做到盡善盡美，不能進入每個細胞或吸附每一種金屬，所以現在醫學界正在研究更新的方法，讓患者能同時使用多種螯合劑，例如DMSA加上EDTA、DMSA加上N－乙醯半胱胺酸（N-acetylcysteine）、DMSA加上硫辛酸，並且同時使用抗氧化劑如維生素C、E，β－胡蘿蔔素或褪黑激素，來減少金屬對細胞和組織的傷害，增加金屬的排泄。這些其他的抗氧化劑也可用來減少金屬在體內的毒性作用。

你絕對不應該自行以DMSA、DMPs或EDTA做螯合治療，因為一不小心就會產生副作用。你需要對移除體內的金屬元素這件事抱持謹慎的態度。請務必與醫師配合進行治療。螯合最大的副作用，可能是在清除重金屬的同時，也清除了其他好的礦物質如銅、錳、鉬、鋅等元素。因此，你需要在未進行螯合治療的時候，適當補充這些礦物質。另一個大問題是，金屬可能無法正確從體內排出，而在其他組織中循環沉積。為了避免這種情況發生，你的排毒系統必須調整好，每天至少要排便一次，才能讓金屬順利排出體外。根據我的經驗，如果患者的排毒系統沒有處於最佳狀態，會是一些人在進行螯合時發生頭痛最常見的原因。如果患者出現頭痛的狀況，我會停止治療，回頭去做更多基本的肝臟排毒和強化腸道健康。因為有這些副作用的可能性，所以我非常謹慎，只會在進行了數個月的準備之後，才為患者進行螯合治療，這也是為什麼你不應該自行操作。

以螯合治療清除身體中的金屬，會使症狀改善或逆轉疾病嗎？一些案例研究顯示，螯合確實有改善病情的效果。某研究案例在清除汞之後，多發性硬化症症狀得到改善。另一個案例是體內有高濃度鋁和鉛的女性，在接受螯合治療清除這些金屬元素後，類風濕性關節炎完全康復。[26] 目前針對汞的螯合治療及其對自體免疫疾病作用的研究數量並不多，但根據我在本章與讀者分享的所有研究和資訊，我認為這種治療很符合邏輯和科學。

我看診時常見證汞螯合治療對自體免疫疾病產生正面的效果，但螯合並非清除體內汞的唯一方法。你在本章了解到毒物就在你的生活周遭，你需要清理環境來降低體內積毒。你也認識到強化肝臟酵素對於清除儲存在體內的環境化學物質和金屬非常重要，同時可防止它們在體內累積，造成你生病。努力養護肝臟可以幫助你的身體排除金屬，所以養肝是最好的排毒起點。

Chapter 12

養護肝臟指南

已婚、有兩名孩子的男性患者史蒂夫在二〇〇七年來找我看診，他主訴自己有種奇怪的感覺，他左腳有麻木和刺痛感，已經維持了七個月之久。這種感覺一直揮之不去，他每週在跑步機上跑的時候感覺更嚴重。一開始出現這些症狀時，三十八歲的史蒂夫去醫院掛急診，神經科醫師檢查沒有發現任何異狀，但是建議他接受磁振造影。看檢查結果報告的時候，醫師說他看起來有多發性硬化症的跡象。醫師表示，他的大腦或脊髓上出現了神經髓鞘脫失的斑點，這是這種自體免疫疾病的特徵。但是，如果你只有一個症狀，磁振造影也只有一項異常，並不會被診斷為多發性硬化症。只有再次出現新症狀，磁振造影上出現新的斑點才能確診。因為這是史蒂夫的第一次發作，醫師無法判斷磁振造影上的斑點是新的還是以前就有的，所以史蒂夫沒有被正式診斷為多發性硬化症，而是被告知他可能有這種潛在的自體免疫疾病，然後基本上就被送回家，要他觀察是否再次出現這些症狀，才能進行確認。

可能罹患多發性硬化症，讓體態適中、健康良好、從事勞力工作的建築工人史蒂夫非常擔憂。我們可以理解，可能發展出這種疾病會讓史蒂夫感覺焦慮又沮喪，因為這種病不僅會傷害他的健康，更會毀了他的工作。他來找我看診有兩大原因：首先是他的麻木和刺痛感仍未消失，他擔心這些症狀會愈來愈嚴重；第二是他聽說過功能醫學，想知道我能不能幫他改善症狀，避免發展成真正的自體免疫疾病。

我們第一次看診的時候，我注意到史蒂夫非常自律，而且願意做任何事來改善病情、保持健康。儘管他對自己的診斷結果非常擔憂，但他平靜隨和的個性給

我留下很深的印象。做過全面的身體檢查、仔細看過他的病歷並聽了他的描述之後，我發現唯一的問題是他感覺比平常疲憊，而且腳有麻木刺痛感，尤其是在運動後。除此之外，他健康狀況良好、身材健美、體態適中。

你現在應該可以猜到，我做的第一件事，就是請史蒂夫開始吃無麩質飲食。我還請他改變攝取的脂肪，從油炸食品和牛肉，改成吃橄欖油炒雞肉、火雞和蔬菜。我還請他禁食乳製品。接下來，我檢查了他生活中的壓力狀況，以及他如何處理這些壓力。但跟他談了一會兒，並完成你在第六章〈認識壓力的影響〉中所做的評估之後，我發現他對壓力能應付得很好。我清楚看到，壓力並非導致他生病的重要因素──這點很特別，因為大多數人都有許多壓力並且無法妥善處理。

從那時候開始，我就決定把重點放在「免疫系統全方位復原計畫」第三步驟的修復腸道，以及第四步驟的養護肝臟。為此目的，我請他接受糞便檢測，釐清是否有感染，另外還以重金屬檢驗測量他體內的汞濃度。另外，由於他感覺十分疲勞，因此做為自體免疫評估的一部分，我還請他接受甲狀腺和睪固酮濃度檢測，篩檢是否有其他自體免疫疾病、乳糜瀉、慢性感染，我們還檢查了他體內許多維生素的濃度。當我問起史蒂夫的飲食史時，發現過去五年裡他每週至少吃一次鮪魚壽司，也經常吃旗魚。這兩種魚的汞含量都很高，所以我擔心汞儲存在史蒂夫的身體組織裡，損害他的免疫系統和神經細胞。因此，我請史蒂夫接受了汞濃度檢測。

正如我在上一章所解釋的，重金屬檢測有幾種類型。一種是正規檢驗所的血液檢測，但是這種檢測只能告訴你目前有哪種金屬暴露。這是因為這些金屬只在血液裡停留一小段時間，就會被肝臟和腎臟排泄掉，或者離開血液沉積在身體組織內。因為紅血球只能存活三到四個月，所以紅血球檢測僅能告訴你這段時間內是否有高濃度的金屬暴露。

利用這些檢測來確認你血液中是否有高濃度金屬的確有幫助，但它們只能告訴你冰山一角。真正的問題，是你的身體組織中是否有這些金屬──這才是造成損害並形成自體免疫疾病的原因。所以，就像我為許多患者所做的一樣，我用了

另一種可以深入檢測身體組織的方式來檢測史蒂夫。你需要請醫師或相關醫療專業人士來為你進行這種檢測，但基本上這種檢測需要患者服用 DMSA 螯合劑。DMSA 會進入人體組織，抓住汞和其他金屬，把它們拉出來，帶到腎臟，進入尿液，接著就可以進行檢測。

一個月後，史蒂夫回診來看檢查報告。他興高采烈地走進診間，因為他的麻木和刺痛感有好轉的跡象。他在跑步機上跑步或運動時，腳仍然有刺痛感，但已經沒那麼嚴重。在我看來，這是一個很好的開始，並且讓我知道麩質絕對是一大問題。史蒂夫的檢測結果也顯示了其他一些狀況。他的甲狀腺機能有些遲滯，這解釋了他為什麼感到疲倦。另外，他的消化道裡有一種稱為念珠菌的酵母菌，念珠菌會損害腸道黏膜，釋放有毒化合物，引起疲勞感和腦霧，還會引起便祕、進食後多屁、脹氣等消化系統症狀，並可造成遠端發炎，尤其是腦部發炎的免疫反應。

正如你在第八章〈打造健康的腸道〉所讀到的，對於自體免疫疾病患者來說，健康的消化道非常重要，尤其是多發性硬化症患者。因此，我的下一步的重點，就是治療他的腸道。我請史蒂夫採行低糖飲食（酵母菌喜歡糖，所以不吃糖有助於餓死酵母菌），並開給他處方藥抗黴菌藥（nystatin）和草本補充品牛至來消滅他消化道中的酵母菌。他的維生素 D 濃度是 24 ng/ml。當時，當時這被認為是在 20－80 ng/ml 的正常範圍內（最近正常範圍改成了 30－80，所以實際上以今天的標準來看他的濃度偏低）。雖然許多傳統西醫醫師會忽略這點，但是維生素 D 缺乏症跟多發性硬化症有關，因此我想讓史蒂夫的維生素 D 濃度超過 50 ng/ml。這就是為什麼我請他每天攝取 5,000 IU 的維生素 D（我在第二章〈食物是最好的藥物〉中，曾談到維生素 D 濃度，後面第十四章〈感染與特定自體免疫性疾病〉多發性硬化症的部分，會再次討論到這種營養素）。針對他的甲狀腺問題，我請史蒂夫服用含有維生素 A、鋅、硒和碘的甲狀腺配方。

史蒂夫的檢測結果讓我感到憂心的一點，是他的尿液檢測顯示汞濃度肌酸酐（creatinine）高達 15 mcg/gram。這個檢測的正常值是低於 3，所以這是個問題。我懷疑是汞引發了史蒂夫的症狀，甚至可能造成他磁振造影上所看到的損傷。清除

體內的汞有幾種做法，其中一種是螯合治療，我不建議你自己實行這種治療。但你可以以居家排毒計畫來強化肝臟功能，藉以清除毒物，包括重金屬在內。這是你重金屬治療計畫的第一階段，對部分人士來說，這可能是他們唯一需要的治療。不過，對另一些人來說，強化肝臟本身還不夠，他們仍需要其他的治療方式，例如螯合治療。我治療這類患者時，都會先用三個月的時間幫助他們做好螯合的準備，因為除非肝臟能夠正常排毒，否則把汞或其他金屬從組織中拉出來只是徒勞無功。消化道需要在排泄過程中處於最佳狀態，所以消滅任何壞菌、酵母菌或寄生蟲來修復腸道，是首要之務。

為了展開史蒂夫的除汞治療，並讓他的排毒系統做好準備，他先服用支持肝臟功能的草本補充品和維生素三個月。我們在他的飲食中加入大量的深綠色菜葉，如羽衣甘藍、莙薘菜（葉用甜菜）、綠葉甘藍（collards）、菠菜和花椰菜、白花椰菜、高麗菜、抱子甘藍和白菜等十字科蔬菜，幫助強化他的排毒系統。

史蒂夫本來應該三個月後回診，但他忙得不可開交，把他的回診時間延到了六個月後。雖然沒能早點回診，但史蒂夫告訴我，他沒忘記恪守治療計畫。他複檢的結果就是證據。他的甲狀腺略有改善，維生素 D 濃度升高到 65 ng/ml。但他還是覺得擔心，因為上次回診後他的麻木和刺痛感仍未好轉。正如我前文所說的，他持續的麻木和刺痛感已經消失，但當他在外面或跑步機上跑步時麻木和刺痛感又會出現。在我看來，這是汞問題尚未解決的跡象，因為我們知道汞會引起這些神經症狀。雖然史蒂夫已服用補充品六個月來強化肝臟，以治療汞濃度過高的問題，但他的症狀仍在。我覺得我們應該更積極幫助他把所有的汞排出體外，因此我展開了螯合治療計畫，過程是服用 DMSA 三天，然後停止十一天，在十一天的停藥期間，以其他補充品來重新平衡螯合那三天隨汞一起排出的礦物質。治療持續了三個月。然後，史蒂夫停止服用螯合劑一個月，並重新進行重金屬檢驗確認體內的汞濃度。

當史蒂夫再次回診的時候，我有好消息要告訴他：他的汞濃度肌酸酐已從 15 mcg/gram 降到 5.9。但我看到他的那一刻，我知道自己不是唯一感到雀躍的人——

史蒂夫簡直是喜出望外。他走進我診間之前，就忍不住宣布自己的麻木和刺痛感已經完全消失。我們都認為把汞排出體外是治好他的原因。我也確定汞之前對他的甲狀腺造成了損傷，因為螯合治療後他的甲狀腺機能好多了（我們也對此進行了複檢），精力恢復了正常。

史蒂夫想繼續治療，把體內剩餘的汞排除（他想把汞濃度降到 3 以下）。這一次，我沒有讓他服用螯合物，而是請他服用一種產品名稱為體淨（MetalloClear）的補充品，這種補充品主要用於體內金屬濃度略高的人，是 Metagenics 公司開發的草本配方，連續服用一個月來增加體內的金屬硫蛋白，好讓接下來的兩到三個月後可強化身體排出金屬的能力。它的效果沒有螯合治療那麼強，所以我常用來做為一開始體內金屬濃度很高（無論是汞、鉛、砷、鎘或是鋁）的患者治療的第二步。

一年之後，我們重新檢測史蒂夫體內的汞濃度。他回到正常值 3.0。當時史蒂夫已接受我的治療兩年，症狀全都消失了。他回到原本的神經科醫師那裡再做一次磁振造影。檢查結果非常好，沒有任何惡化的現象。這已經是三年前的事，自此之後史蒂夫所接受的磁振造影檢查結果維持不變，而且沒有出現症狀。後來他並未被正式診斷為多發性硬化症，我也相信永遠都不會。但我也相信，如果我們沒有要求他進行無麩質飲食，清潔並治療他的腸道，並把汞排出，他勢必會發展成多發性硬化症。現在他每年到我這裡回診一次，「打開引擎蓋仔細檢查」，確保他的身體系統功能都正常運行。

自我評估

自我評估：你怎麼知道自己是否需要排毒？

大多數情況下你接受排毒的原因，不是為了預備接受螯合治療，而是因為身體系統有太多毒物引發了症狀。大多數來找我看診的人，無論是否患有自體免疫疾病，由於每天暴露在殺蟲劑、塑膠和重金屬等物質下，體內都有許多毒物。仔

細了解患者的環境和毒物暴露史，並聽取他們所有的症狀後，我就可以診斷出是毒物過多症。我開發了一份問卷，可以幫助你自我診斷並決定是否需要排毒計畫，這跟你到我這裡看診的程序一樣。接著，你可以根據結果決定你是否要以飲食或服用補充品治療。

毒物濃度評估目的是讓你了解，截至目前為止你接觸了多少毒物。如果這部分得分很高，代表你的排毒系統已負載大量毒物，可能現在仍是如此。根據你的遺傳基因及照顧自己的方式（健康的飲食、運動、睡覺、壓力管理等）而異，你的身體或許還能承受得了。但如果你跟大多數人一樣，那麼毒物可能已從肝臟滿出來，刺激身體的其他組織如腦部、關節、肌肉、脂肪細胞和免疫細胞等。事實上，身體的每個細胞都可能受到影響。

我們怎麼知道你體內的毒物是否造成了你的病症呢？這是我們第二次評估的目的。我會協助你了解現在的症狀是否跟毒物過多有關。這部分的結果將幫助我們決定你需要怎樣的排毒治療。也許食物排毒就已經足夠，但你也有可能需要針對性的補充品，以增強肝臟排毒系統的功能。

體內毒物濃度評估

在工作或居家環境中，你是否曾經暴露在：

	偶爾 = 1	經常 = 2
工作時的化學物質或化學氣味		
電磁輻射（例如你在電線、高電壓機器或基地臺附近生活或工作）		
食用以下魚類（旗魚、鮪魚、大王馬鮫魚）或口中有銀粉（汞齊）補牙		
黴菌（黴味或肉眼看得到的黴菌）		
鉛（家中水管老舊或曾暴露在一九七〇年以前的舊油漆中）		
石棉（一九五〇年以前建築物的粉塵）		

（下頁續表）

殺蟲劑（自家草坪、高爾夫球場、農地或其他戶外地點）		
殺蟲劑（屋內用來噴殺蚊蟲的殺蟲劑）		
溶劑（油漆、家具、家用清潔劑）		
油漆（尤其是油性油漆，無論是漆自家外牆或你是噴漆藝術家）		
乾洗的化學物質		
過去十年有飲酒		
過去十年有吸菸或暴露在二手菸下		
過去十年曾使用毒品		
速食雞肉、牛肉、魚肉或食用非有機乳製品		

總分：

低於 6：低毒物濃度　恭喜，你的生活環境相當乾淨！

6－15：中毒物濃度　你暴露在不少毒物中。下一項毒性症狀評估將判別你是否需要第二階段的排毒治療，或僅需以食物排毒即可。

16－30：高毒物濃度　你體內的毒物濃度頗高，你應該接受第二階段排毒治療。

毒性症狀評估

接著，我們要檢視你目前的症狀。請依據過去三十天的情況，為以下的症狀評分。請依下列的標準評分：

0－從未或幾乎從未有這項症狀。

1－偶爾有這項症狀但不嚴重。

2－偶爾有這項症狀且嚴重。

3－經常有這項症狀但不嚴重。

4－經常有這項症狀且嚴重。

	從不 （分數＝0）	偶爾但不嚴 重（分數=1）	偶爾且嚴重 （分數=2）	經常但不嚴 重（分數=3）	經常且嚴重 （分數=4）
頭痛					
暈眩					
失眠					
眼袋或黑 眼圈					
耳朵發癢					
耳鳴					
鼻竇問題					
常打噴嚏					
口腔潰瘍					
慢性咳嗽					
舌頭腫脹 或變色					
慢性面皰					
流汗過多					
潮熱					
蕁麻疹或 皮疹					
落髮					
心跳不規 則或漏拍					
氣喘或支 氣管炎					
慢性便祕					
慢性噁心					

（下頁續表）

進食後脹氣				
關節疼痛				
關節炎				
肌肉疼痛				
感覺虛弱、疲憊或遲緩				
水腫				
體重增加				
嗜吃特定食物				
躁動或易怒				
記憶力不佳				
情緒波動				
焦慮				
常生病				

總分：＿＿＿＿＿＿＿

分數：

低：＜ 35

中：35－69

高：70－99

嚴重毒性症狀＞ 99

毒性症狀綜合

請用下表來決定治療計畫。首先，在下表左欄找到你毒性症狀評估的分數，然後往右看找到你的體內毒物濃度評估分數，再看該欄符合這兩項分數的治療計畫。

		體內毒物濃度評估		
		低毒物濃度 （＜6）	中毒物濃度 （6－15）	高毒物濃度 （16－30）
體內毒性症狀評估	低毒性症狀 （＜35）	恭喜！你的生活方式較乾淨，你的肝臟能應付你的毒物暴露。請進行階段一療法來持續預防及保持。	你的肝臟應付毒物的狀況不錯。請進行階段一治療來持續預防及維持狀態。	因為你暴露大量毒物，所以你應該接受階段一和二治療。雖然你目前尚未出現症狀，但你生病的風險很高。
	中毒性症狀 （35－69）	儘管我們尚未確認你的毒物種類，但你已出現毒性症狀。你可以只完成階段一治療，但如果你有自體免疫疾病，建議你也進行階段二治療。	你暴露的毒物量已影響你的健康。你應該進行階段一和二的治療。	你暴露的毒物量已影響你的健康。你應該進行階段一和二的治療。
	高毒性症狀 （70－99）	雖然你看起來體內毒物濃度不高，但身體已因毒物生病。你的排毒管道可能有基因缺損。你需要進行階段一、二的治療。	你暴露的毒物量已影響你的健康。你應該進行階段一、二的治療。	你體內的毒物濃度過高，毒物已讓你生病。你應該進行階段一、二、三的治療。
	嚴重毒性症狀 （＞99）	雖然你看起來體內毒物濃度不高，但你的身體已因過多毒物嚴重生病。你的排毒管道可能有基因缺損。你需要進行階段一、二、三的治療。	你體內的毒物濃度雖然為中度，但你已因此嚴重生病。你需要進行階段一、二、三的治療。	你體內毒物濃度很高，這些毒物已讓你嚴重生病。你需要進行階段一、二、三的治療。

養護肝臟治療計畫

如果你有跟著書中的治療計畫依序進行，你應該已經做完淨化身體與養護肝臟最重要的步驟了。在第一部分〈食物是最好的藥物〉中，你學到要多吃抗發炎的食物，並且不吃加工糖類、白麵粉製品、反式脂肪和飽和動物脂肪來淨化飲食。你攝取的是富含抗氧化物、顏色豐富的食物與健康的脂肪，你也開始辨別什麼食物會使你發炎，例如麩質、乳製品、黃豆和玉米。

在第二部分〈認識壓力的影響〉中，你展開了治療壓力系統的過程、你追求更好的睡眠品質，也更關注自己吃的東西。你學會白天要補充足夠的蛋白質（不只是肉類，還有植物性來源），而且要三餐定時。

在第三部分〈打造健康的腸道〉中，你採取了一些重要步驟來清除消化道中的毒物，你攝取富含天然消化酵素與益生菌且對腸道黏膜有益的食物，重新恢復腸道菌群的平衡。這不僅能增強腸道黏膜下的免疫系統，還能減少肝臟每天必須應付的細菌及酵母菌毒物，對肝臟的健康有所助益。你可能還沒有意識到，但你已經利用這三個步驟展開了排毒計畫。

你接著還要做什麼呢？兩件事情。首先，我們仍需弄清楚是否還有其他食物可能造成你的過敏與發炎，而且是肝臟可能視為有毒的食物。其次，我們需要用食物或許再輔以補充品，以給肝臟必要的排毒支援。

階段一：食物是最好的藥物

步驟一：全排毒排除飲食計畫

我每次跟病患提到這項排除飲食的時候，都可以感受到他們的恐慌。別擔心！本書會協助你逐步開始，況且你已經停止食用這份清單上的許多食物了。

這個為期三週的全排排除飲食有雙重目的。首先，我們要找出除了麩質、乳製品、大豆、玉米之外，你是否對尚未測試過的食物有敏感症狀（我們在第三章〈免疫系統食療指南〉中，測試了上述四大項食物）。如果你略過那一章沒有進行

測試，那麼現在是你盡全力一次做完所有食物測試的機會。打造出專屬於你的個人飲食計畫是很重要的一步，也就是我們要辨別並清除任何使你產生敏感症狀的食物，這樣可以減少身體發炎並降低免疫系統的壓力。

我們在養護肝臟這節進行「全排毒排除飲食」的第二個原因，則是因為肝臟需要處理你吃進肚子裡的所有食物。食物消化後，營養素和可能的毒物被吸收到血液中，藉由整個消化道（包括胃和大小腸）的所有血管直接通往肝臟。接著肝臟就得處理一切，包括找出毒物、把脂肪和糖變成膽固醇。肝臟每天的工作都很繁重，所以完整的排除計畫可以讓肝臟從沉重的動物性食品、糖、酒精和加工食品中喘口氣，同時提供肝臟運作所需的特定營養素。因此，即使你已在第三章測試過自己對麩質、乳製品、黃豆和玉米的敏感性，無論結果如何，你都需要進行這個「全排毒排除飲食」，再次停止食用這些食物。本章的目標是帶你衝過這最後的一小段路，迎向終點。你就快做到了！

以下是這三週「全排毒排除飲食計畫」的總表。跟我們在第一部分的步驟一樣，三週結束後，我們將一次重新導入一種食物。排除飲食的類別如下：

- 麩質、乳製品、黃豆、玉米
- 加工的糖和壞脂肪
- 雞蛋、貝類、牛肉、豬肉、香腸、熟食肉類
- 花生
- 柑橘類
- 咖啡、咖啡因、酒精和巧克力（抱歉了！）

食物種類	可吃	不可吃
蔬菜	以橄欖油或椰子油蒸或炒的所有蔬菜	玉米、玉米糖漿、玉米澱粉（請仔細檢查食品標示中的成分）
麵包、澱粉、早餐穀片	全穀物無麩質的麵包、麵條、餅乾、餅皮；糙米、野米（wild rice）、藜麥、全蕎麥、全小米、糙米	白麵粉、小麥、斯佩爾特小麥、大麥、卡姆麥、黑麥麵粉、馬鈴薯、白米

（下頁續表）

豆類	扁豆、鷹嘴豆等所有豆類（除黃豆外）	所有黃豆製品，包括天貝、豆腐、毛豆、醬油、溜醬油及成分中含黃豆的食品
乳製品	乳製品替代品：杏仁奶、米漿、椰奶、大麻籽奶、椰奶優格和克菲爾	所有牛、羊奶、優格、克菲爾、乳酪、奶油及成分中含酪蛋白和乳清的食品
蛋白質	火雞、雞肉、羊肉、野生肉類（盡可能選放養和有機肉類）、含汞量低的魚（可參考 www.edf.org）	雞蛋、貝類、熟食肉類、香腸、豬肉、牛肉
堅果和種子	杏仁、核桃、巴西堅果、除了花生以外所有的堅果和種子	花生
水果	最好選擇低糖水果，如莓果類、蘋果、梨、桃子和李子	柑橘類、高糖分水果如鳳梨、甜瓜
動物性脂肪	魚、魚油補充品、草飼牛肉、澄清奶油	乳酪（起司）、乳脂肪、玉米飼養的牛、起酥油
植物性脂肪	所有冷榨油：橄欖油、芥花油、亞麻籽油、紅花籽油、芝麻油、杏仁油、葵花籽油、核桃油、南瓜籽油、酪梨油、椰子油、椰奶、棕櫚油、堅果和種子、綠葉蔬菜	人造奶油、沙拉醬、美乃滋、其他反式脂肪製品（請留意標示上的部分氫化油）
甜味劑	未加工的龍舌蘭糖漿、甜葉菊、糙米糖漿、黑糖蜜、濃縮果汁甜味劑（concentrated fruit juice sweetener）	所有人造甜味劑，包括阿斯巴甜、蔗糖素、糖精、高果糖玉米糖漿、白糖、紅糖、蜂蜜、蔗糖、楓糖漿
飲料	過濾水、不含咖啡因的花草茶、氣泡水、礦泉水。含咖啡因的咖啡或茶每日限一杯	汽水、果汁、添加高果糖玉米糖漿的其他飲料。限制咖啡因和酒精的攝取
調味品	有機番茄醬、黃芥末醬、醋、天然香料	任何添加高果糖玉米糖漿、玉米糖漿、蔗糖的調味料，如番茄醬、烤肉醬、辣醬、照燒醬
甜點	椰奶優格或冰淇淋、水果（新鮮水果或果乾）、無糖巧克力、本書的低糖甜點	冷凍優格或冰淇淋、雪酪、餅乾、蛋糕、糖果

（下頁續表）

點心	無麩質全麥餅乾配鷹嘴豆泥、杏仁醬或酪梨醬、椰奶優格、堅果（花生除外）、水果（蘋果、梨、桃子、李子和莓果類等）	椒鹽脆餅（蝴蝶餅 pretzels）、洋芋片、玉米片、墨西哥玉米脆片（tortilla chips）、爆米花、添加白麵粉與白糖的餅乾、蛋糕、瑪芬

啟動排毒計畫

　　想要預防並治療毒物相關疾病，你需要判斷自己暴露在什麼毒物中，並加以清除，接著再提供肝臟所需營養素來協助代謝解毒（metabolic detoxification）。什麼是代謝解毒？你可以把它想成是促進肝臟的新陳代謝。提高肝臟解毒的代謝作用，可以讓身體更易於清除毒物。但在做這件事之前，你需要做一些檢查的工作，看看你所處的環境是否帶有致病因子。然後，你需要採取行動清除這些致病因子，以及減少毒物暴露。

- 使用你可以找到的最天然清潔用品和家用產品。

- 使用 HEPA 濾網的空氣清淨機。

- 不要在住家室內及室外噴灑殺蟲劑。

- 選購不含合成香精、對羥基苯甲酸酯（parabens）和鄰苯二甲酸酯（phthalates）的化妝品和保養品。

- 選購有機蔬果和蔬菜（請參考 www.ewg.org "Dirty Dozen" 了解最多農藥殘留的蔬果）和乳製品。

- 選擇放養的有機肉類和雞蛋。

- 喝乾淨的水。雖然水質依居住地而異，但一般來說，過濾自來水後再飲用較佳。

- 編號為 3、6、7 的塑膠瓶和容器（通常標示於底部）塑化劑容易汙染所裝的食物或飲料，請避免使用這些容器。

- 用玻璃製品微波食物，不要用塑膠容器。

- 如果你有蛀牙，請牙醫師不要使用銀粉（汞齊）補牙。必要時找整體醫學牙醫師協助。

- 請參考以下網站：www.everydayexposures.com、美國環境工作小組網站（www.ewg.org）和美國環境保衛基金網站（www.edf.org）。

排毒排除飲食計畫預備工作

在進行排毒的期間，每天至少喝六到八杯 227 毫升的水，這麼做有助於身體排出毒物。排毒的前幾天，你可能會感到有些疲倦、疼痛、頭痛或頭腦不清楚（腦霧），依體內毒物多寡而異。如果症狀很嚴重，表示你可能沒有攝取足夠的食物，所以請確認你整天都有補充蛋白質。請記住，體內有大量毒物的人要到第二週腦霧才會消失。進行散步、和緩瑜伽、短暫的輕鬆慢跑等輕度運動，也能在排毒期間幫助身體清除毒物，但請避免激烈的運動。請務必睡眠充足、每晚至少睡足八小時，好讓身體在進行額外的新陳代謝工作時，能得到所需的休息。如果你習慣喝咖啡，我建議你在開始進行排毒計畫之前，就逐漸減少咖啡飲用量，避免因缺少咖啡因導致頭痛。如果你經常吃含糖食品，可能需要在進行排毒計畫、完全禁糖的幾天前，逐漸減少糖分攝取。糖跟咖啡因一樣是非常容易上癮的物質，如果不逐步減量而突然停止攝取，可能會引發嚴重頭痛或其他排毒反應。

我建議你在展開排毒計畫之前，花一些時間來準備所需食材。請確認你有製作奶昔所需的所有食材。如果你白天不在家，請把準備好的點心帶到工作場所。除非先把所有食材都規劃好，否則飢腸轆轆時很難找到適合的東西吃，或確實遵守飲食限制。我也建議你製作我們的綠色排毒精力湯（請參考第292頁的食譜），並分裝冷凍，方便排毒期間隨時可喝。排毒期間你可以盡量喝這種湯，因為營養豐富、對肝臟有益，還能有飽足感。選購農產品或家禽時，盡可能選擇有機食品，尤其是排毒期間你會大量食用這些食物，非有機農產品所含的農藥可能會讓肝臟增加額外的負擔。

即使你並未進入階段二的排毒補充品治療，排除飲食再加上補充對肝臟有益的食物（後文將介紹），就足以讓你感受到排毒計畫的超強效果。這意味著你可能會經歷上述的一些副作用，但這也意味著你的感覺將大為改善！

進行排除飲食三週後，請執行以下事項：

- 一次重新導入一種食物。每天至少吃兩次這種食物，持續兩天，注意自己的感覺。第三天停止吃這種食物，但繼續觀察自己的感受。如果你對這種食物並未產生反應，那麼你可以在第四天繼續挑戰下一種食物。
- 如果你有產生任何反應，如頭痛、起疹子、腦霧、疲勞、消化道反應，或其他你所熟悉的症狀，請記錄在下表中，以後才不會忘記。一旦你知道自己不適合某種特定食物之後，再移除這種食物。食物反應應該會在一兩天內消失，但有些人可能需要更長時間。
- 反應消失後就可以試著導入下一種食物。
- 關於麩質有一點提醒，我們在第三章〈免疫系統食療指南〉，曾提到過了解自己是否對麩質有明顯的反應很重要。如果你並未產生反應，也未患有自體免疫疾病，你可以把麩質產品再納入自己的飲食中。如果你並未產生反應，卻有自體免疫疾病，請務必再次禁食麩質。
- 耐心等待，再過三週左右你就可以重新導入所有的排除食物。
- 請將你的反應記錄在下面的表格中。你可以從 www.immuneprogram.com 網站下載類似的表格。

症狀	麩質	乳製品	黃豆	玉米	雞蛋	花生	柳橙	牛肉	其他
脹氣									
頭痛									
關節疼痛									
潮熱									
你的症狀									
你的症狀									

恭喜！你現在應該知道上表的食物是否會在你再次食用時造成免疫反應，也就是引發熟悉的反應或新症狀。如果你發現自己對多項食物過敏，沒關係，這是很常見的現象。這些症狀都是由身體不同部位的發炎所引起。你應該避免食用這些食物多久呢？我的建議是禁食這些食物至少六個月。一旦你完成腸道治療（你應該已經從上一篇的〈打造健康的腸道〉就已經開始），就可以遵照上述方式重新導入這些食物，一次一種，步驟跟你完成三週的禁食計畫後相同。

但請記得，如果你檢測為乳糜瀉陽性（包括抗麥醇溶蛋白、抗麥穀蛋白抗體），你應該繼續禁食麩質。如果你患有自體免疫疾病，但沒有乳糜瀉，你也應該完全不吃麩質，直到你的自體免疫疾病消失，也就是沒有症狀，並且檢測結果恢復正常為止。上述情形發生後，你仍應維持 95% 的無麩質飲食，意思是工作和居家生活仍完全不吃麩質，外食或旅行時偶爾可以吃，但僅限一個月一兩次。記得回家之後必須恢復不吃麩質。

步驟二：利於排毒與養肝的飲食

我們生活在充滿毒物的世界，我們的食物中有農藥和荷爾蒙，家中有各種溶劑和黴菌，我們吃的魚和飲用的水中有重金屬等。既然你的肝臟是身體主要的解毒器官，身體排除這些毒物的能力都仰賴肝臟！肝臟的解毒過程分幾個階段進行，不同的食物、維生素和草本補充品在每一個階段都能發揮重要的作用。

在第一階段的解毒過程中，身體內的酵素（統稱為細胞色素 P450 系統）以氧氣和維生素，尤其是抗氧化劑，來轉化體內的每一種毒性化學物質、藥物或類固醇荷爾蒙。改變它們後，酵素將毒物、藥物或類固醇荷爾蒙送至下一個解毒階段。但在進入第二階段之前，它們被稱為「中間代謝（產）物」（intermediary metabolites）。這是抗氧化劑發揮重要功能的地方，這些活化分子帶有許多自由基，因此除非它們順利進入第二階段，否則就會累積並損害你的肝臟組織。

在解毒的第二階段中，胺基酸和其他化合物會加入毒物中，使它們更容易被身體排出（透過排尿或變成糞便）。這稱為接合反應（conjugation reactions），這

個步驟中最重要的營養素是維生素 B_{12}、葉酸和胺基酸。

增進排毒的食物

你的肝臟喜歡水果和蔬菜。蔬果能提供肝臟亟需的抗氧化物、維生素 B 群和礦物質。蔬果有助於強化階段一和階段二的排毒能力，這也是為什麼蔬果有預防許多癌症的功效的原因之一。

以下蔬果功效尤佳：十字花科蔬菜，如花椰菜、抱子甘藍、白花椰菜、西洋菜（watercress）、高麗菜。這也是羽衣甘藍、莙薘菜和綠葉甘藍大放異彩的地方。它們是強效的排毒促進器，而且跟其他十字花科蔬菜一樣，對於雌激素的代謝尤其重要。另外，大蒜、洋蔥、葡萄、莓果、黃豆、綠茶、紅茶、迷迭香、羅勒、薑黃、孜然、罌粟籽、黑胡椒和香菜等草本植物和香料，也有排毒功效。

很多人問我是否可以用綠色排毒精力湯來進行三到七天的排毒計畫。我覺得這種方式很不錯，也鼓勵你用它們來輔助排毒計畫。但是，基於幾點原因，單獨使用綠色排毒精力湯來排毒有其缺點。首先，它們並不一定是有機的，因此我擔心你以為這麼做對身體有益的同時，正攝取了大量的農藥毒物。第二，雖然這些精力湯可以提供肝臟第一階段排毒所需的充足抗氧化劑，但它們會讓你缺少胺基酸，而胺基酸是蛋白質的構成元素。如果你在精力湯排毒的過程中，沒有攝取某種形式的蛋白質，雖然肝臟一開始能順利處理毒物，但在胺基酸供應不足的情況下，排毒過程會卡住。然後，你會產生什麼感覺呢？糟透了！這就是為什麼許多嘗試精力湯排毒的人，在第二天或第三天就會開始出現受不了的頭痛、疲倦、肌肉痠痛或腦霧的原因——肝臟得不到完成工作所需的營養素。

基於這個原因，針對任何醫學上較完善的排毒計畫，我們都要求加入以下食物：植物性蛋白質（扁豆、豆類、堅果、種子）、動物性蛋白質（有機放養的雞肉和火雞）和蛋白質粉（米、大麻籽、南瓜籽和植物性混合粉末）。黃豆和乳清為排除飲食食物。

階段二：醫療排毒計畫的肝臟補給

雖然我們偏好以食物和綠色排毒精力湯來攝取你所需要的所有營養，但這對多數人來說並不實際，尤其是體內毒物濃度很高的時候。做完本章一開始的自我評估後，你是否發現了自己也是其中之一？如果你需要階段二的治療，那麼你需要的是醫療級的排毒計畫。我把它稱之為醫療計畫的原因，是因為我們會把補充品當作處方藥物一樣來治你的「肝臟疲勞」──這是我在執業時常用的一個術語。

以下是我「綜合養肝排毒計畫」所做的建議。我建議的劑量為**每日劑量**。你每天可能需要服用某膠囊或錠劑一次以上，來達到必需的劑量。

日常養護肝臟所需的營養素，首先是**綜合維生素 B**。你每日應服用 25－50 毫克的維生素 B_1、B_2 和 B_3、至少 100 毫克的維生素 B_5、至少 50 毫克的維生素 B_6（磷酸吡哆醛〔pyridoxal-5'-phosphate〕）、至少 1,000 微克的維生素 B_{12}（甲鈷胺〔methylcobalamin〕）、至少 800 微克的葉酸（如 L－甲基葉酸〔l-5-methyltetrahydrofolate〕）、400 微克至 1 毫克的生物素。

你還需要攝取**抗氧化品**。請每天補充 1,000－2,000 毫克的維生素 C、200－400 毫克的維生素 E（混合生育醇）、1,000－5,000 IU 的維生素 A（視黃醇棕櫚酸酯〔retinyl palmitate〕）、3,000－8,000 IU 的混合類胡蘿蔔素（包括 β－胡蘿蔔素）、200-600 毫克的 α－硫辛酸和 250－500 毫克的兒茶素物質 EGCG。

礦物質補充品也很重要。請選購含 15－30 毫克鋅、200 微克硒、250 微克錳和 500 微克銅的綜合維生素礦物質補充品。

除此之外，你需要**養護肝臟和代謝重金屬的配方**。你每天需要 100－400 毫克的乳薊（milk thistle，又稱水飛薊）、400－600 毫克的乙醯基半胱胺酸（NAC）和 300－600 毫克的 α－硫辛酸。

你還應該服用**強化雌激素代謝管道的補充品**，包括每天兩次 100－150 毫克的芥蘭素（indole-3-carbinol, I3C，吲哚－3－甲醇）或每天兩次 100－150 毫克的

二吲哚甲烷（diindolylmethane, DIM）。

胺基酸是日常營養補充的另一項重要成分。我建議你**每餐攝取蛋白質**，可以是動物性蛋白質（有機放養雞肉或火雞、草飼牛肉或魚肉）或植物性來源如豆類、堅果、種子。每天的蛋白質攝取量準則為每公斤體重 1 克蛋白質。所以體重 60 公斤，每天應攝取 60 克蛋白質。你可以從食品包裝的營養標示得知每份含多少蛋白質，藉此了解自己飲食的蛋白質攝取量。如果想知道一塊雞肉或魚肉中含多少蛋白質，可以用約 31 公克的肉或魚約含 7 克蛋白質的普遍規則。我通常建議把你白天的蛋白質攝取量分成四餐：早餐、午餐、午後點心和晚餐。

除了透過飲食攝取足夠的蛋白質，你還需要能夠好好消化蛋白質，它才能分解為基本單位胺基酸。這是你的身體吸收並使用蛋白質的唯一途徑。你必須有良好的消化能力。如果你不清楚自己的消化能力如何，請回到第九章的自我評估找出答案，必要時加以治療。

如果你在進食後立刻出現胃食道逆流、多屁、脹氣等情形，且餐後兩個小時腹脹感還沒有消失，那麼你可能需要強化消化功能。我建議每餐輔以酵素配方，補充所需的胺基酸。細節請參考第九章。

如果你想服用胺基酸補充品，**請使用複合胺基酸**，而非單一胺基酸。可以服用複合胺基酸膠囊，或在果昔或早餐奶昔中加入蛋白粉（protein powders）飲用。甘胺酸是第二階段排毒補充品中最重要的一種胺基酸，請每天以複合胺基酸來補充 1,500 毫克的甘胺酸。如果你有興趣飲用排毒飲品，請選購以米、豌豆或植物性蛋白為主的產品。下面我會提供你一些具體的建議。

搭配排毒排除飲食計畫的排毒計畫

如果想在三週的排毒排除飲食中加入「肝臟密集強化計畫」，你可以在每天的補充品之外，早餐再多加一個排毒果昔。你可以混合任何水果（除柳橙外，因為柳橙在禁食清單上）、水、冰（可不用），以及兩匙以下任一種代謝解毒蛋白粉：

- Metagenics: Ultraclear plus line of detox shakes

- Designs for Health: Paleocleanse

- Xymogen: Opticleanse

- Thorne: Mediclear

- Blum Center for Health: Liver Support Powder

你也可以在下一章第 293 頁介紹的藍莓菠菜果昔中加入排毒粉（附錄中有更多關於哪裡可以買到這些產品的資訊）。

飲用排毒果昔的同時，你必須補充額外的抗氧化劑、維生素 B 群和草本補充品，來平衡肝臟解毒管道中不同的酵素。我使用以下產品：

- Metagenics：Advaclear，每天 2 粒。

- Designs for Health: Detox support Packets，每天 1 包。

- Xymogen: Liver Protect，每天 2 粒。

- Blum Center for Health: Daily Detox Support，每天 2 粒，Detox booster，每天 2 錠。

附錄中有更多哪裡可以買到這些產品的資訊。即使你不喝排毒果昔，這些補充品也是很好的強化排毒工具。

階段三：接受醫療專業人士的功能醫學治療

如果你體內的毒物濃度非常高，而且你患病可能是環境相關疾病導致（我們在前一章一開始討論排毒時討論過），那麼自己進行排毒計畫可能非常困難。如果你想進行代謝解毒，又覺得自己應該做不來，你可以尋求整合醫學醫師的協助。除此之外，如果擔心自己體內可能有高濃度的汞、鉛或其他想檢測的環境毒物，那麼整合醫學醫師（尤其是專精功能醫學的醫師）可以為你做這些檢測。

受過排毒排除飲食和強化肝臟代謝方面訓練的醫療人士，包括有功能醫學背

景的醫師、自然療法治療師、脊骨神經醫學治療師及整骨師、護理師、醫師助理和營養師。你可以在 www.functionalmedicine.org 網站上，找到能協助自己的專業人士。美國目前正在建立一套新的認證計畫，很快將會有相關認證從業人員名冊。你也可以上功能醫學實驗室網站，如 Genova Diagnostics（www.gdx.net）或 Metametrix Labs（www.metametrix.com），搜尋經常使用這些設施的醫師。這是找到積極從事功能醫學人士的好方法。

如果你想做重金屬檢測，請找使用 Doctor's Data 功能醫學實驗室服務，可針對體內重金屬進行二十四小時尿液收集檢驗的醫師或自然療法醫師。

第十三章

養護肝臟食譜

　　本章的食譜是為了提供肝臟有效運作所需的各種營養物質所設計。當你吃的是全食物飲食時，這點非常容易做到，這意味著你吃的每種食物看起來就像種植時或採摘時的樣子，並且富含蛋白質、纖維、抗氧化劑、礦物質和維生素。另一方面，如果你的飲食都是加工食品（從盒子或袋子裡取出來的食物）、滿是糖和白麵粉的零食，以及含有農藥和荷爾蒙的農產品和肉類，那麼這類飲食無法支持身體自然的排毒系統。事實上，你正把更多毒物吃進體內，給肝臟造成更大的負擔。請盡可能按照上一章的守則，來選擇有機乳製品、水果、蔬菜和動物產品。

食譜

- 綠色排毒精力湯
- 藍莓菠菜果昔
- 北非紅扁豆湯
- 炒白腰豆和蒜香蔬菜
- 鷹嘴豆沙拉
- 羽衣甘藍沙拉佐中東芝麻醬
- 蘑菇野米飯
- 照燒鮭魚
- 黑豆漢堡
- 亞洲風味沙拉

菜單 1

　　早餐——綠色排毒精力湯

　　午餐——鷹嘴豆沙拉

　　　　　羽衣甘藍沙拉佐中東芝麻醬

　　晚餐——照燒鮭魚

　　　　　炒白腰豆和蒜香蔬菜

菜單 2

　　早餐——藍莓菠菜果昔

　　午餐——北非紅扁豆湯

　　　　　野米

　　晚餐——黑豆漢堡

　　　　　亞洲風味沙拉

〔綠色排毒精力湯〕

　　這種湯是你送給肝臟最好的禮物，它對於肝臟清潔及過濾血液的關鍵作用有所幫助。含硫食物如洋蔥和大蒜可維持體內穀胱甘肽的濃度，並強化身體的抗氧化能力。十字花科蔬菜則對體內所有的排毒途徑都有益處，尤其是雌激素排毒。你可以把這種湯當作早餐或任何時候的點心。你可以做多一點，然後分裝在小容器裡，排毒時期肚子餓時隨時可以喝。

四至六份

　　1 大匙特級初榨橄欖油或椰子油

　　1 個小洋蔥切丁

　　1 小匙薑末

2 瓣大蒜切碎

1 支芹菜切末

3 杯花椰菜，花和莖剁碎

1/2 個球莖茴香切碎

1 小匙鹽

3 杯水

1/8 小匙新鮮研磨的胡椒粉

1. 在中型湯鍋中，以中大火燒熱油。
2. 放入洋蔥和生薑，煮至洋蔥半透明。
3. 加入大蒜、芹菜、花椰菜、球莖茴香和一大撮鹽，續煮 2 分鐘。
4. 加入水、剩下的鹽和胡椒粉。
5. 煮沸然後蓋上鍋蓋，轉小火續煮 20 分鐘。
6. 把湯倒進攪拌機中攪拌直到滑順濃稠，調整鹽分。

〔藍莓菠菜果昔〕

　　說到果昔，大多數人想到的材料都是水果，其實在果昔中加入蔬菜，也是補充肝臟排除有害物質所需的抗氧化劑、維生素和礦物質的利器。如果你不習慣把蔬菜打進果昔裡，別擔心，你根本不會發現這件事。你可以嘗試加入一小把香菜，為你體內的重金屬排毒系統添加更多抗氧化能力。

兩份

1 杯杏仁奶、椰子奶或米漿

3/4 杯冷凍藍莓

1 根香蕉

1 顆去籽椰棗

1 大匙亞麻籽粉

1 勺蛋白粉（約 15 克）

1 − 2 把菠菜或羽衣甘藍

1 把香菜（可不加）

1. 把所有材料放入食物調理中攪拌，直至想要的濃稠度。
2. 想要稀一點就加水調整。

〔北非紅扁豆湯〕

　　北非紅扁豆湯是我們布魯健康中心的教學廚房經常製作的一種湯，因為準備容易、美味好吃，而且有許多健康益處。扁豆是豐富的纖維來源，在你進行排除飲食期間是很好的輔助，可結合腸道中的毒物，使它們更易於排出。大量的孜然有助於消化和抗發炎，大蒜和洋蔥則有重金屬排毒所需的硫化物。你可以多做一些這種湯，以小容器分裝，可保存一年。冬天時我一週至少吃一次這種湯做為午餐。這種湯不管是單吃或配上煮熟的藜麥，或其他無麩質穀物一起食用都很適合。

八份

2 大匙橄欖油

1 個中等大小的黃色洋蔥切碎

1 條大胡蘿蔔切丁

2 大匙孜然

3 瓣大蒜

1 又 1/2 小匙鹽

2 杯紅扁豆

8 杯水或高湯

新鮮研磨胡椒

檸檬切片裝飾用

歐芹切碎裝飾用

1. 在大湯鍋裡以中大火燒熱橄欖油。

2. 放入洋蔥、胡蘿蔔、孜然、大蒜和 1 小匙鹽。攪拌煮約 5 分鐘，直到洋蔥變軟。

3. 把扁豆、水或高湯和剩餘的鹽加入作法 2 的洋蔥中。

4. 煮沸然後轉至最小火。

5. 蓋上蓋子留小縫，燜煮約 30 分鐘，或直到扁豆完全軟化。

6. 如果想要口感濃稠一點，讓扁豆煮至完全軟化。

7. 研磨大量胡椒放入湯中，攪拌均勻。

8. 熱的時候端上桌，旁邊放上檸檬片並撒上歐芹裝飾。

〔炒白腰豆和蒜香蔬菜〕

　　豆類和綠色蔬菜是排毒的天作之合。豆類的纖維質和綠色蔬菜的抗氧化物和維生素 B 群，使這道菜成為最佳排毒餐。你可使用任何你喜歡的深綠色葉菜類，例如綠葉甘藍、白菜、菠菜或羽衣甘藍，因為它們都含芥蘭素，可以幫你排除雌激素的毒物。

四至六份

3 大匙澄清奶油或橄欖油

3 瓣大蒜剁碎

5 杯莙薘菜（僅用菜葉，切段）

1/2 小匙鹽

少許紅辣椒片

1/2 杯白腰豆，浸泡過夜，煮熟，亦可用約 397 克的白腰豆罐頭

新鮮研磨胡椒

特級初榨橄欖油澆淋用

檸檬榨汁澆淋用

1 個烤過的紅甜椒切薄片

烤松子裝飾用

1. 用家裡最大的煎鍋以中大火燒熱澄清奶油或橄欖油。

2. 加入蒜末炒 30 秒。

3. 加入莙薘菜、1/4 小匙鹽和紅甜椒片，炒至蔬菜軟化。

4. 加入白腰豆，剩餘的鹽和少許胡椒粉。

5. 攪拌混合直到豆子熟透。淋上橄欖油和少許檸檬汁。

6. 把豆子和青菜放入盤中，以幾片烤紅甜椒和一些烤松子裝飾。

〔鷹嘴豆沙拉〕

　　豆子富含纖維質，有助於清除消化道中的毒物。跟昆布一起煮時，鷹嘴豆更能提供良好的甲狀腺機能所需的必需礦物質。這道沙拉中鷹嘴豆的豐富滋味來自新鮮的香草，維生素 C 則來自檸檬和紅甜椒。加入的迷迭香除了能增添這道沙拉的風味，更有助於支持肝臟對雌激素的解毒作用。搭配羽衣甘藍沙拉與中東芝麻醬一起享用，就是富含蛋白質的一餐。

六份

2 杯煮熟的鷹嘴豆

1/4 杯切碎的紅洋蔥

1/4 杯胡蘿蔔切丁

1/4 杯紅甜椒切丁（如果你想避免茄科蔬菜，可用小黃瓜或蘿蔔代替）

1 大匙新鮮檸檬汁

2 大匙蘋果醋

4 大匙特級初榨橄欖油

2 小枝迷迭香剁碎

2 大匙歐芹剁碎

鹽

新鮮研磨胡椒粉

1. 把所有食材混合拌勻放入盤中。
2. 立即享用或冷藏數小時讓沙拉入味。

〔羽衣甘藍沙拉佐中東芝麻醬〕

　　這道沙拉是我以四大「疾病偵探」的身分參加《奧茲醫生秀》（Dr. Oz show）時，所創作的菜餚。羽衣甘藍是營養密度最高的蔬菜之一，富含維生素 A、K、D、E 和纖維質，這些營養素對於肝臟解毒都非常重要。這道菜不僅能強化你的肝臟功能，海帶和種子中的鋅、碘和硒同時具有強化甲狀腺的功能。鋅是免疫系統絕佳的營養素，有助於重金屬的排除。這道沙拉可以提前製作，並且冷藏過夜。羽衣甘藍醃的時間愈長，將因檸檬汁分解而變得更軟。

二至四份

　　一把羽衣甘藍（捲葉或恐龍羽衣甘藍皆可），切碎去莖

　　1/4 杯蘿蔔切薄片

　　1/2-1 大匙海帶碎片（kelp flakes）

1 個小型紅色或黃色甜椒切丁

1/4 杯香菜剁碎

2 大匙中東芝麻醬

1 顆檸檬榨汁

1 小匙龍舌蘭糖漿或蜂蜜

1/2 小匙鹽

2 大匙水

2 大匙橄欖油

1/4 杯烤核桃或巴西堅果剁碎

1. 把羽衣甘藍、蘿蔔、海帶碎片、胡椒和香菜放入大碗中。

2. 把中東芝麻醬、檸檬汁、龍舌蘭糖漿、鹽、水和橄欖油攪拌混合。

3. 把中東芝麻醬淋在羽衣甘藍混合物上拌勻。

4. 靜置至少一小時。

5. 加入核桃。

〔 蘑菇野米飯 〕

野米富蛋白質、葉酸、鎂和維生素 A，是秋冬豐盛又撫慰人心的配菜。我們加入了許多蔬菜，為這道菜增添了更高的抗氧化能力。

六份

1 又 1/2 杯野米
鹽
2 又 3/4 杯水

2 大匙特級初榨橄欖油

1 個小洋蔥切丁

2 瓣蒜剁碎

2 杯蘑菇，最好是小褐菇（cremini mushrooms），去梗切成四分之一

1/2 杯切碎的新鮮芹菜

新鮮檸檬汁榨汁

1/4 杯切碎的歐芹

1/4 杯切碎的烤開心果或核桃

1/4 杯蔓越莓乾

新鮮研磨的胡椒

1. 把野米、1/4 小匙鹽和水放入鍋中煮沸。

2. 蓋上鍋蓋轉至小火，煮至所有水分收乾，約 30 分鐘。

3. 以中火在大鍋中燒熱油。加入洋蔥和少許鹽一起煮，偶爾攪拌直至軟化，約 8 分鐘。

4. 加入大蒜，經常攪拌，煮約 2 分鐘。

5. 加入蘑菇、芹菜和檸檬汁，蓋上蓋子，煮 5 分鐘。

6. 打開蓋子再煮 5 分鐘，攪拌，讓多餘的水分蒸發，讓蘑菇和芹菜煮熟。

7. 讓蘑菇混合物稍微冷卻，然後跟野米在碗中混合。

8. 加入歐芹、堅果和蔓越莓乾，再以鹽和胡椒調味。

〔照燒鮭魚〕

鮭魚是 omega-3 必需脂肪酸最豐富的來源之一，一份約 114 克的鮭魚還能提供人體維生素 B_{12}、菸酸和硒。盡可能選購野生或有機養殖的鮭魚，確保自己吃的

是沒有汙染的乾淨魚肉。除非是有機養殖的鮭魚，否則養殖鮭魚通常含有高濃度的多氯聯苯、戴奧辛和食物染劑。

四份

約 454 克野生鮭魚切成 4 片

2 瓣蒜剁碎

2 小匙鮮薑泥

1 大匙楓糖漿

2 大匙味醂

1 又 1/2 大匙香醋

1/2 顆檸檬汁榨汁

少許海鹽

1 大匙青蔥切薄片

1. 洗淨鮭魚片。

2. 把大蒜、薑末、楓糖漿、味醂、醋、檸檬汁和鹽混合均勻，把 3/4 的醬汁放入密封袋中，其餘醬汁放入小碗，放置冰箱存放。

3. 將鮭魚放入袋內以醬汁醃漬，放入冰箱靜置 1－4 小時。

4. 預熱烤箱。

5. 把鮭魚放到室溫回溫。

6. 把鮭魚放在烤盤上，烤盤離烤箱頂端約 10 公分，烤 5 分鐘。

7. 反覆把醬汁刷在鮭魚上，再烤 10 分鐘或直至鮭魚片熟透。料理的時間依鮭魚的厚度而定。

8. 以蔥裝飾。

〔黑豆漢堡〕

　　黑豆漢堡雖然不含肉，但滿足感卻不亞於吃肉。每餐攝取充足的蛋白質是很重要的一件事，這個漢堡很適合當作午餐或跟家人輕鬆共同享用的晚餐。你可以把生或熟的漢堡肉冷凍起來，想吃的時候再解凍。

四份

1 又 1/2 小匙亞麻籽粉

2 又 1/2 杯煮熟的黑豆

1/2 根墨西哥辣椒（jalapeño pepper）去籽切碎

1 瓣大蒜切末

1 小匙孜然粉

3/4 小匙鹽

1 大匙番茄醬

2 大匙無麩質麵包粉

1-2 大匙無麩質麵粉

1/4 杯胡蘿蔔切細丁

1 顆酪梨切片（置於餡料上方，可不用）

2 大匙橄欖油

1. 取小碗，放入亞麻籽粉和 1 又 1/2 大匙的水混合均勻。靜置 5 分鐘，這會形成跟雞蛋一樣具有黏性作用。

2. 把黑豆、墨西哥辣椒和大蒜放入食物調理機中，以「間歇模式」（Pulse）攪拌。加入孜然和鹽間歇攪拌，直到形成黏稠的黑豆糊。

3. 把黑豆糊移到大碗中，加入番茄醬、麵包粉、麵粉、胡蘿蔔和亞麻籽粉攪拌，混合均勻。

4. 以中大火燒熱煎鍋中的油。

5. 把黑豆糊捏成 4 個圓餅，每面煎約 4 分鐘，直到金黃酥脆。

6. 把酪梨片放在圓餅上（可不用）。

〔亞洲風味沙拉〕

亞洲風味沙拉是一道非常適合夏天的小菜，也很適合搭配墨西哥玉米餅吃。高麗菜是最常用來做這道沙拉的蔬菜，高麗菜是提供肝臟解毒必需營養素的簡易選擇，它富含抗氧化的維生素 C 和 E，還有維生素 A、維生素 B 族，以及能減少體內有毒雌激素的化合物芥蘭素。

四份

4 杯紫高麗菜切絲

1 根胡蘿蔔切成細絲

1 個紅甜椒切薄片

1/2 杯紅洋蔥切薄片

2 大匙輕麻油

2 大匙烤芝麻油

2 小匙檸檬汁

2 小匙糙米醋

1 又 1/2 小匙鹽

2 小匙薑末

2 大匙烤芝麻籽

1/4 杯剁碎香菜

1. 在大碗中把高麗菜絲、胡蘿蔔絲、紅甜椒和洋蔥均勻混合。

2. 取另一個小碗放入油、檸檬汁、醋、鹽和薑末，混合攪拌均勻。

3. 把醬料倒進沙拉中混合拌勻。試味道調整鹹度。

4. 冷藏 10－20 分鐘，讓沙拉入味。

5. 放上芝麻籽和香菜後拌勻即可。

PART 5

其他關於自體免疫
你不得不知的事

最好的出口就是一路走到底。

——美國詩人羅伯·佛洛斯特（Robert Frost）

Chapter 14

感染與特定自體免疫疾病

　　正如你所看到的，所有的自體免疫疾病都有很多共同點。我們已詳細介紹麩質與許多自體免疫疾病之間的關係、壓力如何引發或加重病情、腸道菌維持免疫功能平衡的重要性、腸道菌群生態失衡與腸漏症跟自體免疫疾病有何相關。我們還說明了多少環境毒物例如汞可能引發自體免疫疾病，以及減少毒物暴露、加強排毒系統、提高體內穀胱甘肽濃度，如何治療你身體天然的解毒系統肝臟，並治癒你的症狀。

　　不過，不同的自體免疫疾病各有一些獨特的特性與治療策略，因此我將在本章談到多發性硬化症、類風濕性關節炎、紅斑性狼瘡、自體免疫甲狀腺疾病（葛瑞夫茲氏病、橋本氏甲狀腺炎）、乳糜瀉和修格蘭氏症候群。我選擇以上這六種疾病，是因為它們是我看診時最常看到的幾種疾病。

　　治療自體免疫疾病的重點，在於修復身體基礎系統的功能──食物、壓力、腸道健康和毒物等，但每種疾病都有一些特殊的考量和治療。我將在本章一一討論這些內容，並且簡略介紹每種疾病是什麼、可能的症狀、西醫治療法，以及功能醫學治療法等。

　　但在我們開始回顧這些疾病之前，我想先聊聊目前尚未詳細討論過的另一項引發自體免疫疾病的因素：感染。許多研究都探討了感染，尤其是病毒在引發自體免疫疾病方面的作用。在我們詳細討論每種健康問題之前，以下先提供一些背景資料。

感染對於特定疾病的影響

我們在第八章中，談到了腸道菌群與免疫系統之間的關係。正如我們所說的，有時候腸道中有害細菌、酵母菌或寄生蟲會過度生長，這種情形可能導致所謂的次臨床感染（subclinical infections）。這表示你不會出現典型的感染症狀，例如發燒、疲倦、肌肉痠痛、局部發紅、疼痛和腫脹等。相反地，這些感染逃過我們的視線，對免疫系統造成慢性刺激。我將在本章討論這些並非來自腸道，但卻存活在你體內，並導致自體免疫疾病的病毒與其他感染。

讓我們先從對感染和自體免疫疾病已有的認識開始。多年來一直有不少研究試圖證明，某特定的微生物（亦即某細菌、病毒、寄生蟲、螺旋菌或酵母菌）會引發特定的自體免疫疾病。但不幸的是，目前沒有任何研究能夠證明某種微生物會導致自體免疫疾病。如果想證明這一點，研究人員必須在某種疾病的每個患者身上找到感染源，但目前還沒有人能做到這件事。那麼，為什麼我們仍然認為微生物跟自體免疫疾病有關呢？因為動物研究和流行病學研究的結果（某種疾病患者人數，以及他們之中有多少人有某種感染的研究）顯示部分病毒和細菌，以及許多自體免疫疾病之間有明確的關聯性。關聯性的意思是，如果你有這種病毒或感染，罹患某種疾病的可能性會增加。雖然關聯性無法證明是患病的原因，但它確實告訴我們，感染可能是誘發疾病的因素之一。

感染如何誘發自體免疫疾病

感染如何引起、誘發或跟自體免疫疾病的相關理論有很多種。第一種理論是免疫系統犯了錯：它針對某微生物產生抗體之後，這些抗體轉而攻擊自體組織。被攻擊的組織決定了你產生哪種自體免疫疾病。如果攻擊發生在大腦的髓鞘，你就會罹患多發性硬化症；如果發生在甲狀腺，你就會罹患橋本氏甲狀腺炎或葛瑞夫茲氏病。這就是我們前文提到的「分子擬態」，麩質和腸道菌群生態失衡都被認為是這樣引起自體免疫疾病的。也就是身體對麩質蛋白質及腸道微生物所產生的抗體，同時對自體組織產生反應。

感染誘發自體免疫疾病的另一種可能性，是微生物直接感染細胞，生存在細胞內，造成直接的細胞與組織損傷。會出現兩種可能的結果，而且都不是好事。首先，是你的免疫系統對生活在組織內的病毒發生反應，使身體因雙方交火而受損。這稱為旁觀者效應（bystander effect）。其次，是你細胞內的感染導致細胞表面發展出不同的標記，使得免疫系統開始把自體組織看作是外來物。如果感染成為長期慢性的狀態，免疫系統將持續攻擊你的細胞，因為體內仍有感染。感染可以發生在任何地方，包括你的關節、大腦和甲狀腺，但不是只有這些地方而已。感染甚至可能發生並存在於免疫細胞內部，導致免疫細胞失去對自體組織的耐受性。

感染使自體免疫疾病加劇的最後一種方式，是當你的組織已因自體免疫疾病受損，接著病毒受感染吸引在這個組織中生長，形成繼發問題。在自體免疫損傷部位發現病毒的研究中，目前仍不清楚是損傷先發生，還是由病毒造成。

為什麼有些人能從感染復原，另一些人卻無法做到？**證據顯示，部分人因為基因不良或環境毒物造成的損傷，使得免疫系統無法擺脫慢性感染。**結果這種感染造成病患在初次生病或感染持續時，發展出自體免疫疾病。當我們談到不同的自體免疫疾病，以及其與病毒和細菌的關係時，請記得這是科學文獻中研究十分活躍的領域。

你的免疫系統是否有缺陷？

慢性感染與自體免疫疾病關聯性的新興研究顯示，免疫系統缺陷可能是問題的一部分。[1] 這意味著你很難擺脫感染，因此讓病毒容易有機可趁。你的免疫系統缺陷是如何形成的呢？基因似乎是問題之一，環境也有部分影響。基因並非命運，只是可能發生的藍圖。你的環境決定了這個藍圖如何被讀取及轉錄。你已在本書學到**自己攝取的食物和營養素、經歷的壓力、環境毒物、腸道充滿壞菌如何從最深層的細胞層面影響你的免疫系統**。所以即使基因條件不良，你仍可藉由積極影響免疫系統功能來克服這點，使免疫系統能更順利排除病毒和感染，降低自

體免疫疾病的風險。因此，如果你有慢性感染的問題，本書的四大步驟是最終的解答：你需要健康的免疫系統來對付這些感染，它們才不會持續在體內活躍，最終導致自體免疫疾病。

你如何知道自己有較易於罹患自體免疫疾病的基因缺陷？可能的線索是，如果你有家庭成員，例如父母、祖父母、姑姑阿姨、伯伯叔叔或兄弟姊妹有自體免疫疾病，那麼你罹患自體免疫疾病的可能風險較高。換句話說，家族史將使基因關聯性的可能性提高。目前針對特定自體免疫疾病的基因檢測不多，但研究已慢慢確定了有關自體免疫疾病的基因區域，即所謂的人類白血球抗原（HLA）。基因研究日新月異，我相信有一天會有幫助你了解是否有特定自體免疫疾病基因的檢測出現。以目前來說，家族史仍是最好的判定方式，部分疾病也有 HLA 檢測（其中一種檢測疾病是乳糜瀉，我將在下文討論相關細節）。

目前僅有少數幾種基因檢測可以讓你知道自己的免疫細胞功能是否有缺陷，其中有一些我會在診所做，但不是經常做，因為這些檢測非常昂貴，而且保險並不給付。我採用的檢測是功能醫學診斷中心 Genova Diagnostics（www.gdx.net）的免疫基因組檢測（ImmunoGenomics Profile）。但請注意，如果你有自體免疫疾病，你很可能有患病的遺傳基因，而你不需要檢測才能得知此事。不過，這種免疫基因組檢測，可以讓我知道你的身體是否有難以排除慢性感染問題的免疫系統缺陷。

在你了解感染如何誘發自體免疫疾病的基本知識後，現在我們可以來回顧六種特定的自體免疫疾病：多發性硬化症、類風濕性關節炎、紅斑性狼瘡、自體免疫甲狀腺疾病（葛瑞夫茲氏病、橋本氏甲狀腺炎）、乳糜瀉和修格蘭氏症候群。

多發性硬化症

正如你在第十二章讀到關於史蒂夫的故事那樣，多發性硬化症（MS）是一種嚴重的慢性神經疾病，神經細胞周圍的髓鞘受到破壞，稱為脫髓鞘。這會導致神

經功能失常，並且導致發炎，損害中樞神經系統，包括大腦和脊髓。多發性硬化症有四種，因症狀而異。復發緩解型多發性硬化症（rlapsing-remitting, RR MS）是發作時有症狀，然後症狀完全消失，直到下一次復發時才會再次出現。其他三種都是症狀似乎永遠不會消失的進展型，分別是原發進展型（primary progressive, PPMS，症狀從未緩解）、次發進展型（secondary progressive, SPMS，一開始症狀有時緩解但後來持續惡化）、進展復發型（progressive rlapsing, PRMS，一開始就是進展型，症狀偶爾緩解）。

多發性硬化症的常見症狀：

- 眼部疼痛。
- 身體任何部位產生麻木、刺痛感或針刺感，兩週後仍持續存在。
- 四肢或軀幹腫脹。
- 強烈瘙癢感，尤其是頸部。

你可請醫師或其他醫療專業人員進行的檢測：

- 目前沒有針對多發性硬化症的抗體檢查，通常是透過磁振造影發現病變時確診。要特別注意的是，患者出現神經系統症狀兩次，或第二次發作後大腦或脊髓顯示有新的病變，才能診斷為多發性硬化症。一次發作未再復發，不能診斷為多發性硬化症。

多發性硬化症的臨床病程可能不同，但 85% 的患者一開始都是復發緩解型。一般相信，某種原因誘發免疫細胞攻擊神經纖維周圍的髓鞘，結果造成疾病復發、持續發炎和中樞神經系統的破壞。而究竟是什麼原因誘發了這個過程，一直是問題所在。有沒有某個誘發因子或原因？還是有很多誘發因子同時發生？免疫細胞是否錯誤攻擊了健康的髓鞘？或者是髓鞘遭到損傷或改變，看起來像外來物質，因此遭到攻擊？在尋找多發性硬化症的誘發因子時，感染型疾病已成為頭號嫌疑犯。

多發性硬化症的感染誘發因子

肺炎披衣菌

　　許多關於疾病發生的統計學與模式的研究顯示，多發性硬化症是後天而非基因造成，儘管跟所有自體免疫疾病一樣，可能存在基因易感性。研究人員檢視多發性硬化症患者的腦脊液時，總會發現免疫細胞製造的免疫球蛋白數量較多。事實上，95％多發性硬化症患者腦脊液中的免疫球蛋白濃度都很高，這顯示大腦正努力對抗感染。[2] 進一步研究顯示，這些免疫球蛋白是為了對抗肺炎披衣菌（Chlamydia pneumoniae）所製造，這是一種遍布全世界並住在你細胞內的細菌。這種細菌會在你以為復原後許久形成感染，並繼續造成問題。有些人從未發現自己有這種感染，因為沒有任何症狀；有些人則產生呼吸系統疾病，如支氣管炎、上呼吸道感染或肺炎。肺炎披衣菌可以造成持續的腦部感染，過去的十五年內已有新的證據顯示，肺炎披衣菌和多發性硬化症有很強的關聯性。

　　多發性硬化症患者的腦脊液中往往會發現肺炎披衣菌的抗體，使研究人員相信，這種細菌可能導致這些患者大腦慢性感染。美國范德堡大學（Vanderbilt University）醫學院神經學系研究人員表示，這些抗體也在中樞神經系統內產生，顯示那裡也有感染。事實上，研究人員指出，只有50％的多發性硬化症患者血液中發現肺炎披衣菌抗體（請記得血液是在大腦外流動的），但是由於腦內測得的濃度較高，因此感染最可能發生在腦部。[3]

　　過去曾有病情急速惡化的多發性硬化症患者，從腦脊液中分離出肺炎披衣菌，患者在經過抗生素治療之後得到改善，此後肺炎披衣菌被指為多發性硬化症的成因之一。自此之後就有許多相關研究，從多發性硬化症患者的組織培養物中尋找這種細菌。幾個研究中心持續報告指出，他們在組織中發現這種細菌，但也有一些研究無法複製這些結果。雖然肺炎披衣菌明顯在多發性硬化症患者身上較為常見，但目前的研究結果尚不足以證實肺炎披衣菌就是多發性硬化症的成因。

不過，既然肺炎披衣菌很容易以抗生素治療，以四環黴素來治療所有的多發性硬化症患者似乎是合理的做法。雖然我通常會避免開抗生素給病患（抗生素可能傷害腸道中的好菌），但我會開四環黴素處方藥給多發性硬化症的患者，同時也給益生菌來保護他們的腸道。

人類疱疹病毒第四型

人類疱疹病毒第四型（Epstein-Barr Virus, EBV，又稱 EB 病毒）是自體免疫疾病相關研究最充分的慢性病毒感染。EB 病毒是造成傳染性單核球增多症（infectious mononucleosis, mono）的病毒。高達 95％一般族群的 EB 病毒抗體檢測呈陽性，但是幾乎 100％的多發性硬化症患者都呈陽性，提高了 EB 病毒與多發性硬化症相關的可能性。流行病學研究顯示曾罹患傳染性單核球增多症的人後來發生多發性硬化症的機率提高一倍，而且跟對照組相較之下，多發性硬化症患者體內的 EB 病毒抗體濃度更高。一些多發性硬化症患者的研究則發現，EB 病毒本身存在於髓鞘損傷的大腦區塊中。[4]

儘管許多研究顯示兩者之間的關聯性，仍然無法證明 EB 病毒就是多發性硬化症的成因。目前相關辯論仍十分激烈，因為研究還未能確定是病毒先到達人體且造成自體免疫疾病，或是趁身體免疫系統功能不佳之際入侵形成次發問題。

雖然多發性硬化症與 EB 病毒之間的關聯性似乎是真的，但自體免疫系統疾病究竟是否是因感染所引發，如果是，其主要問題是出在感染本身，還是免疫系統損傷無法排除感染所造成，目前這仍是問題所在。因為活動的人體內隨時都有數百種病毒，多數人都能與這些細菌平衡共處，所以我認為問題出在免疫系統虛弱或功能失常。因此，按照本書的四大步驟來修復你的免疫基礎，才是對抗自體免疫疾病的第一步。

多發性硬化症的可能誘發因素

維生素 D

　　研究發現，多發性硬化症與低維生素 D 濃度之間存在著很強的關聯性，多發性硬化症與生活在低紫外線（UVB）地區者之間也有關係，因為 UVB 可以幫助身體製造維生素 D。事實證明，你體內的維生素 D 會轉化為刺激身體產生抗菌和抗病毒特性的荷爾蒙 1,25 維生素 D（1,25 vitamin D）。在大腦中，1,25 − 羥基維生素 D 會增加抗菌肽（cathelicidin）的濃度，這種化合物能保持大腦的無菌狀態。因此，維生素 D 不足可能造成慢性感染持續在中樞神經系統存在，這是引發多發性硬化症很重要的一點。一項研究發現，服用維生素 D 補充品的女性，罹患多發性硬化症的風險降低 40%。[5]

你的治療計畫：其他檢查和治療

　　如果你患有多發性硬化症，除了本書的四個基本步驟之外，我還建議你進行以下治療：

- 有充分的研究支持以四環黴素來治療肺炎披衣菌。你必須請神經科醫師開立處方藥，可以請醫師開 100 毫克的膠囊，每天服用兩次，持續三週。如果醫師對此抱持懷疑態度，你可以請他參考本章末的文獻資料。

- 以血液 IgG 和 IgM 抗體，以及糞便檢測進行念珠菌檢測。如果這些檢測任何一項為陽性，請以抗黴菌劑泰復肯（diflucan）治療三週（100 毫克，一天兩次）。

- 我是從大衛‧博瑪特醫師（David Perlmutter）那裡學到以上這些治療方法。博瑪特醫師是一位傑出的神經科醫師，協助開發了多發性硬化症的功能醫學治療法。

　　以食物做為一種醫療的食療，在遇到大腦的狀況時，方式會略有不同。我們建議多發性硬化症患者採行生酮飲食。酮是做為能量的簡單脂肪分子，大腦和粒

線體都很喜歡這種脂肪分子。原始人飲食的重點：不吃穀物、著重健康脂肪（來自酪梨、椰子油、草飼有機動物肉類）、蔬菜、漿果、堅果和種子，以及完整未經高溫殺菌的草飼動物有機乳製品，在文獻中都證實對大腦有益。這種飲食能增加大腦中的酮類，能抗發炎、幫助髓鞘自行修復。除了採行這種飲食之外，如果你想了解更多相關資訊，請參考諾拉‧蓋朱達斯（Nora T. Gedgaudas）《原始身體、原始頭腦：讓你更健康長壽的原始人飲食》（*Primal Body, Primal Mind: Beyond the Paleo Diet for Total Health and a Longer Life*，暫譯）。

對於多發性硬化症的患者來說，腸道是非常重要的基本問題，因此，即使你並沒有腸道症狀，也需要進行第九章腸道菌群生態失衡的階段二治療與腸漏症治療。另外，可以考慮補充以修復神經為重點的營養素，包括我們在第十二章討論的以乙醯基半胱胺酸（NAC）補充穀胱甘肽。博瑪特醫師開發了很棒的 Xymogen 系列產品。我使用的產品如下：NRF2 用來補充穀胱甘肽、Brain Sustain 用來強化神經和細胞膜。NRF2 有富含蘿蔔硫素（sulforaphane）的青花椰籽萃取物，另外還有薑黃、黑胡椒萃取物、綠茶和紫檀芪（pterostilbene）。Brain Sustain 則含 DHA、輔酶 Q10、乙醯基半胱胺酸、α－硫辛酸、磷脂醯絲胺酸（phosphatidylserine）和乙醯左旋肉鹼（acetyl L-carnitine, ALC）。好脂肪也很重要，因此我建議每天補充一匙中鏈三酸甘油酯（如椰子油），每天至少兩次，以及一天 500 毫克的 DHA。

系統性紅斑性狼瘡

系統性紅斑性狼瘡（SLE 或 LUPUS），又稱為全身性紅斑性狼瘡，通常簡稱為狼瘡，是一種影響全身的慢性發炎自體免疫疾病。這是一個多系統的疾病，不僅像多發性硬化症一樣會影響中樞神經系統，並且也會影響數種器官。紅斑性狼瘡主要侵犯皮膚、關節、腎臟和神經系統，但也可能損害其他器官。紅斑性狼瘡的女性好發率是男性的九倍，非洲裔美國人比白種人風險高三倍。這種疾病有很強的基因因素：同卵雙胞胎 25％同時患病，異卵雙胞胎只有 2％同時患病。另一

方面，紅斑性狼瘡也有很強的環境影響，這說明了為什麼會有75％的同卵雙胞胎只有其中一名患病。所以，雖然基因有重要影響，且是造成患病風險的基礎，但顯然還有環境的誘發因素。

我在書中已與你分享了許多跟紅斑性狼瘡有關的環境誘發因素，這裡再進行一些整理。研究顯示以下因素與紅斑性狼瘡有關：

- 高雌激素濃度。
- 暴露於二氧化矽粉塵、殺蟲劑、芳香胺（如染髮劑）、聯胺（hydrazines）之中。
- 汞暴露。
- 高脂肪／低抗氧化飲食。
- 紫外線輻射。
- 吸菸。
- 病毒和細菌高感染率。
- 感染後的分子擬態是可能的誘發因素（EB病毒的相關性最為顯著，其他研究顯示砂眼披衣菌、肺炎鏈球菌也相關）。

所有的紅斑性狼瘡患者都有針對自體組織的 IgG 抗體，研究人員已經發現超過五十多種不同的類型。檢驗中心會找最常見的抗體進行診斷。針對紅斑性狼瘡的抗體是：

- 抗 Sm 抗體（anti-sm）
- 抗核糖體磷抗體（anti-ribosomal P）
- 抗雙股 DNA 抗體（anti-double-stranded DNA）

紅斑性狼瘡和其他風濕性自體免疫疾病可以找到的抗體：

- 抗核抗體（ANA）
- 抗磷脂抗體（anti-phospholipid）

- 類風濕性因子（rheumatoid factor）
- 抗單鏈 DNA 抗體（anti-single-stranded DNA）
- Anti-La (SSB)
- 抗核糖核酸蛋白抗體（anti-RNP）

　　紅斑性狼瘡的抗體不是集中在特定器官，因此全身都會發生發炎和損傷。研究顯示，你可能有這類自體抗體多年後才會出現臨床症狀或紅斑性狼瘡症狀。這就是為什麼如果你感覺身體狀況不佳，醫師又找不出任何具體病因時，接受這些檢驗是件好事。為什麼呢？因為如果在產生症狀之前，先發現有這些抗體，你可以遵行本書的幾個步驟，防範未然。

　　罹患紅斑性狼瘡會產生什麼感覺呢？症狀包括：

- 疲勞
- 肌肉疼痛和虛弱
- 疾病發作時發燒
- 與器官相關的特定症狀，例如關節疼痛、肌肉疼痛和呼吸困難
- 日晒後臉頰和鼻子出現蝴蝶斑
- 脫髮（但非禿頭）
- 不疼痛的口腔或鼻腔潰瘍
- 冷或情緒引發的手腳變色

可要求醫師或其他醫療專業人員進行的檢驗：

- 抗核抗體（ANA）
- 抗磷脂抗體
- 抗雙股 DNA 抗體
- 抗 Sm 抗體

抗核抗體檢驗是紅斑性狼瘡的第一項篩檢。我先前提過，除非其他三項檢驗的其中一項結果為陽性，否則僅有抗核抗體檢驗結果為陽性，並不代表你有紅斑性狼瘡。

正如所有其他的自體免疫疾病一樣，你需要進行本書治療計畫的四大步驟，幫助你的免疫系統運作得更好。**針對紅斑性狼瘡患者，我的重點放在另外兩個部分：EB 病毒的活性，看它是慢性活化，還是再次活化的；以及體內荷爾蒙，尤其是雌激素和脫氫異雄固酮（DHEA）。**

EB 病毒和紅斑性狼瘡

紅斑性狼瘡從數十年前起就被認為與 EB 病毒相關，但研究人員一直未能確認這個相關性的確切機制。大多數成年人都曾被 EB 病毒感染，終身帶有這種病毒卻未出現臨床症狀。然而，由於某些未知的原因，EB 病毒會在某些個體身上引發傳染性單核球增多症，因此患者身上可同時測得 EB 病毒和自體的交叉反應抗體。值得注意的是，紅斑性狼瘡患者身上也經常發現相同的抗體，這是分子擬態的另一個例子。這種抗 EB 病毒抗體與自體蛋白的交叉反應，是紅斑性狼瘡的自體免疫過程如何展開的有力假設。奧克拉荷馬醫學研究基因會的研究人員發現，帶有 EB 病毒的人身上發現的 anti-EBNA-1 抗體，會與紅斑性狼瘡常見的自體蛋白（如 anti-Ro 和 anti-Sm）產生反應。許多研究顯示，紅斑性狼瘡患者比健康人士較常出現 EB 病毒抗體和病毒血症（血液中檢測到病毒），這點進一步支持了 EB 病毒誘發自體免疫的可能性。[6]

這是怎麼發生的呢？昆士蘭大學研究人員發現，紅斑性狼瘡患者的免疫系統對於控制 EB 病毒病毒血症的能力較差，無法對準並殺死受 EB 病毒感染的細胞。他們認為的 EB 病毒引起紅斑性狼瘡的理論是，持續感染使得被 EB 病毒感染的 B 細胞在身體組織中累積，這些生病的 B 細胞最終失去耐受性，使抗體針對自體組織發動攻擊。[7]

這是 EB 病毒如何引起紅斑性狼瘡的另一種可能機制，但這也顯示了免疫系

統先發生了根本問題，才使得 EB 病毒能持續在體內活動。我認為這個觀點是最具說服力的解釋。在我的診所裡，我都會測量並檢查所有自體免疫患者的 EB 病毒活性，結果每次都會發現有 EB 病毒存在，有時是潛伏，有時則是活躍狀態。最近一名紅斑性狼瘡新病患瑪姬（她來就診時為三十八歲）告訴我，她中學時曾罹患嚴重的傳染性單核球增多症，那場病的六個月後，她就得了紅斑性狼瘡。這可能是由於基因易感性的緣故，也可能是她體內的低維生素 D 濃度使得她的免疫系統無法抵抗 EB 病毒。但我相當確定一點是，EB 病毒感染是誘發她自體免疫疾病的因素。當我檢測她體內的抗體時，仍有 EB 病毒活化的跡象。因為目前並沒有針對藏在細胞內 EB 病毒的抗病毒治療方式，所以瑪姬只能修復自己的免疫系統基礎，使其發揮更佳功能。

該怎麼做呢？正如我在上一章所說的，我們需要治療腸道、改善飲食習慣、補充可能需要的營養素（例如維生素 D）、清除毒物、平衡體內荷爾蒙，藉此幫助身體恢復功能，對抗 EB 病毒才能更有力。

紅斑性狼瘡和荷爾蒙：雌激素、黃體素、脫氫異雄固酮和睪固酮

你的荷爾蒙又對此有什麼影響呢？已有許多研究指出疾病加劇或發作跟雌激素濃度提高有關，因此保持雌激素和黃體素的平衡十分重要。紅斑性狼瘡的女性患者，不宜在停經後使用荷爾蒙替代療法或服用避孕藥物。

你的治療計畫：其他的檢測與治療

檢測

為了檢測 EB 病毒的活化性，我會進行全數四種不同的血液檢測：EBV EA IgG、EBV VCA IgG、EBV EBNA IgG、EBV VCA IgM。

• EA 檢測會告訴你是否有慢性活化性病毒感染。
• IgM 檢測會告訴你是否有再活化或新的感染。
• 如果你曾受感染，EBNA 和 VCA 檢測將呈陽性，多數醫師也會告訴你這代

表你過去曾有感染。但 EBNA 也將告訴你 EB 病毒正在你的 B 細胞中活躍複製，數值愈高代表活化性愈高。所以即使大多數醫師會忽略並排除檢測結果，但如果 EBNA > 8，我相信這代表你體內仍持續有病毒的問題，可能繼續造成自體抗體的產生。

我為紅斑性狼瘡患者所做的荷爾蒙相關檢測如下：
- Genova Diagnostics Laboratory 的雌激素代謝檢測（我曾在本書第十二章解釋過這項檢測）。
- 腎上腺唾液檢測，目的是檢查皮質醇（皮質醇會影響黃體素濃度）。你可以在一些功能醫學檢測中心接受這項檢測，美國的 Genova Diagnostics 和 Metametrix 可進行檢測。
- 一般檢驗中心的血液檢測，檢查黃體素、DHEA-S、睪固酮等項目。你的醫師可以為你進行這些檢測。

治療

治療的重點應該是設法讓肝臟的雌激素代謝達到最佳。我已經在第十一章解釋過一部分，這裡再次做個整理。
- 清除你飲食與環境中所有的外源性雌激素（請見第 255 頁）和殺蟲劑。
- 強化你的肝臟酵素，每天攝取深綠色葉菜類和十字花科蔬菜（請見第 286 頁）。
- 增加補充非基因改造的有機黃豆、亞麻籽和魚油，以及增加食物中的纖維攝取。這些都有利於雌激素的排毒。
- 就補充品方面，我建議補充芥蘭素或二吲哚基甲烷（DIM）、青花椰萃取物和蘿蔔硫烷，這些成分都有助於雌激素的排毒。
- 請務必治療好你的腸道，因為壞菌可能增加有毒雌激素的再循環。
- 你也需要保養你的腎上腺荷爾蒙。請醫師檢測你血液中的 DHEA-S 濃度，

並服用 DHEA 補充品，使濃度達到 100 mcg/dl 以上。我曾提到過有研究人員讓紅斑性狼瘡患者服用非常高劑量的 DHEA（200 毫克）有助於患者降低培尼皮質醇用藥的劑量。我通常推薦的劑量是 25 毫克，但你應該先檢測你的 DHEA-S 濃度，確認這是適合自己的劑量。請做好自我保健，協助維護自己腎上腺的健康。請回到第二部〈認識壓力的影響〉回顧可行的做法。接受唾液檢測，看看你是否有腎上腺疲勞。

乳糜瀉

我曾在第二章〈食物是最好的藥物〉中提到，乳糜瀉是由麩質過敏引起，特徵是小腸壁細小的指狀突起物絨毛受損。你可能在麩質暴露多年之後，小腸絨毛才會受損，並經檢測確認患有乳糜瀉，但在這段期間內，你飲食中的麩質可能已引發其他消化與自體免疫問題。乳糜瀉現在已成為最為人所知的自體免疫疾病，因為許多人都有對麩質過敏的問題。

可能症狀如下：

- 除了腸道以外，麩質也可能導致其他器官的自體免疫疾病，所以症狀很廣泛，四肢麻木和刺痛感、甲狀腺機能低下引起的疲勞感，都是可能症狀。
- 關節炎。
- 一般性的腦霧症狀。
- 一般性的疲勞症狀。
- 消化問題如進食後腹瀉、放屁、脹氣等。

你的治療計畫：其他的檢測和治療

你可以要求醫師或其他醫療專業人員進行下列檢測：

- 針對如何診斷乳糜瀉仍有許多疑問。胃腸科醫師只有在小腸切片顯示絨毛受損後才會判定為乳糜瀉。但這項檢測的侷限性很高，因為你可能罹患沉默型乳糜瀉數十年，檢測結果才會顯示出陽性。

- 請向醫師諮詢 AGA 和 ADGA 檢測。ADGA 檢測是篩檢麩質過敏最新、靈敏度最高的檢測。你的 AGA 和 ADGA 檢測可能要呈現陽性多年，小腸才會出現損傷。如果任何一項檢測呈現陽性，可能是體內發生自體免疫攻擊的跡象。在這種情況下，你可以假設自己是乳糜瀉的極早期，尚未影響到腸道，但已對你的身體造成了很大的傷害，可能已以橋本氏甲狀腺炎、葛瑞夫茲氏病或其他自體免疫疾病的形式出現。

- 有時讓人疑惑的是，即使上述所有檢測均為陰性，你仍可能對麩質過敏。那是因為這些檢測的目的是發現乳糜瀉，但麩質也會導致其他的自體免疫疾病。因此，能接受上述檢測很好，但如果檢測結果呈陰性，你仍應該禁食麩質，因為研究顯示麩質與許多其他自體免疫疾病有關。

- 你可以要求接受是否有較高乳糜瀉風險的基因檢測。請醫師檢測你的 HLA DQ2 和 HLA DQ8。當你取得檢測結果時，報告將根據結果解釋你發生乳糜瀉的風險。如果乳糜瀉檢測其餘都正常，檢測結果對你是相當有用的訊息，因為如果你有罹患乳糜瀉的基因易感性，你必須終身盡量採取無麩質飲食。

但如果你被診斷為乳糜瀉，僅只採取無麩質飲食仍不足以讓你的身體從損傷中復原。如果你的抗穀膠蛋白抗體或抗去醯胺基化穀膠蛋白抗體檢測為陽性，代表你有潛在的乳糜瀉，因此即使你的胃腸科醫師說你的腸道沒有任何損傷跡象，無須遵守任何飲食限制，你仍應該遵守這些飲食指南（我已在第二章〈食物是最好的藥物〉中，解釋過相關研究）。乳糜瀉患者通常有吸收營養方面的困難。

如果你在我提到的任何一項檢測結果為陽性，那麼除了無麩質飲食以外，你還需要做下列幾件事：

- 首先，每日服用綜合維生素／礦物質補充品，來恢復你的維生素濃度。請記得補充舌下維生素 B_{12} 錠。

- 按照第九章的程序治療你的腸漏症，修復腸壁並恢復腸道菌群的健康。因

為麩質造成腸道壓力，可能造成你的菌群生態失衡，使你也罹患腸漏症。光禁食麩質還不夠，你必須幫助腸道黏膜恢復健康，也才能使免疫系統恢復健康。每天補充益生菌——至少250－300億個混合菌株的嗜酸乳桿菌活菌。

• 你有較高風險罹患其他自體免疫疾病，因此請醫師檢查你的甲狀腺抗體，並篩查你是否患有紅斑性狼瘡、類風濕性關節炎和修格蘭氏症候群。如果這些檢測為陽性，那麼禁食麩質將有助於改善病情。如果你的基因風險較高，請務必讓孩子盡早接受檢測。

類風濕性關節炎

如果你患有關節炎，通常很難分辨類風濕性關節炎和伴隨老化、受傷而發生的常見骨關節炎的不同。當免疫細胞攻擊你的關節，引起組織損傷、發炎和疼痛時，就會形成類風濕性關節炎。這是一種特殊的關節炎，唯一區辨你是哪種類型關節炎的方式，是接受以下血液檢測。

類風濕性關節炎的症狀包括：

• 肌肉疼痛

• 疲勞

• 低度發燒

• 體重減輕

• 憂鬱

• 早晨僵硬持續至少一小時、為期六週以上

• 三處以上關節腫脹至少六週

• 手腕或手指腫脹至少六週

• 對稱性關節腫脹

• 皮下或患病關節形成結節或腫塊

你可以請醫師或其他醫療專業人員進行以下檢查：

- 手部 X 光檢查。
- 血液檢測，檢驗抗核抗體（ANA）、類風濕性因子（RF）、抗環瓜氨酸抗體（anti-CCP）。
- 發炎程度的血液檢測：紅血球沉降速率（ESR）、高敏感度C－反應蛋白檢測（High sensitivity C-reactive protein，又稱 Cardio CRP）。

接受上述全部的血液檢測是件好事，因為這些檢測可以幫助你了解是否患有類風濕性關節炎。你可能 ANA 檢測呈陽性，但所有其他檢測為陰性。如果你是這種情況，那麼你並未罹患類風濕性關節炎。但如果你的 ESR 和 Cardio CRP 呈陽性，但 ANA 顯示為正常，你就可能罹患類風濕性關節炎。ESR 和 Cardio CRP 都是身體目前發炎情況的指標，有助於監控疾病的發作。

類風濕性關節炎和腸漏症

在所有的自體免疫疾病中，類風濕性關節炎跟腸道菌群生態失衡、腸漏症和免疫複合體疾病的關係最為密切。這意味著研究已經找出腸道壞菌過度生長如何導致外來蛋白質滲漏到血液中，並導致免疫細胞釋放大量抗體的機制。抗體與外來蛋白質結合後形成免疫複合體，沉積在關節內，引起發炎和損壞——這是類風濕性關節炎的病因最廣為接受的模式。因為紅斑性狼瘡、修格蘭氏症候群和所有風濕免疫疾病（它們都會造成 ANA 陽性），都可能影響關節，因此這個過程對這些疾病都很重要。

另一種關節炎叫做反應性關節炎，它跟類風濕性關節炎一樣，但血液檢測不會呈陽性。所有的症狀可能都差不多，但自體免疫類風濕性關節炎的檢測皆非陽性。但在這裡要記住的一點是，這種關節炎是由相同的過程所引起，所以治療方式就跟你有類風濕性關節炎一樣。你的身體出現發炎反應，而發炎很可能是來自你腸道或尿道的細菌感染。對你來說，以我們在第九章介紹的方式去淨化腸道，

才是你應該著手的地方。反應性關節炎包括被診斷罹患乾癬性關節炎（psoriatic arthritis）和脊椎關節炎（spondylarthritis）的人。基因對類風濕性關節炎有影響，但影響不如紅斑性狼瘡強。如果同卵雙胞胎有其中一人患病，另一人患病的比例僅有 15%。這表示環境中有一些誘發因素——可能是微生物——導致至少 85% 的類風濕性關節炎患者罹病。

感染和類風濕性關節炎：奇異變形桿菌和 EB 病毒

奇異變形桿菌和類風濕性關節炎

自一九八〇年代中期以來，許多研究一直強調奇異變形桿菌（proteus mirabilis）對類風濕性關節炎的影響。這些細菌會引起反覆的尿道感染（通常腎也受侵犯但未被發現），使身體產生大量的交叉反應抗體，可能結合並攻擊滑液關節（synovial joint）的目標抗原，造成關節結構的損壞，最終發展為類風濕性關節炎。感染奇異變形桿菌可能不會被發現，也沒有劇烈疼痛和排尿灼熱等症狀。這個過程是細菌與自體抗原之間分子擬態或交叉反應的典型例子，這意味著人體對奇異變形桿菌的免疫反應，也對類風濕性關節炎患者的關節組織產生反應。

數個獨立研究小組發現，與來自世界十五個不同國家的其他疾病，或相應健康受試者相比之下，類風濕性關節炎患者的奇異變形桿菌抗體明顯較高。[8] 這些免疫學、分子學和微生物學的發現，支持了奇異變形桿菌對於類風濕性關節炎的誘發和延續，有非常重要的作用。這是否意味著這種感染會導致類風濕性關節炎？有可能。但這是否意味著感染是所有類風濕性關節炎患者的致病原因？絕對不是，但我認為可能有源自腸道的另一種感染，藉由分子擬態造成類風濕性關節炎以及免疫複合體疾病。

EB 病毒與類風濕性關節炎

正如所有的自體免疫疾病，類風濕性關節炎也被認為具有與環境相互作用所

誘發的基因基礎。好比紅斑性狼瘡，研究也發現類風濕性關節炎患者的抗體，針對 EB 病毒和關節組織產生交叉反應，說明分子擬態可能對這種疾病的形成有所影響。一些研究在類風濕性關節炎患者的關節中，檢測到 EB 病毒。法國馬賽醫學院研究人員發現，類風濕性關節炎患者的 T 細胞較無法抵禦 EB 病毒。因此，類風濕性關節炎患者比健康的人體內有更大量的病毒。這代表持續存在體內的 EB 病毒可能誘發類風濕性關節炎。抗體可能直接攻擊關節，或造成免疫複合體沉澱在關節 [9]（請記得免疫複合體是抗體與外來物結合，黏連在一起形成非常大的分子，接著沉積在組織和關節中，造成局部發炎與損害）。所以，如果類風濕性關節炎患者不排除 EB 病毒的感染，血液中一直有大量病毒與抗體，就可能使免疫複合體持續增加，造成慢性關節發炎。這是研究人員多年來一直討論的理論。

美國布萊根婦女醫院（Brigham and Women's Hospital）的研究人員最近一項研究，長期追蹤 EB 病毒呈陽性的女性，結果發現她們罹患類風濕性關節炎的風險並未增加，顯示 EB 病毒跟類風濕性關節炎並無關聯。[10] 這是第一個真正回答 EB 病毒是否會提高罹患類風濕性關節炎風險的前瞻性研究，而研究認為答案是否定的。

你的治療計畫：其他檢測與治療

以下是我的建議：

- 進行完整的排除及挑戰飲食，包括排除所有茄科蔬菜（番茄、馬鈴薯、茄子、辣椒）。食物是很大的誘發因子，你需要釐清自己對哪些食物過敏，並排除這些食物。
- 即使你沒有任何症狀，也請進行腸道菌群生態失衡與腸漏症治療計畫的步驟二。
- 在你專注治療腸道的期間，請禁食所有你過敏的食物，至少六個月。
- 一天服用 450 － 500 毫克的 ω － 6 脂肪酸 γ 次亞麻油酸（GLA）。研究顯示這將有助於改善發炎。
- 補充抗發炎的草本植物，如薑黃素和乳香，以減輕關節疼痛和發炎，幫助

它們復原。你可以單獨使用薑黃素或使用複方產品（請參考我的產品指南，第 343 頁）。

- 如果三個月後沒有改善，請接受糞便檢測。腸道菌群生態失衡與類風濕性關節炎密切相關，你必須確保自己的腸道菌群非常健康。你可以在 www.functional medicine.org 網站上的名冊，找到可以進行糞便分析的功能醫學醫師。

修格蘭氏症候群

修格蘭氏症候群（Sjögren's Syndrome，又稱乾燥症候群，或譯為修格連症候群），可以單獨或與類風濕性關節炎、紅斑性狼瘡或其他全身性自體免疫疾病合併發生，這種疾病會攻擊分泌黏液的腺體，導致分泌減少。淋巴細胞浸潤這些腺體，阻斷它們的正常運作。同時由於口腔中的唾液腺和分泌淚液的淚腺等免疫損傷，因此最初的症狀通常是眼睛和嘴巴乾燥。準確診斷出修格蘭氏症候群常是傳統西醫學界極大的挑戰，因為這種疾病的許多臨床特徵，如關節炎、疲勞和肌肉疼痛，也可能是其他疾病的症狀。此外，修格蘭氏症候群的抗體，也可能出現在紅斑性狼瘡、類風濕性關節炎、全身性硬化症、混合型結締組織疾病（mixed connetive tissue disease, MCTD)、抗磷脂質症候群（antiphospholipid syndrome）中。事實上，許多不同的疾病都有類似並重疊的症狀表現與檢測結果，這點進一步證明了這些都是身體經歷共同的潛在病程的各種變化。90％修格蘭氏症候群患者都是女性，跟紅斑性狼瘡一樣。

可能症狀如下：
- 口乾和眼睛乾澀。
- 陰道、皮膚、肺部、鼻竇與消化道乾燥。
- 疲勞
- 關節疼痛
- 肌肉疼痛

• 認知功能障礙

你可以向醫師或其他醫療專業人士要求進行以下檢測：
• ANA、anti-SSA 和 anti-SSB 抗體

修格蘭氏症候群與脫氫異雄固酮

研究顯示，以脫氫異雄固酮（DHEA）來治療乾燥症候群患者，可以改善其症狀。[11]DHEA 是腎上腺製造的荷爾蒙前驅物質，可幫助女性製造雄激素睪固酮。既然 DHEA 是腎上腺所製造的，這無異是提醒你如果患有修格蘭氏症候群，正如我們在第五章所討論的，你需要專注於恢復腎上腺的健康。但你的雌激素和雄激素需要保持良好的平衡，才得以保持免疫系統的平衡。雌激素會刺激身體傾向 Th2 強勢，而 DHEA 與睪固酮則會刺激身體傾向另一邊。因此，如果你的 DHEA 和睪固酮濃度降低，你體內的雌激素就會占上風，而這對你的免疫系統是不利的。因此，我都會特別注意我乾燥症候群患者的 DHEA 與睪固酮，並確認它們維持良好的平衡。

修格蘭氏症候群與 EB 病毒

研究顯示，修格蘭氏症候群和 EB 病毒有密切關聯，因此修格蘭氏症候群患者罹患由 EB 病毒引起的淋巴瘤風險較高。證據顯示，病毒可能誘發該疾病，尤其是 EB 病毒，因為它會感染喉嚨和鼻細胞，而這些細胞就在唾液腺和淚腺附近。法國貝桑松的尚曼諾大學醫院（University Hospital Jean Minjoz）研究人員指出，與對照組相比，修格蘭氏症候群的唾液和（或）唾液腺中較常發現 EB 病毒。[12] 但其他研究人員並未有同樣的結論。不過，有一點是有共識的：就跟類風濕性關節炎和紅斑性狼瘡一樣，與健康人士相較之下，修格蘭氏症候群 EB 病毒的抗體較多。雖然有一些急性 EB 病毒感染後發展出修格蘭氏症候群的案例描述，但目前並沒有一致的證據顯示，EB 病毒會提高罹患修格蘭氏症候群的風險。

你的治療計畫：其他的檢測與治療

除了本書的四大基本步驟之外，修格蘭氏症候群患者需要想辦法維持體內荷爾蒙的平衡，以及雄激素的分泌。就像紅斑性狼瘡的情況一樣，我也建議修格蘭氏症候群患者測量並追蹤體內的 EB 病毒。

- 測量你的 DHEA 濃度，並服用補充品把濃度提高到 100 mcg/dl 以上。如果你的醫師無意追蹤這些濃度，請把這本書給他做參考。
- 測量體內睪固酮濃度。補充 DHEA 會提高女性體內的睪固酮濃度，每天攝取 1－2 大匙的亞麻籽也有幫助。我都會建議病患同時補充兩者。亞麻籽中含芳香環轉化酶抑制劑（aromatase inhibitor），可以防止睪固酮轉為雌激素——壓力之下會發生這種情況。
- 請按照第 315 頁紅斑性狼瘡的部分關於雌激素排毒的說明。
- 如果你的關節有症狀，請依照類風濕性關節炎部分的說明（第 323 頁）治療腸漏症。
- 務必接受 EB 病毒抗體濃度檢測，包括全部四項相關檢測（請見第 319 頁）檢查是否有慢性或再次活化的疾病。

自體免疫甲狀腺疾病：
橋本氏甲狀腺炎與葛瑞夫茲氏病

我把這兩種疾病放在同一節談，因為它們有許多共通點。你可能還記得，橋本氏甲狀腺炎是身體產生抗甲狀腺抗體的疾病，這種疾病緩慢破壞甲狀腺，最終導致甲狀腺機能低下。葛瑞夫茲氏病則是你的免疫系統產生刺激的抗體，導致腺體分泌過多的甲狀腺荷爾蒙，造成甲狀腺機能亢進。你可能體內有這類抗體很長一段時間，才會出現甲狀腺機能亢進或低下的病兆。盡早發現這些抗體是修復自體免疫問題、避免甲狀腺受損的絕佳機會。我會為我所有的患者篩檢這些抗體，即使他們的甲狀腺荷爾蒙看似正常，但我卻經常發現抗甲狀腺抗體。因此，**請接**

受抗體檢測，尤其是如果你患有其他自體免疫疾病——即使你的甲狀腺機能表面上看起來一切正常。

病毒和自體免疫甲狀腺疾病

病毒長久以來一直被認為是引起亞急性甲狀腺炎的原因。這是感染病毒性疾病如上呼吸道感染、流感或傳染性單核球增多症等，之後隨即發生的甲狀腺炎，會引起頸部疼痛或嚴重的喉嚨痛。有些人病了好幾週、甚至幾個月才好轉。罹患亞急性甲狀腺炎時，病患可能出現甲狀腺荷爾蒙過多的症狀（心跳快速、體重減輕、失眠）或甲狀腺荷爾蒙過少的症狀（疲倦、遲鈍、體重增加、落髮、總是覺得冷）。有充分證據顯示，這種疾病是由感染引起，但問題是這種甲狀腺感染究竟是否會進一步導致橋本氏甲狀腺炎或葛瑞夫茲氏病。雖然這種情況是可能的，過去也曾有這類的報告，但並不常見。所以因為感染亞急性甲狀腺炎，繼續引發自體免疫甲狀腺疾病的情況是少數。

但撇開亞急性甲狀腺炎，有大量證據顯示傳染因子可能引發自體免疫甲狀腺疾病。例如，研究顯示葛瑞夫茲氏病的發病率，有季節性和地理性的變化。其他研究則發現，36％剛診斷為葛瑞夫茲氏病的患者血液中，測得最近有細菌或病毒感染，對照組僅有 10％。涉及此過程的微生物，包括克沙奇病毒 B 型（coxsackie B virus）、反轉錄病毒（retroviruses）、C 型肝炎病毒（hepatitis c virus）、小腸結腸耶氏菌（Yersinia enterocolitica）、幽門螺旋桿菌（helicobacter pylori）。甲狀腺組織中病毒或病毒元素存在的直接證據，包括葛瑞夫茲氏病的反轉錄病毒，橋本氏甲狀腺炎的人類嗜 T 淋巴球病毒一型（HTLV-1）、腸道病毒、德國麻疹、腮腺炎、單純疱疹病毒（herpes simplex virus）、EB 病毒和微小病毒（parvovirus）。

這些病毒或細菌是否為致病原因？愈來愈多人認為，這些感染可能只是發生並存在於發炎及發生免疫活動的受損組織中，因此這些病毒有可能只是無辜的旁觀者。未來進一步的研究必須釐清這一點。但不管是病因或是發病後聚集，這又是病毒在組織受損和發炎區域出現的例子。

葛瑞夫茲氏病

當身體製造刺激甲狀腺的抗體，導致其分泌高濃度的甲狀腺素（也被稱為T4）時，就會產生葛瑞夫茲氏病。這種情況稱為甲狀腺機能亢進，西醫治療方法是使用破壞甲狀腺的藥物，使甲狀腺停止分泌失控的荷爾蒙。如果你的症狀嚴重，如有危險的心悸、嚴重的體重減輕和失眠等情形，屬於緊急的醫療狀況，這種治療就可能是明智的選擇。但是，我的許多病患並沒有這種極端症狀，因此我們有時間可以慢慢治療自體免疫的問題，並讓體內的抗體趨於平緩，而得以避免使用損傷甲狀腺的藥物。

可能的症狀如下：

• 體重減輕

• 脈搏快速

• 眼睛突出

• 失眠

• 感覺過熱

• 煩躁

• 腹瀉

• 易怒

• 心悸

可請醫師或其他醫療專業人士進行的檢測：

• 促甲狀腺素

• free T4

• free T3

• 甲狀腺刺激免疫球蛋白（TSI）

• 促甲狀腺素受體抗體

如果你患有葛瑞夫茲氏病，你的檢測結果模式將呈現以下模式：

- 促甲狀腺素偏低，低於 0.5 mIu/L，通常更低或檢測不到。
- free T4 偏高，通常超過 2.5 ng/dl。
- free T3 可能正常，但通常超過 4.0 pg/ml。
- TSI 或促甲狀腺素受體抗體其中一種為陽性，如果皆為正常，則你並未罹患葛瑞夫茲氏病。

以上模式是葛瑞夫茲氏病典型病例的數值。有時候只有其中某數值超標，例如促甲狀腺素正常，但 free T4 的數值過高，這代表你可能早期發現了問題，現在是進行本書步驟的最佳時機，你有機會在真正發病前修復問題。

橋本氏甲狀腺炎

橋本氏甲狀腺炎又稱為慢性自體免疫甲狀腺炎，這是最常見的自體免疫疾病。這種疾病是由免疫細胞侵犯甲狀腺所造成，通常只有在你甲狀腺機能低下時（甲狀腺未能分泌足夠的荷爾蒙）才會被診斷出來。一旦你有甲狀腺機能低下的問題，西醫治療是施予荷爾蒙替代療法。這種療法只能治療甲狀腺問題，對於自體免疫問題沒有幫助。如果能在甲狀腺受損之前及早發現橋本氏甲狀腺炎，而不必用到甲狀腺荷爾蒙替代療法的處方，不是更好嗎？如果你能及早發現問題並立即採取本書介紹的治療法，就能在實際發生甲狀腺機能低下前，阻止免疫系統對甲狀腺的攻擊。

請記得，甲狀腺有兩個潛在的問題：自體免疫疾病和甲狀腺機能。你可能患有橋本氏甲狀腺炎但甲狀腺機能仍為正常，也可能患有橋本氏甲狀腺炎且甲狀腺機能低下。兩者的症狀可能差不多，因此血液檢測是做出正確診斷的重點。

可能的症狀如下：

- 甲狀腺腫大
- 部分甲狀腺發炎的人可能喉嚨痛

- 疲勞

- 落髮

- 體重增加

你可以要求醫師或其他醫療專業人士進行的檢測：

- 促甲狀腺素

- free T4

- free T3

- 抗甲狀腺球蛋白和抗甲狀腺過氧化酶抗體

橋本氏甲狀腺炎（甲狀腺機能正常）

- 你的抗甲狀腺球蛋白或抗甲狀腺過氧化酶抗體指數過高。如果兩者皆為正常，則你並未罹患橋本氏甲狀腺炎。

- 促甲狀腺素、free T4、free T3：如果這些指數仍為正常，代表這是採行本書治療法的絕佳時機，因為在仍可逆轉病情前及早發現了問題，避免甲狀腺受損。以下是篩檢時我所建議的荷爾蒙正常值：

- 促甲狀腺素：< 3.0 mIu/L

- free T4：> 1.0 ng/dl

- free T3：> 2.6 pg/ml

橋本氏甲狀腺炎（甲狀腺機能瀕臨低下）

- 你的抗甲狀腺球蛋白或抗甲狀腺過氧化酶抗體指數其中一種過高。

- 促甲狀腺素：3－4.5 mIu/L

- free T4：< 1.0 ng/dl

- free T3：< 2.6 pg/ml

如果你的促甲狀腺素指數低於 4.5，你不會被診斷為甲狀腺機能低下，但你可能已開始感覺到甲狀腺機能減退的影響。請給自己三個月的時間完成本書所介紹的治療步驟，尤其是以下的附加治療，或許就不必使用甲狀腺荷爾蒙替代療法。

橋本甲狀腺炎（伴隨甲狀腺機能低下）

如果你的促甲狀腺素指數超過 4.5，你或許需要考慮採用甲狀腺荷爾蒙替代療法。評估不同的藥物選擇不在本書的範圍之內，但我的經驗法則是盡量避免讓橋本氏甲狀腺炎患者使用 Armour Thyroid、Naturethroid 這些甲狀腺素補充品。我看過使用這些處方治療的患者抗甲狀腺抗體升高的情形，因此我傾向使用我自己的調製藥局（compounding pharmacy）的 T4 / T3 非腺體荷爾蒙，或者一般藥局的 Levoxyl/Cytomel 用藥。因為開處正確的荷爾蒙替代用藥是非常個人化且涉及專業的事項，如果你的促甲狀腺素超過 4.5，我建議你與醫師討論是否該使用甲狀腺荷爾蒙替代處方藥物，以及最好使用哪一種藥物。

你的治療計畫：其他治療

如果你患有葛瑞夫茲氏病或橋本氏甲狀腺炎，需要注意以下三點：

- 因為自體免疫甲狀腺疾病與乳糜瀉有關，所以你必須禁食麩質，即使你的血液或腸道中沒有任何乳糜瀉的跡象。
- 你需要每日補充 200 − 400 微克的硒。正如我在第三章提到的，甲狀腺細胞需要硒才能維持健康，並產生荷爾蒙。
- 你必須減少汞的暴露量。甲狀腺的位置非常容易受到來自口腔的毒物影響，這是自體免疫甲狀腺疾病和其他自體免疫疾病很重要的不同點。有研究顯示牙齒汞齊填充物（尤其是汞過敏者，這意味著身體會針對汞製造抗體）、汞暴露和自體免疫甲狀腺疾病之間有關聯性。

如果你患有自體免疫甲狀腺疾病，在進行本書的四大基本步驟時，請務必確

定你是否曾有汞暴露。你是否曾以銀粉（汞齊）補過多顆蛀牙？如果是的話，請與牙醫安排清除所有汞齊填充物的計畫。請參考國際口腔醫學和毒物學會（International Academy of Oral Medicine and Toxicology）的網站 www.iaomt.org，尋找如何安全清除汞齊填充物的說明。你是否每週都食用在高含汞名單上的魚類，如鮪魚、旗魚和智利海鱸魚（chilean sea bass）呢？如果是的話，請改吃含汞量較低的魚類，並且攝取硒和N－乙醯基半胱胺酸（NAC），提高甲狀腺細胞內的穀胱甘肽和抗氧化物濃度。它們的濃度會因為汞降低，使甲狀腺細胞內部受到損害。請照第十二章階段二的治療方式，進行為期三個月的治療計畫，開始清除體內的金屬。最後，請考慮由整合醫學醫師為你做檢測。

結語

現在你已經讀到本書的最後幾頁了，但你才正要展開改變生命的驚喜之旅。無論你僅完成免疫系統全方位復原計畫的一部分，或者已經完成全部（或介於中間），你正邁向逆轉自體免疫疾病的目標，最終將擁有更豐富而充實的生活。我知道患有自體免疫疾病的生活有多煎熬。那好比搭上情緒的雲霄飛車，充滿了許多挫敗、疑惑，以及自問「為什麼是我？」的時刻。我知道，因為我都經歷過這一切。

我也曾被診斷出自體免疫疾病，也曾被醫師告知我所熟悉的生命已經改變。但我受到啟發、產生動力去尋找能完全復原的方式，而非只是被動地接受自己無法做任何事，無法讓免疫功能恢復正常。我的直覺與醫療經驗告訴我，應該有更好的方法。在我真的做到這件事以後，我想大聲告訴全世界我做到了！後來我的患者一個個帶著醫師的診斷來看我，他們都被告知要終身用藥，終身承受痛苦。醫師告訴他們要習慣這種生活方式，以後這就是他們新的生活常態，但我不以為然。我努力指導每位不想這樣過日子而來找我的患者——我不想要他們這樣度過餘生。後來，我決定寫這本書，因為我也不想要你這麼過日子！

我懷抱熱忱，想分享我學到的知識，讓你和許多其他人不必被自體免疫疾病拖累，而讓疾病成為改善生活的轉機。照顧好自己並且讓免疫系統復原，是一段漫長的旅程。這也是我自己每天要走的路。你將發現這個旅程走起來會愈來愈輕鬆。雖然路程必有起伏，但你不是孤單一人，這也是我寫這本書的原因。我的目標是帶給你希望，再給你一些答案。我希望能賦予你力量，讓你重新掌控自己的健康，得到你所需的照顧。我希望你能為自己的生命之船掌舵，因為我知道如果我們做了所有必要的事，我們不僅能改善自己的生活，還能改善我們親友，乃至於全世界的生活。

你不能再拖延不去進行我在書中介紹的生活改變了，你不能再空等政府或醫

療制度改變政策或清理環境。除了你自己以外，沒人幫得了你。你需要掌控自己的健康，現在就做出改變。雖然我這麼說，但我了解這本書的資訊很多，也要求你做很多事，不要氣餒。慢慢來，以你自己的速度找出適合的方式。這不是一場短跑，而是馬拉松。

有一句話這麼說：「千里之行，始於足下。」我很高興你選擇與我一起踏出前幾步，我確信如果你繼續執行這項計畫，你將走向擁有更佳健康狀態的療癒之旅。你做得到，我知道你可以做到！

蘇珊・布魯醫師
2012 年 11 月

致謝

本書是勞心勞力的心血之作,感謝我優秀的寫作同伴蜜雪兒‧班德(Michele Bender)減輕了我不少的負擔。我們攜手合作,來來回回寄送各章節,因為有她,這個過程才得以如此輕鬆愉快。另外,我要對我的經紀人珍妮絲‧唐納德(Janis Donnaud)致上永遠的感謝,她在寫作過程之初給予的建議和引導是如此不可或缺,對我幫助重大。我也要謝謝我們的出版者蘇珊‧莫爾道(Susan Moldow)和編輯惠特尼‧弗列克(Whitney Frick),立即了解我想傳達的訊息有多重要。感謝惠特尼,妳的幽默、熱忱和絕佳的建議,協助我們形塑並創造出我們希望能對千萬人有益的一本書。

感謝我的患者讓我打開雙眼,體認到傳達這件事的必要性。我想以功能醫學來幫助慢性疾病患者的見解,最初僅始於一個簡單的治療方式。這種治療法一開始協助了數百名病患,現在則擴增到數千人。我顯然發現了不錯的方法,因為當時那些被認為「無法治療」的病患,現在都好多了。

當然,沒有功能醫學中心(Institute for Functional Medicine)的同事與老師們,我不可能學會用這樣的方式來治療病患。傑弗瑞‧布萊登(Jeffrey Bland)醫學博士、馬克‧海曼(Mark Hyman)、大衛‧瓊斯(David Jones)、喬伊‧艾凡斯(Joel evans)、大衛‧博瑪特(David Perlmutter)、派崔克‧漢納威(Patrick Hanaway)、丹恩‧盧克哲(Dan Lukaczer)醫師們,為我與其他許多人開啟了這扇門。我也想對我的朋友兼同事安卓亞‧羅茲喬德(Adria Rothschild)說聲謝謝,她不僅陪我踏上這個旅程,還審閱並針對〈食物是最好的藥物〉一章給予建議。

感謝馬克‧海曼讓我成為《奧茲醫生秀》(Dr. Oz show)四大「疾病偵探」之一。在此謝謝一起共事的製作人與梅默特‧奧茲(Mehmet Oz),讓我有機會參加此電視節目。

除了投注於功能醫學以外,我已與身心醫學中心(Center for Mind-Body

338

Medicine）生活並密切共事多年。我對亦師亦友的創辦人暨總監詹姆斯・戈登（James Gordon）先生永遠心懷感謝。身心醫學中心的工作夥伴是我最好的朋友，他們支持我的個人成長，協助我成為今日的我，謝謝凱西・法拉（Kathy Farah），琳達・瑞茲邁爾西赫（Lynda richtsmeier-cyr）、傑羅爾・金莫（Jerrol Kimmel）、艾米・西諾（Amy Shinal）、凱爾西・曼諾漢（Kelsey Menehan）、東尼・貝肯斯丹（Toni Bankston）、克萊兒・惠勒（Claire Wheeler）、夢妮柯・克萊斯（Monique Class）、黛布拉・卡普蘭（Debra Kaplan）、蘿拉・梅茨（Lora Matz）、鮑勃・巴克利（Bob Buckley），還有其他所有幫助我成長的人。此外，特別感謝吉姆和艾米針對〈認識壓力的影響〉一章給我意見。謝謝喬・庫博（Jo Cooper）支持我、鼓勵我致力於把身心醫學中心「食物是最好的藥物」的觀念，用於布魯健康中心及本書中。我還想感謝這個領域中許許多多的人，但礙於版面有限無法一一致謝。你們走在我的前面，我很高興現在成為你們的一員。

　　兩年前，我鼓起勇氣實現夢想，創辦了布魯健康中心，融合我們的功能醫學診所與生活教育中心，其中包括教學廚房和冥想室。謝謝我們布魯健康中心敬業而互相支持的團隊，對於我們在這段期間共同完成的目標，我心中充滿感謝和驚奇。這一切真的很奇妙，而這本書正是我們所持觀點和所學一切的延伸。謝謝我的得力助手莎賓娜・葛瑞戈里歐（Sabrina De Gregorio），從一開始就一直陪伴在我身邊，與我共度起起落落，在她的角色上從不動搖。

　　謝謝伊麗莎白・葛雷格（Elizabeth Greig）護理師、我的臨床醫師同事，以及所有醫療事項的宣傳人員。謝謝我們的料理長馬蒂・沃夫森（Marti Wolfson）開發了本書絕妙的食譜，謝謝我們的媒體和品牌總監達娜・艾普斯坦（Dana Epstein），自計畫之始就一直指導我。謝謝我的團隊，包括柏娜德・瓦西屈（Bernadette Valcich），瑪麗・貝絲・維斯納（Mary Beth Weisner）、愛司佩思・貝爾（Elspeth Beier）、蓋瑞・戈德曼（Gary Goldman），總是願意在我需要的時候伸出援手，竭盡全力支持我，言語難以形容我的感謝。

　　有句話說，「（養一個孩子）需要全村的力量。」（It takes a village.）對我來說

所言不假。布魯健康中心和這本書，是我長久以來的夢想。如果沒有家人的支持，我不可能做到這些事。首先，感謝我的丈夫布魯斯（Bruce）一路的支持鼓勵。他不僅在融資和創業計畫上提供協助，還忍受我窩在辦公室裡埋首寫作的許多週末。他成了我的頭號粉絲，向每個人宣傳全食物飲食的益處，對我的支持不遺餘力。我也想對我的兒子傑瑞米（Jeremy）、柯瑞（Corey）、埃弗里（Avery）說聲謝謝，尤其是在我寫這本書的時候仍與我們同住的埃弗里。我因為這個龐大的計畫分心時，他從未抱怨過。我知道你不一定滿意我們家裡的食物，但總有一天你會感謝我！

　　我由衷感謝我的婆婆卡蘿·布魯（Carol Blum），她一手設計並打造了布魯健康中心，並給了我寶貴的商業建議。謝謝我的姊姊辛蒂·康洛伊（Cindy Conroy），她是我的財務長和提供諸多協助的主要商業夥伴。謝謝我的姊夫大衛·本德（David Bender）協助設計布魯的大小東西。謝謝我的外甥亞當（Adam），他是團隊中主要負責網站的人。最後是凱斯·瓦納（Keith Warner），從一開始就不吝提供協助。感謝我的父母，芭芭拉（Barbara）和唐納德·史班頓（Donald Spanton）、我的兄弟姊妹黛安（Diane）和安德魯（Andrew），還有我的姻親，安妮塔（Anita）和耶魯·羅伊（Yale Roe）和摩特·布魯（Mort Blum）醫學博士，沒有人比我更幸運有這樣的家族如此支持我。要感謝的人太多，但我確定一點：我身後有許多人支持著我，現在這些人也一樣支持著你。

附錄一：書籍、音樂、居家治療和養生療程

營養與料理書籍

- *BlumKitchen Nutrition Guide and Cookbook,* www.immuneprogram.com
- *Clean Start and Clean Food* by Terry Walters
- *Healing with Whole Foods* by Paul Pitchford
- *How to Cook Everything Vegetarian* by Mark Bittman
- *Vegetarian Cooking for Everyone* by Deborah Madison
- *Nourishing Traditions* by Sally Fallon
- *The Blood Sugar Solution* by Mark Hyman
- *The Body Ecology Diet* by Donna Gates
- *The China Study* by T. Colin Campbell
- *Primal Body, Primal Mind* by Nora T. Gedgaudas
- *The Slow Down Diet* by Marc David
- *The Whole-Food Guide to Strong Bones* by Annemarie colbin, Ph.D.
- *Wheat Belly* by William Davis, M.D.

紓壓套組

CD 書

- Learn to Relax Kit by Blum Center for Health, www.immuneprogram.com
- Best of Stress Management Kit by the Center for Mind-Body Medicine, www.cmbm. org
- *Meditation for Beginners* by Jack Kornfield, includes book and CD

推薦書籍

- *10 Simple Solutions to Stress* by Claire Michaels Wheeler, M.D., Ph.D.
- *Unstuck: Your Guide to the Seven-Stage Journey Out of Depression* by James s. Gordon, M.D.
- *50 Ways to Soothe Yourself Without Food* by Susan Albers, Psy.D.

- *Flip the Switch: 40 Anytime, Anywhere Meditations in 5 Minutes or Less* by Eric Harrison
- *Guided Imagery for Self-Healing* by Martin L. Rossman, M.D.
- *I Can Do It* by Louise L. Hay
- *Why People Don't Heal and How They Can* by Carolyn Myss, Ph.D.

推薦 CD

- *Empowerment for Mind and Body* by Claire Wheeler, M.D.
- *Relax and Renew Guided Stress Management* by Amy Shinal
- *Learn to Relax CD* by blum Center for Health
- From www.healthjourneys.com 有數百首歌可選，購買前可先試聽聲音與音樂。
- www.soundstrue.com
- www.thehealingmind.org
- *Breathing* by Andrew Weil, M.D.
- *Guided Mindfulness Meditation* by Jon Kabat-Zinn, Ph.D.
- *Creative Visualization Meditations* by Shakti Gawain

地點規劃

　　我常建議我的患者到這些很棒的地點度過週末。這些地方不僅提供對健康有益的美味食物，還有很棒的紓壓治療項目供你選擇。這些選擇從簡約到奢華都有，你可以尋找適合自己的住宿地點與價格。找一個能幫助你開始或加深練習的老師更有幫助。除了身心靈的紓壓治療之外，以下這些地點還提供營養、食物與其他治療選項。

- Kripalu Center for Yoga & Health in Lenox, Massachusetts
- Omega Institute in Rhinebeck, New York
- Canyon Ranch in Lenox, Massachusetts, or Tucson, Arizona
- Spirit Rock Meditation center in Woodacre, California
- Menla Mountain Retreat in Phoenicia, New York, www.menlamountain.org
- The Chopra Center in Carlsbad, California, www.chopra.com/meditationweekend

附錄二：補充品與草本植物指南

　　以下是我在布魯健康中心讓患者用來進行治療的特定補充品和草本植物，跟你按本書所進行的免疫系統全方位復原計畫四大步驟一樣。我知道外面有很多很不錯的公司，市面上也有很多很好的產品，不過以下這些是我熟悉也比較能放心推薦的產品。下面有四類不同的產品清單，每一類都對應一項治療步驟的操作指南。

第二章：食物是最好的藥物
抗氧化劑與支持免疫功能的補充品

產品	製造商
Ultra Potent C	Metagenics
Stellar C	Designs for Health
E Complex	Metagenics
Zinc Picolinate	Thorne
Selenium Picolinate	Thorne
Vitamin D3 2000	Xymogen
Vitamin D3 1000	Metagenics
Vitamin D3 5000	Metagenics
Bio-D-Emulsion Forte	Biotics
Oxygenics	Metagenics
Silymarin (Milk Thistle)	Designs for Health, Metagenics
EGCG	Designs for Health
Celapro	Metagenics
GlutaClear	Metagenics
N-acetyl cysteine (NAC)	Designs for Health
Detox Antioxidants	Designs for Health
Lipoic Acid Supreme	Designs for Health
ALAmax (Extended Release Lipoic Acid)	Xymogen
Fish Oil High Concentrate Liquid	Pharmax
Fish Oil EPA/DHA 720	Metagenics

（下頁續表）

GLA Forte	Metagenics
ProEFA Liquid	Nordic Naturals
Immune and Antioxidant Packets	Blum Center for Health
蛋白質飲	
Immune Support Powder	Blum center for Health
BioPure Whey	Metagenics

第五章：認識壓力的影響

　　以下是我建議用來保養腎上腺，並維持健康壓力反應的產品。我也在這裡介紹我最愛用的睡眠輔助補充品。

產品	製造商
Adreset	Metagenics
Adrenal Support	Blum Center for Health
Cortico B5B6	Metagenics
AdreCor	Neuroscience
Cortisol Manager	Integrative Therapeutics
DHEA	Vital Nutrients
Serenagen	Metagenics
MyoCalm P.M.	Metagenics
Somnolin	Metagenics

第九章：腸道完全治療指南

有助消化的補充品

產品	製造商
Complete Digestion support	Blum Center for Health
Enzyme Support	Blum Center for Health
GastrAcid	Xymogen
Vital-Zymes Complete	Klaire Labs
Iberogast	Medical Futures, Inc

治療腸道菌群失衡的補充品

產品	製造商
GI Cleansing Herbs	Blum Center for Health
A.D.P. Oregano	Biotics
Formula SF722	Thorne
GI Microb-X	Designs for Health
Tricycline	Allergy Research Group
CandiBactin BR and AR	Metagenics

益生菌與益菌生

產品	製造商
Flora Support	Blum Center for Health
Ther-Biotic complete	Klaire Labs
Ultra Flora IB	Metagenics
Ultra Flora Plus DF Capsules	Metagenics
Sacharomyces Boulardii	Klaire Labs
BiotaGen	Klaire Labs
Endefen	Metagenics
蛋白質飲	
GI Support Protein Powder	Blum Center for Health
Immune Support Protein Powder	Blum Center for Health

修復胃部與腸道黏膜的補充品

產品	製造商
DGL Chewable Licorice	Natural Factors
GI Lining Support Capsules	Blum Center for Health
GI Revive Capsules	Vital Nutrients
GI Protect Powder	Xymogen
Glutagenics Powder	Metagenics
Glutamine Powder and Capsules	Xymogen, Designs for Health, Thorne
IgG 2000 Powder and Capsules	Xymogen
蛋白質飲	
GI Repair Protein Powder	Blum Center for Health
UltraInflamX Protein Powder	Metagenics

第十二章：養護肝臟指南

改善排毒的補充品

產品	製造商
AdvaClear	Metagenics
Silymarin	Metagenics, Designs for Health
Amino D-Tox	Klaire Labs
DIM-Avail	Designs for Health
BroccoProtect	Designs for Health
Methyl-Guard Plus	Thorne
Methyl Protect	Xymogen
Intrinsi B12 Folate	Metagenics
Modified Citrus Pectin Powder	Thorne
Liver Protect	Xymogen
Metalloclear	Metagenics
Chelex	Xymogen
Glutaclear	Metagenics
LV-GB Complex	Designs for Health
N-Acetyl Cysteine	Designs for Health
Detox Booster	Blum Center for Health
Daily Detox Support	Blum Center for Health
Detox Fiber Blend	Blum Center for Health
蛋白質飲	
Ultraclear Plus	Metagenics
I5	Xymogen
PaleoCleanse	Designs for Health
MeDiclear	Thorne
Liver Support Powder	Blum Center for Health

附錄三：健康飲食重點和蔬果採購清單

我們到底該吃什麼，目前的各種資訊十分混亂。一旦免疫系統全方位復原計畫的四個步驟你都統統做完，我們建議，你在規劃每週飲食和食物採購清單時，遵照幾項基本的重點和技巧。

建議

- 盡量避免加工食品，即使是無麩質產品也不要。
- 準備一鍋湯、大份沙拉，還有額外的雞肉。隨時有事先準備好的食物可吃，是明智之舉，這樣你就不會去拿不該吃的東西來吃。
- 善用剩餘食物。
- 經常進食。我們不建議你限制卡路里的攝取——不過，許多人在執行本書建議的計畫後都瘦了。
- 保持血糖穩定是很重要的。外出時，隨身帶一小包種子堅果類食物。
- 如果「Food to Include」清單上的某些食物，你的耐受度不佳，那麼請你同樣要避開這些食物。
- 吃色彩多樣的蔬菜（每天五到七份）和水果（每天兩到三份）。要有意識地去做，盡量吃無毒蔬果，而且每天最好一份類胡蘿蔔素蔬菜。
- 選擇有機種植的蔬果，因為上頭沒有噴灑農藥。
- 最好吃草飼羊肉，以及沒有施打荷爾蒙和抗生素的雞肉。
- 如果你是素食主義者，請確保自己從豆類和穀類（例如米飯、藜麥、莧菜、苔麩〔teff，衣索比亞畫眉草，一種糧食作物〕、黍和百分之百的蕎麥）當中攝取了足夠的蛋白質。
- 飲用充足的白開水（過濾過的），白開水可以幫助你的身體排毒。

採購清單

在列蔬果採購清單時，建議你從下列選擇中挑選。**粗體**的品項是極佳的排毒食品，天天吃最好！

水果

類黃酮家族： 排毒、抗發炎和抗癌	**藍莓** 蔓越莓（不是果乾） 醋栗 **石榴** 草莓	**黑莓** 葡萄乾 紅葡萄 黑棗	櫻桃 新鮮無花果 李子 **樹莓**
類胡蘿蔔素家族： 強化免疫力	新鮮杏子 油桃 柿子	哈密瓜 木瓜 西瓜	芒果 桃子
柑橘家族： 抗氧化	**葡萄柚** 萊姆	金桔 蜜柑	檸檬
其他水果	蘋果 梨子	香蕉 鳳梨	奇異果

蔬菜

（如果你有關節炎，請避開茄科食物）

十字花科／蕓薹屬家族： 排毒	芝麻菜 **綠花椰菜** **球花甘藍** **抱子甘藍** 花椰菜 羽衣甘藍 芥菜 蘿蔔 蕪菁	小白菜 花莖甘藍 花椰菜芽 高麗菜 芥藍菜 大頭菜 大白菜 莙薘菜（葉用甜菜） 西洋菜	
類胡蘿蔔素家族： 強化免疫力	酪梨 胡蘿蔔 紫菊苣 蘿蔓萵苣 番薯與白番薯 番茄醬 山藥	甜菜 南瓜 紅椒 菠菜 新鮮番茄 冬南瓜（奶油南瓜、橡實南瓜、得利卡特南瓜、金線瓜）	
蔥屬家族： 排毒	**蝦夷蔥** **大蔥** 紅蔥	蒜頭 洋蔥 青蔥	

其他蔬菜
（如果你有關節炎，請避開茄科食物）

朝鮮薊	**蘆筍**	**牛蒡**	西洋芹
黃瓜	茄子	茴香	四季豆
豆薯	蘑菇	秋葵	歐洲防風草（歐洲蘿蔔）
豌豆	馬鈴薯	**海洋蔬菜——海藻、海帶**	夏南瓜
西葫蘆			

澱粉／麵包／穀麥
（無麩質）

莧菜	百分之百蕎麥	黍	燕麥麩
無麩質燕麥	藜麥	米——糙米、白米、菰米（野米）	苔麩

豆類
（legumes）

紅豆	黑豆	鷹嘴豆	腰豆
扁豆	利馬豆（皇帝豆）	綠豆	斑豆裂莢豌豆

種子堅果類
（及它們的果仁醬）

杏仁	腰果	南瓜籽	芝麻（芝麻醬）
葵花籽	核桃		

肉類和魚類
（選擇汞含量低的魚類，以及有機飼養、草飼、不施打荷爾蒙和抗生素的肉品）

鱸滑石斑魚	雞肉	羊肉	罐裝金槍魚
扇貝	比目魚	吳郭魚	火雞肉
白肉魚	野味	野生鮭魚	

乳製品和牛奶替代品

杏仁奶	椰奶	榛果奶	麻奶
燕麥奶	米奶		

油類
（冷壓製成）

杏仁油	芥花籽油	亞麻仁油	橄欖油
南瓜籽油	紅花籽油	葵花油	核桃油

飲料

過濾水	花草茶	礦泉水	蔬果汁

香草植物、香料和調味料

羅勒	黑胡椒	芫荽	肉桂
孜然	食用蒲公英	蒔蘿	芥末粉
大蒜	薑	芥末醬（添加蘋果醋）	肉豆蔻
營養酵母	奧勒岡（牛至）	**歐芹（巴西利）**	香草精
迷迭香	無鹽綜合香草	龍蒿	百里香
薑黃			

甜味劑
（少量）

蜂蜜	楓糖	糖蜜	米糖漿
甜菊糖			

附錄四：幫助解毒的抗發炎點心

- 鷹嘴豆泥搭配芹菜和胡蘿蔔條（鷹嘴豆泥可以加入多種豆子製成，比如白豆或扁豆）
- 堅果類，堅果醬
- 橄欖
- 毛豆
- 椰子水克菲爾（kefir）、原味克菲爾、莓果克菲爾
- 用萵苣 / 羽衣甘藍 / 海苔捲裹火雞肉
- 新鮮水果——蘋果、梨子、莓果
- 生的或清蒸蔬菜
- 藍莓或蘋果杏仁鬆餅
- 葵花籽、南瓜籽、亞麻籽
- 無麩質燕麥片加一勺蛋白粉
- 無麩質薄脆餅乾、年糕，或是搭配鷹嘴豆尼、芝麻醬、酪梨、堅果醬的米餅
- 椰子奶昔
- 加有果乾與椰絲的綜合堅果
- 清蒸蔬菜沾芝麻醬
- 豆醬，特別是自製的
- 水果加入堅果或淋上堅果醬
- 無麩質穀片加入椰子優格、椰奶或杏仁奶
- 全食物營養棒，例如含有堅果和果乾的 Lärabar

蘇珊・布魯醫師的問與答

克莉絲蒂・歐潔拉整理

在《免疫系統全方位復原計畫》一書中，功能醫學界最熱門的專家蘇珊・布魯醫師分享她治療自己嚴重的自體免疫疾病、幫助無數病患逆轉自身症狀、治療他們的免疫系統，以及預防未來疾病的四步驟計畫。我發現她的檢測和方法很有幫助。我想知道我們如何能活得更好、更加善待我們可憐的腸道。

首先，謝謝您寫這本書。如果我沒在工作時偶然拿起來看，就不會開始去面對一些過去沒意識到的重大健康問題。您的檢測非常有幫助。為什麼我們許多人都不了解自己飲食，以及腸道健康的重要性呢？

蘇珊・布魯醫師：因為我們正處於肥胖盛行，以及自我形象危機的年代，大家都只想到要瘦，忙於計算卡路里。用這種方式看待食物是錯誤的。我最喜歡的一句話是，「眾卡路里非生而平等」。一個一百大卡的蘋果和一包一百大卡的蝴蝶餅，在身體裡會引發的一連串反應截然不同。我們需要把思考重點從卡路里轉移到食物有其功能的觀念上，而且需要根據食物帶給身體的訊息來選擇食物。這個新領域稱為功能營養學，由醫師執行時稱為營養醫學。這種飲食方式可以預防並治療疾病，也是我看診所採用的方法。許多註冊營養師的觀念仍然很落後，所以很多人都還不理解這一點。我們真的需要廣為宣導。

腸道健康的重要性，在過去十年成了新聞。我們功能醫學界的人士較早認知到這點，但最近的研究提出了決定性的證據，使醫學界得知腸道健康與否可以傳送發炎反應至全身，自體免疫疾病是如此，其他的發炎疾病如骨關節炎、纖維肌痛亦然。這些疾病的盛行率愈來愈高，數字增長驚人。其中一個原因，是我們常漫不經心地做一些傷害腸道菌群的事，例如服用大量抗生素和制酸劑，更遑論其他種種藥物像安舒疼（Advil）和非類固醇類消炎止痛藥（NSAIDS），以及酒精和

壓力的影響。以國家整體來看，美國人的腸道狀況慘不忍睹，而我們現在才看到這個慘劇的決定性證據。

歸根究柢，人們不清楚食物和腸道健康的重要性，其中一個很重要的原因，在於多數醫師未受相關訓練去理解其間的關聯性，也沒有被指導以這種方式教導營養學或治療腸道。醫學院仍然不教營養學，舉例來說，受傳統西醫醫學教育的風濕科醫師完全不清楚腸道與關節炎之間的關聯性。如果民眾不從醫師的嘴裡聽到這些資訊，他們要從何得知這件事，並且相信這是正確的？雖然網路有所幫助，但如果醫師不相信或不知道這件事，很多人也不會認同。

罹患免疫疾病的人愈來愈多了。您自己被診斷出自體免疫疾病時，所需克服最艱鉅的挑戰為何？

我認為一開始確診後需要克服的最大挑戰，是傳統西醫醫學界的態度。你通常會被告知自己沒什麼可做的、沒有治癒的希望，頂多就是拿到控制症狀的藥物而已。因此患者會變得被動，然後放棄，接著感覺無助沮喪。這可不是什麼治療之道！患者需要希望，他們需要知道自己能做些什麼來找到自己的病因、治療好病因，接著不需服藥感受和症狀也會好轉。患者需要被賦予力量。

您認為無麩質飲食的流行是利還是弊？

我會說無麩質飲食的流行有利有弊。利在於大部分地區（或許除了鄉村地區以外），超市或健康食品店都有許多無麩質產品，所以相對容易採行無麩質飲食。這種飲食法也沒有什麼汙名。

我認為弊在於一些人會覺得這只是販賣昂貴食品的「風潮」。但我認為許多人吃了無麩質飲食後明顯改善許多，因此風潮一說並不正確。

麩質造成身體發炎和自體免疫的研究證據實在太多，不能僅以風潮視之。所以，我想我會持正面的立場，說無麩質飲食流行是件好事。

我們許多人口中一直以來都有銀粉補牙。奧茲醫師最近做了一個節目，展示了我們口腔中汞的危險性。我自己的整合醫學醫師強烈建議我盡快清除口中所有的銀粉。我第一次約診時，我的牙醫師很不以為然，但我還是進行了。為什麼針對含汞填補物安全性的爭議這麼大？

我想大多數人都同意填補物中的汞可能滲入體內，而造成問題。另外，汞蒸氣也可能釋放出來被人吸入。爭議點似乎在於，這些填補物在口中多年之後，多數牙醫師認為釋放出的汞蒸氣已微乎其微，因此沒必要清除這些填補物。問題是，這種態度並非以此事實為根據——因為我們很難知道哪一些填補物對健康有害，哪一些無害。有一些研究探討銀粉填補物和自體免疫甲狀腺疾病，結果發現清除填補物後體內汞濃度降低，抗體則改善了。

我個人相信應該清除銀粉填補物，尤其是甲狀腺疾病患者，因為口腔位於甲狀腺所在的頸部附近。

什麼是自我照護？自我照護為什是我們整體健康的關鍵？

自我照護代表全心投入對自己有益的事，並撥出時間讓自己去做這些事。自我照護的例子，包括吃得健康、冥想、練習放鬆技巧、運動。這些事是整體健康的關鍵，因為壓力、不良的飲食、運動太少，是美國 80% 慢性疾病的原因。為了治療並逆轉疾病，生活習慣的改變非常重要，這不是醫師開一顆藥丸就能了事的。

自我照護定義的另一個層面，則是你是醫療人員的夥伴。你需要負起你那部分的責任。我們發現，全心投入以這種方式協助自己的人，比態度消極、期待別人「修好」自己的人復原較快、狀態也較好。

我們每天使用的塑膠產品對我們的健康有多大的影響？我意識到雖然我已經盡力，但一天之中，我用塑膠容器吃喝、丟掉含塑膠成分的收據、用塑膠製的電話講話、用塑膠電腦和滑鼠工作、以塑膠製的筆寫字，錢包裡也帶著一大堆塑膠卡片。接著，我回家試著把這些塑膠製品從家裡和寵物食品中清除，簡直太累人了。

我喜歡用體內毒素總量的概念來思考環境毒物的問題。這些是累積性的。你的肝臟負責把毒物從體內清除，而它需要很多營養如綠色蔬菜、抗氧化物、蛋白質、十字花科蔬菜等，來有效執行它的職責。塑膠製品的毒物會滲透到食物中，但對一些人來說可能沒什麼大不了——如果其他的環境毒物如殺蟲劑、重金屬、空氣汙染等暴露量不大。肝臟需要處理上述種種毒物，如果你已經暴露在許多大量的毒物中，再加上塑膠可能就超標了。體內毒物濃度過高的症狀，包括疲倦、腦霧、體重上升、感覺浮腫或腫脹等。

　　最好的辦法是上 ewg.org 這類網站查看，並試著減少自己環境中的毒物。再搭配食用大量蔬菜支持肝臟解毒，如此一來就能提高自己對這些隱形傷害的保護。

　　您可解釋什麼是輪替飲食，以及為什麼這種飲食法較常受醫療專家的推薦，包括您在內？

　　輪替飲食（rotation diet）是用來治療食物敏感症的方式。食物敏感症的定義為：你吃了某種食物感覺變差，不吃則感覺好轉。現在我們已較理解每天食用相同的食物，會增加身體對該食物產生過敏的可能性。透過輪替飲食，不要天天攝取某特定食物，就能降低自己對某種食物的免疫反應。

　　您曾提到「超過四小時不進食會啟動壓力系統」，我覺得這點很有意思。什麼時間吃正餐最好？我們應該多常進食？您建議在三餐之間補充一些小點心嗎？

　　壓力荷爾蒙皮質醇有助於調節血糖。如果人超過四小時不進食，血糖就會往下掉，促使身體釋出皮質醇來提高血糖。如果你正試著恢復壓力系統的平衡，例如在治療腎上腺疲勞期間，那麼最好不要再加入這個壓力源。因此，我建議吃早餐、午餐、點心、晚餐，每一餐都要攝取一些蛋白質（包括植物性蛋白質）。我認為每四個小時進食一次是不錯的節奏，所以如果早餐吃得很早，中午前可能就需要吃點心。

註釋

Chapter 1：免疫疾病基本知識

1. Fourth National Report on Human Exposure to Environmental Chemicals. Centers for Disease Control. www.cdc.gov/exposurereport/pdf/FourthReport_Executive Summary.pdf.

Chapter 2：食物是最好的藥物

1. Anna Sapone et al. Spectrum of gluten-related disorders: consensus on new nomenclature and classification. *BMC Medicine* 2012;10:13.
2. William Davis, M.D. *Wheat Belly: Lose the Wheat, Lose the Weight, and Find Your Path Back to Health.* Rodale Books, 2011.
3. L. Paimela et al. Gliadin immune reactivity in patients with rheumatoid arthritis. *Clin Exp Rheumatol* 1995 Sep–Oct;13(5):603–607.
4. Amy C. Brown. Gluten sensitivity: problems of an emerging condition separate from celiac disease. *Expert Rev Gastroenterol Hepatol* 2012;6(1):43–55.
5. Yolanda Gonzalez et al. High glucose concentrations induce TNF-alpha production through the down-regulation of CD33 in primary human monocytes. *BMC Immunology* 2012;13:19, DOI: 10.1186/1471-2172-13-19.
6. Olaf Adam et al. Anti-inflammatory effects of a low arachidonic acid diet and fish oil in patients with rheumatoid arthritis. *Rheumatol Int* 2003;23:27–36, DOI 10.1007/ s00296-002-0234-7.
7. Deborah Rothman, Pamela DeLuca, and Robert B. Zurier. Botanical lipids: effects on inflammation, immune responses and rheumatoid arthritis. *Semi Arthritis Rheu* 1995 Oct;25(2):87–96.
8. Emeir M Duffy et al. The clinical effect of dietary supplementation with omega-3 fish oils and/or copper in systemic lupus erythematosus. *J Rheumatol* 2004;31:1551–1556.
9. D. J. Birmingham et al. Evidence that abnormally large seasonal declines in vitamin D status may trigger SLE flare in non–African Americans. *Lupus* 2012;21(8):855–864.
10. Joost Smoldersa et al. Vitamin D as an immune modulator in multiple sclerosis, a review. *J Neuroimmunol* 2008;194:7–17.
11. A. Vasquez, G. Manso, and J. Cannell. The clinical importance of vitamin D (cholecalciferol): a paradigm shift with implications for all healthcare providers. *Altern Ther Health Med* 2004;10:28–36.
12. Anna Velia Stazi and Biagino Trinti. Selenium status and over-expression of interleukin-15 in celiac disease and autoimmune thyroid diseases. *Ann Ist Super Sanita* 2010;46(4):389–399, DOI: 10.4415/Ann_10_04_06.
13. Diana Stoye et al. Zinc aspartate suppresses T cell activation in vitro and relapsing experimental autoimmune encephalomyelitis in SJL/J mice. *Biometals*, DOI 10.1007/s10534-012-9532-z.
14. Dayong Wu et al. Green tea EGCG, T cells, and T cell-mediated autoimmune diseases. *Mol Aspects Med* 2012;33:107–118.
15. Carmen P. Wonga et al. Induction of regulatory T cells by green tea polyphenol EGCG. *Immunol Lett* 2011;139:7–13.

Chapter 5：認識壓力的影響

1. Susan J. Torres and Caryl A Nowson. Relationship between stress, eating behavior, and obesity. *Nutrition* 2007;23:887–894.
2. Linda Witek-Janusek et al. Psychological stress, reduced NK cell activity, and cytokine dysregulation in women

experiencing diagnostic breast biopsy. *Psychonacroendocrinology* 2007;32:22–35.

3. Mirjana Dimitrijevic et al. End-point effector stress mediators in neuroimmune interactions: their role in immune system homeostasis and autoimmune pathology. *Immunol Res*, DOI 10.1007/s12026-012-8275-9.

4. M. Skamagas and E. B. Geer. Autoimmune hyperthyroidism due to secondary adrenal insufficiency: resolution with glucocorticoids. *Endocr Pract* 2011 Jan–Feb;17(1):85– 90.

5. Michelle A. Petri et al. Effects of prasterone on corticosteroid requirements of women with systemic lupus erythematosus. *Arthritis Rheum* 2002 Jul;46(7):1820–1829.

6. A. Booji et al. Androgens as adjuvant treatment in postmenopausal female patients with rheumatoid arthritis. *Ann Rheum Dis* 1996;55:811–886.

7. M. Lyte, L. Vulchanova, and D. R. Brown. Stress at the intestinal surface: catecholamines and mucosa-bacteria interactions. *Cell Tissue Res* 2011 Jan;343(1):23–32.

8. Femke Lutgendorff, Louis M. A. Akkermans, and Johan D. Söderholm. The role of microbiota and probiotics in stress-induced gastrointestinal damage. *Curr Mol Med* 2008;8:282–298.

9. Y. Tache and S. Brunnhuber. From Hans Selye's discovery of biological stress to the identification of corticotropin-releasing factor signaling pathways: implication in stress-related functional bowel diseases. *Ann N Y Acad Sci* 2008 Dec;1148:29–41.

Chapter 6：壓力管理指南

1. C. Potagas et al. Influence of anxiety and reported stressful life events on relapses in multiple sclerosis: a prospective study. *Multiple Sclerosis* 2008;14:1262–1268.

Chapter 8：打造健康的腸道

1. Lauren Steele. Lloyd Mayer, and M. Cecilia Berin. Mucosal immunology of tolerance and allergy in the gastrointestinal tract. *Immunol Res*, DOI 10.1007/s12026-012-8308-4.

2. Denise Kelly, Shaun Conway, and Rustam Aminov. Commensal gut bacteria: mechanisms of immune modulation. *Trends Immunol* 2005 Jun;26(6).

3. Laurence Macia et al. Microbial influences on epithelial integrity and immune function as a basis for inflammatory diseases. *Immunol Rev* 2012 Jan;245(1):164–76, DOI: 10.1111/j.1600-065X.2011.01080.x.

4. Hsin-Jung Wu and Eric Wu. The role of gut microbiota in immune homeostasis and autoimmunity. *Gut Microbes* 2012 Jan–Feb;3(1):1–11.

5. S. Grenham et al. Brain-gut-microbe communication in health and disease. *Front Physiol* 2011;2:94.

6. Graham A. W. Rook. Hygiene hypothesis and autoimmune diseases. *Clin Rev Allerg Immu* 2012 Feb;42(1):5–15, DOI: 10.1007/s12016-011-8285-8.

7. J. Thorens et al. Bacterial overgrowth during treatment with omeprazole compared with cimetidine: a prospective randomised double blind study. *Gut* 1996 Jul;39(1):54–59.

8. Christophe E. M. De Block, Ivo H. De Leeuw, and Luc F. Van Gaal. Autoimmune gastritis in type 1 diabetes: a clinically oriented review. *J Clin Endocrinol Metab* 2008;93:363–371.

9. M. Lyte, L. Vulchanova, and D. R. Brown. Stress at the intestinal surface: catecholamines and mucosa-bacteria interactions. *Cell Tissue Res* 2011 Jan;343(1):23–32.

10. Femke Lutgendorff, Louis M. A. Akkermans, and Johan D. Söderholm. The role of microbiota and probiotics in stress-induced gastro-intestinal damage. *Curr Mol Med* 2008;8:282–298.

11. Francisco Guarner, et al. World Gastroenterology Organisation global guidelines probiotics and prebiotics October 2011. *J Clin Gastroenterol* 2012 Jul;46(6).

12. Saranna Fanning et al. Bifidobacterial surface-exopolysaccharide facilitates commensal-host interaction through immune modulation and pathogen protection. *PNAS* 2012 Feb 7;109(6), DOI: 10.1073/pnas.1115621109.

13. A. Fasano. Leaky gut and autoimmune diseases. *Clin Rev Allergy Immunol* 2012 Feb;42(1):71–78.

14. Linda Chia-Hui Yu et al. Host-microbial interactions and regulation of intestinal epithelial barrier function: from physiology to pathology. *World J Gastrointest Pathophysiol* 2012 Feb 15;3(1):27–43.

15. Katherine R. Groschwitz and Simon P. Hogan. Intestinal barrier function: molecular regulation and disease pathogenesis. *J Allergy Clin Immunol* 2009;124:3–20.

Chapter 11：維護肝臟的功能

1. Centers for Disease Control. Fourth National Report on Human Exposure to Environmental Chemicals. www.cdc.gov/exposurereport/pdf/FourthReport_Executive Summary.pdf.

2. Environmental Working Group. Human Toxome Project, Mapping the Pollution in People. www.ewg.org/sites/humantoxome.

3. United States Environmental Protection Agency, Toxics Release Inventory Program.

4. Lyn Patrick. Mercury toxicity and antioxidants: part I: role of glutathione and alphalipoic acid in the treatment of mercury toxicity. *Altern Med Rev* 2002;7(6):456–471.

5. Campaign for Safe Cosmetics. Lead in lipstick. http://safecosmetics.org/article .php?id=223.

6. Environmental Working Group. Skin Deep Cosmetics Database. www.ewg.org/ skindeep.

7. Environmental Working Group. Bisphenol A. www.ewg.org/chemindex/chemicals/ bisphenolA.

8. Environmental Working Group. Pharmaceuticals pollute tapwater. www.ewg.org/ node/26128.

9. Ahmad Movahedian Attar et al. Serum mercury level and multiple sclerosis. *Trace Elem Res* 2012;146:150–153.

10. A. Fulgenzi et al. A case of multiple sclerosis improvement following removal of heavy metal intoxication: lessons learnt from Matteo's case. *Biometals* 2012 Jun;25(3):569– 576.

11. Gilbert J. Fournié et al. Induction of autoimmunity through bystander effects: lessons from immunological disorders induced by heavy metals. *J Autoimm* 2001;16:319– 326.

12. Benjamin Rowley and Marc Monestier. Review: mechanisms of heavy metal-induced autoimmunity. *Mol Immunol* 2005;42:833–838.

13. Glinda S. Cooper et al. Occupational risk factors for the development of systemic lupus erythematosus. *J Rheumatol* 2004;31:1928–1933.

14. J. F. Nyland et al. Biomarkers of methylmercury exposure immunotoxicity among fish consumers in Amazonian Brazil. *Environ Health Perspect* 2011 Dec;119(12):1733– 1738.

15. F. C. Arnett et al. Urinary mercury levels in patients with autoantibodies to U3-RNP (fibrillin). *J Rheumatol* 2000 Feb;27(2):405–410.

16. Carolyn M. Gallagher and Jaymie R. Meliker. Mercury and thyroid autoantibodies in U.S. women, NHANES 2007–2008. *Environ Int* 2012;40:39–43.

17. L. Tomljenovic and C. A. Shaw. Mechanisms of aluminum adjuvant toxicity and autoimmunity in pediatric populations. *Lupus* 2012;21:223–230.

18. Cecilia Chighizola and Pier Luigi Meroni. The role of environmental estrogens and autoimmunity. *Autoimmun Rev* 2012;11:A493–A501.

19. Aisha Lateef and Michelle Petri. Hormone replacement and contraceptive therapy in autoimmune diseases. *J Autoimmun*

2012 May;38(2–3):J170–J176.

20. Christine G. Parks. Insecticide use and risk of rheumatoid arthritis and systemic lupus erythematosus in the Women's Health Initiative Observational Study. *Arthritis Care Res* 2011 Feb;63(2):184–194, DOI 10.1002/acr.20335.

21. T. E. McAlindon et al. Indole-3-carbinol in women with SLE: effect on estrogen metabolism and disease activity. *Lupus* 2001;10:779–783.

22. Yi Wang et al. An investigation of modifying effects of metallothionein singlenucleotide polymorphisms on the association between mercury exposure and biomarker levels. *Environ Health Perspect* 2012 April;120(4):530–534.

23. T. Uchikawa et al. Chlorella suppresses methylmercury transfer to the fetus in pregnant mice. *J Toxicol Sci* 2011 Oct;36(5):675–680.

24. G. Park et al. Coriandrum sativum L. protects human keratinocytes from oxidative stress by regulating oxidative defense systems. *Skin Pharmacol Physiol* 2012;25:93–99.

25. [No authors listed]. DMSA. *Altern Med Rev* 2000 Jun;5(3):264–267.

26. F. Bamonti et al. Metal chelation therapy in rheumatoid arthritis: a case report. Successful management of rheumatoid arthritis by metal chelation therapy. *Biometals* 2011 Dec;24(6):1093–1098.

Chapter 14：感染與特定自體免疫疾病

1. M. Larsen et al. Exhausted cytotoxic control of Epstein-Barr virus in human lupus. *Plos Pathog* 2011 Oct;7(10):e1002328.

2. F. A. Luque and S. L. Jaffe. Cerebrospinal fluid analysis in multiple sclerosis. *Int Rev Neurobiol* 2007;79:341–56.

3. Siddharama Pawate and Subramaniam Sriram. The role of infections in the pathogenesis and course of multiple sclerosis. *Ann Indian Acad Neurol* 2010 Apr–Jun; 13(2):80–86.

4. H. Lassmann et al. Epstein-Barr virus in the multiple sclerosis brain: a controversial issue—report on a focused workshop held in the Centre for Brain Research of the Medical University of Vienna, Austria. *Brain* 2011 Sep;134(Pt 9):2772–2786.

5. Joost Smoldersa et al. Vitamin D as an immune modulator in multiple sclerosis, a review. *J Neuroimmunol* 2008;194:7–17.

6. Brian D. Poole et al. Epstein-Barr virus and molecular mimicry in systemic lupus erythematosus. *Autoimmunity* 2006 Feb;39(1):63–70.

7. Michael P. Pender, Review article: CD8+ T-cell deficiency, Epstein-Barr virus infection, vitamin D deficiency, and steps to autoimmunity: a unifying hypothesis. *Autoimmune Dis* 2012, DOI: 10.1155/2012/189096.

8. Taha Rashid and Alan Ebringer. Autoimmunity in rheumatic diseases is induced by microbial infections via crossreactivity or molecular mimicry. *Autoimmune Dis* 2012, DOI:10.1155/2012/539282.

9. Nathalie Balandraud, Jean Roudier, and Chantal Roudier. Epstein-Barr virus and rheumatoid arthritis. *Autoimmunity Rev* 2004;3:362–367.

10. Barbara L. Goldstein et al. Epstein-Barr virus serologic abnormalities and risk of rheumatoid arthritis among women. *Autoimmunity*, 2012 Mar;45(2):161–168.

11. Clio P. Mavragani et al. Endocrine alterations in primary Sjögren's syndrome: An overview. *J Auto-immunity* 2012, DOI: 10.1016/j.jaut.2012.05.011.

12. Eric Toussirot and Jean Roudier. Epstein-Barr virus in autoimmune diseases. *Best Pract Res Cl Rh* Vol. 22, 2008;22(5):883–896,DOI:10.1016/j.berh. 2008. 09. 007.

13. Rachel Desailloud and Didier Hober. Viruses and thyroiditis: an update. *Virology J* 2009;6:5.

參考文獻

Chapter 1：免疫疾病基本知識

Afzali, B., G. Lombardi, R. I. Lechler, and G. M. Lord. The role of T helper 17 (Th17) and regulatory T cells (Treg) in human organ transplantation and autoimmune disease. *Clin Exp Immunol* 2007 Apr;148(1):32-46.

Afzali, B., P. Mitchell, R. I. Lechler, S. John, and G. Lombardi. Translational mini-review series on Th17 cells: induction of interleukin-17 production by regulatory T cells. *Clin Exp Immunol* 2010 Feb;159(2):120-30.

Chia-Hui Yu, Linda, Jin-Town Wang, Shu-Chen Wei, and Yen-Hsuan Ni. Host-microbial interactions and regulation of intestinal epithelial barrier function: from physiology to pathology. *World J Gastrointest Pathophysiol* 2012 Feb 15;3(1):27-43, ISSN 2150-5330.

Cooper, Glinda S., and Christine G. Parks. Occupational exposures and risk of systemic lupus erythematosus: a review of the evidence and exposure assessment methods in population and clinic based studies. *Lupus* 2006;15:728–736.

Cooper, Glinda S., Christine G. Parks, Edward L. Treadwell, E. William St. Clair, Gary S. Gilkeson, and Mary Anne Dooley. Occupational risk factors for the development of systemic lupus erythematosus. *J Rheumatol* 2004;31:1928–1933.

Dimitrijevic, Mirjana, Stanislava Stanojevic, Natasa Kustrimovic, Gordana Leposavic. End-point effector stress mediators in neuroimmune interactions: their role in immune system homeostasis and autoimmune pathology. *Immunol Res* 2012 Apr;52(1–2):64–80, DOI: 10.1007/s12026-012-8275-9.

Fasano, Alessio. Leaky gut and autoimmune diseases. *Clinic Rev Allerg Immunol* 2012;42:71–78, DOI: 10.1007/s12016-011-8291-x.

Pender, Michael P. CD8+ T-cell deficiency, Epstein-Barr virus infection, vitamin D deficiency, and steps to autoimmunity: a unifying hypothesis *Autoimmune Diseases* 2012;2012:16 pages, DOI:10.1155/2012/189096.

Ramos-Casals, M., P. Brito-Zerón, and J. Font. The overlap of Sjögren's syndrome with other systemic autoimmune diseases. *Semin Arthritis Rheum* 2007 Feb;36(4):246– 255.

Rashid, Taha, and Alan Ebringer. Review article autoimmunity in rheumatic diseases is induced by microbial infections via crossreactivity or molecular mimicry. *Autoimmune Diseases* 2012; Article ID 539282: 9 pages, DOI:10.1155/2012/539282.

Rowley, Benjamin, and Marc Monestier. Mechanisms of heavy metal-induced autoimmunity. *Molecular Immunology* 42 (2005):833–838.

Sapone, Anna, Julio C. Bai, Carolina Ciacci, Jernej Dolinsek, Peter H. R. Green, Marios Hadjivassiliou, Katri Kaukinen, Kamran Rostami, David S. Sanders, Michael Schumann, Reiner Ullrich, Danilo Villalta, Umberto Volta, Carlo Catassi, and Alessio Fasano. Spectrum of gluten-related disorders: consensus on new nomenclature and classification. *BMC Medicine* 2012;10:13, http://www.biomedcentral .com/1741-7015/10/13.

Saranac, L., S. Zivanovic, B. Bjelakovic, H. Stamenkovic, M. Novak, and B. Kamenov. Why is the thyroid so prone to autoimmune disease? *Horm Res Paediatr* 2011;75:157– 165, DOI: 10.1159/000324442.

Selmi, Carlo, Anna Maria Papini, Piera Pugliesi, Maria Claudia Alcaro, and M. Eric Gershwin. Environmental pathways to autoimmune diseases: the cases of primary biliary cirrhosis and multiple sclerosis. *Arch Med Sci* 2011;7(3): 368–380, DOI: 10.5114/aoms.2011.23398.

Tlaskalova-Hogenova, Helena, Ludmila Tuckova, Renata Stepankova, Tomas Hudcovic, Lenka Palova-Jelinkova, Hana Kozakova, Pavel Rossman, Daniel Sanchez, Jana Cinova, Tomas Hrnoir, Miloslav Kverka, Lenka Frolova, Holm Uhlig, Fiona Powrie, and Paul Bland. Involvement of innate immunity in the development of inflammatory and autoimmune diseases. *Ann NY Acad Sci* 2005;1051:787–798, DOI: 10.1196/annals.1361.122.

Toussirot, Eric, and Jean Roudier. Epstein–Barr virus in

autoimmune diseases. *Best Practice Res Clin Rheum* 2008;22(5):883–896, DOI:10.1016/j.berh.2008.09.007.

Weyand, Cornelia, Hiroshi Fujii, Lan Shao, and Jörg J. Goronzy. Rejuvenating the immune system in rheumatoid arthritis. *Nat. Rev. Rheumatol* 2009;5:583–588, DOI:10.1038/nrrheum.2009.180.

Chapter 2：食物是最好的藥物

Eisenmann A, C. Murr, D. Fuchs, M. Ledochowski. Gliadin IgG antibodies and circulating immune complexes. *Scand J Gastroenterol* 2009;44(2):168-171.

Kang, Jing X. The coming of age of nutrigenetics and nutrigenomics. *J Nutrigenet Nutrigenomics* 2012;5:I–II.

Krzyżowsk, M., A. Wincenciak, A.Winnicka, K. Baranowski, J. Jaszczak, M. Zimny, M. Niemia towski. The effect of multigenerational diet containing genetically modified triticale on immune system in mice. *Pol J of Vet Sci* 2010;13(3):423–430.

Ruuskanen, Anitta, Katri Kaukinen, Pekka Collin, Heini Huhtala, Raisa Valve, Markku Maki, and Liisa Luostarinen. Positive serum antigliadin antibodies without celiac disease in the elderly population: does it matter? *Scand J of Gastr.* 2010 Oct;45(10):1197–1202.

Smolders, J., J. Damoiseaux, P. Menheere, R. Hupperts. Vitamin D as an immune modulator in multiple sclerosis, a review. *J Neuroimmunol* 2008;194(1–2):7–17.

Ventura, Alessandro, Giuseppe Magazzu, and Luigi Greco. Duration of exposure to gluten and risk for autoimmune disorders in patients with celiac disease. *Gastroenterology* 1999;117:297–303.

Volta, Umberto, Alessandro Granito, Claudia Parisi, Angela Fabbri, Erica Fiorini, Maria Piscaglia, Francesco Tovoli, Valentina Grasso, Paolo Muratori, Georgios Pappas, and Roberto De Giorgio. Deamidated gliadin peptide antibodies as a routine test for celiac disease. *J Clin Gastroenterol* 2010 Mar;44(3):186–190.

Zurier, R. B. Fatty acids, inflammation and immune responses. *Prostaglandins Leukotrienes and Essential Fatty Acids* 1993;48:57–62.

Chapter 5：認識壓力的影響

Ader, R., and N. Cohen. Behaviorally conditioned immunosuppression. *Psychosom Med* 1975;37(4):333–340.

Ader, R., N. Cohen, and D. Felten. Psychoneuro-immunology: interactions between the nervous system and the immune system. *Lancet* 1995; 345(8942):99–103.

Bennett, M. P., J. M. Zeller, L. Rosenberg, and J. McCann. The effect of mirthful laughter on stress and natural killer cell activity. *Altern Ther Health Med* 2003;9(2):38–45.

Blalock, J. E. The syntax of immune-neuroendocrine communication. *Immunol Today* 1994;15(11):504–511.

Cutolo, Maurizio, and Rainer H. Straub. Insights into endocrine-immunological disturbances in autoimmunity and their impact on treatment. *Arthritis Research & Therapy* 2009;11:218.

Elenkov, Ilia J., and George P. Chrousos. Stress hormones, Th1/Th2 patterns, pro/antiinflammatory cytokines and susceptibility to disease. *Trends in Endocrinology & Metabolism* 1999 Nov;10(9):359–368, ISSN 1043-2760, DOI: 10.1016/S1043- 2760(99)00188-5.

Elenkov, Ilia J., Ronald L. Wilder, Georger P. Chrousos, and E. Sylvester Vizi. The sympathetic nerve—an integrative interface between two supersystems: the brain and the immune system. *Pharmacol Rev* 2000;52(4):595–638, DOI: 41/865371.

Epel, E., E. Blackburn, J. Lin, F. Dhabhar, N. Adler, J. Morrow, and R. Cawthon. Accelerated telomere shortening in response to life stress. *PNAS* 2004;101(49):17312– 17315.

Fabre, B., H. Grosman, O. Mazza, C. Nolazco, N. Fernandez Machulsky, V. Mesch, L. Schreier, Y. Gidron, and G. Berg. Relationship of cortisol and life events to the metabolic syndrome in men. *Stress* 2012 Mar 14 (epub ahead of print).

Field, Tiffany. Yoga clinical research review. Comp Ther

Clin Prac (2011);17:1–8.

Fry, R. W., J. R. Grove, A. R. Morton, P. M. Zeroni, S. Gaudieri, and D. Keast. Psychological and immunological correlates of acute over-training. *Brit J of Sports Med* 1994 Dec;28(4):241–246.

Glaser, R. Stress-associated immune dysregulation and its importance for human health: a personal history of psychoneuroimmunology. *Brain, Behav, and Imm* 2005; 19:3–11.

Godbout, J., and R. Glaser. Stress-induced immune dysregulation: implications for wound healing, infectious disease and cancer. *J Neuroimmune Pharmacol* 2006 Dec;1(4):421–427.

Grenham, S., G. Clarke, J. F. Cryan, T. G. Dinan. Brain-gut-microbe communication in health and disease. *Front Physiol* 2011;2:94.

Irwin, M., M. Daniels, S. C. Risch, E. Bloom, H. Weiner. Plasma cortisol and natural killer cell activity during bereavement. *Biol Psychiatry* 1988;24(2):173–178.

Kiecolt-Glaser, J. K., L. McGuire, T. F. Robles, R. Glaser. Negative emotions and stressful experiences stimulate production of proinflammatory cytokines. *Psychosom Med* 2002 Jan–Feb;64(1):15–28.

Maier, S. F., L. R. Watkins, M. Fleshner. Psycho-neuroimmunology: the interface between behavior, brain, and immunity. *Am Psychol* 1994;49(12):1004–1017.

Potagas, C., C. Mitsonis, L. Watier, G. Dellatolas, A. Retziou, P. Mitropoulos, C. Sfagos, and D. Vassilopoulos. Influence of anxiety and reported stressful life events on relapses in multiple sclerosis: a prospective study. *Mult Scler* 2008 Nov;14(9):1262–1268 (epub August 28, 2008).

Sternberg, E. M. Neurendocrine regulation of autoimmune/inflammatory disease. *J Endocrinol* 2001;169:429–435.

Witek-Janusek, Linda, Sheryl Gabram, and Herbert L. Mathews. Psychologic stress, reduced NK cell activity, and cytokine dysregulation in women experiencing diagnostic breast biopsy. *Psychoneuroendocrinology* 2007 Jan;32(1):22–35, ISSN 0306- 4530, DOI: 10.1016/j.psyneuen.2006.09.011.

Wright, B. J. Effort-reward imbalance is associated with salivary immunoglobulin a and cortisol secretion in disability workers. *J Occup Environ Med* 2011 Mar;53(3): 308–312.

Chapter 8：打造健康的腸道

Apperloo-Renkema, H. Z., H. Bootsma, B. I. Mulder, C. G. Kallenberg, and D. Van Der Waajj. Host-microflora interaction in systemic lupus erythematosus (SLE): colonization resistance of the indigenous bacteria of the intestinal tract. *Epidemiol Infect* 1994;112:367–373.

Apperloo-Renkema, H. Z., H. Bootsma, B. I. Mulder, C. G. Kallenberg, and D. Van Der Waajj. Host-microflora interaction in systemic lupus erythematosus (SLE): circulating antibodies to the indigenous bacteria of the intestinal tract. *Epidemiol Infect* 1995;114:133–141.

Berer, Kerstin, and Gurumoorthy Krishnamoorthy. Commensal gut flora and brain autoimmunity: a love or hate affair? *Acta Neuropathol* 2012;123:639–651, DOI: 10.1007/s00401-012-0949-9.

Berer, Kersten, Marsilius Mues, Michail Koutrolos, Zakeya Al Rasbi1, Marina Boziki, Caroline Johner, Hartmut Wekerle, and Gurumoorthy Krishnamoorthy. Commensal microbiota and myelin autoantigen cooperate to trigger autoimmune demyelination. *Nature* 2011 Oct 26;479(7374):538–541, DOI: 10.1038/nature10554.

Christophe E. M., Ivo H. De Block, and Luc F. Van Gaal. Autoimmune gastritis in type 1 diabetes: a clinically oriented review. *J Clin Endocrinol Metab* 2008 Feb 1;93(2):363–371.

Fanning, Saranna, Lindsay J. Hall, Michelle Cronin, Aldert Zomer, John MacSharry, David Goulding, Mary O'Connell Motherway, Fergus Shanahan, Kenneth Nally, Gordon Dougan, and Douwe van Sinderen. Bifidobacterial surface-exopolysaccharide facilitates commensal-host interaction through immune modulation and pathogen protection. *PNAS* 2012 Feb 7;109(6), www.pnas.org/cgi/doi/10.1073/pnas.1115621109.

Fasano A. Systemic autoimmune disorders in celiac disease.

Curr Opin Gastroenterol 2006 Nov;22(6):674-679.

Kono, Hiroshi, Hideki Fujii, Masami Asakawa, Akira Maki, Hidetake Amemiya, Yu Hirai, Masanori Matsuda, and Masayuki Yamamoto. Medium-chain triglycerides enhance secretory IgA expression in rat intestine after administration of endotoxin. *Am J Physiol Gastrointest Liver Physiol* 2004;286:G1081– G1089, DOI:10.1152/ajpgi.00457.2003.

Lahner, Edith, Marco Centanni, Giacoma Agnello, Lucilla Gargano, Lucy Vannella, Carlo Iannoni, Gianfranco Delle Fave, Bruno Annibale. Occurrence and risk factors for autoimmune disease in patients with atrophic body gastritis. *Amer J Med* 2008 Feb;121(2):136–141, ISSN 0002-9343, DOI: 10.1016/j.amjmed.2007.09.025.

Miceli, Emanuela, Marco Vincenzo Lenti, Donatella Padula, Ombretta Luinetti, Claudia Vattiato, Claudio Maria Monti, Michele Di Stefano, and Gino Roberto Corazza. Common features of patients with autoimmune atrophic gastritis. *Clin Gastroenterol and Hepatol* 2012 Mar;ISSN 1542–3565, DOI: 10.1016/j.cgh.2012.02.018.

Mora, J. R., and U. H. von Andrian. Role of retinoic acid in the imprinting of gut-homing IgA-secreting cells. *Semin Immunol* 2009 Feb;21(1):28–35.

Peltonen, R., M. Nenonen, T. Helve, O. Hanninen, P. Toivanen, and E. Eerola. Faecal microbial flora and disease activity in rheumatoid arthritis during a vegan diet. *Br J Rheumatol* 1997;36:64–68.

Rapin, J. R., and N. Wiernsperger. Possible links between intestinal permeability and food processing: a potential therapeutic niche for glutamine. *Clinics* 2010;65(6):635–643.

Steele, Lauren, Lloyd Mayer, and M. Cecilia Berin. Mucosal immunology of tolerance and allergy in the gastrointestinal tract. *Immunol Res,* DOI 10.1007/s12026-012-8308-4.

Weiner, Howard L., Andre Pires da Cunha, Francisco Quintana, and Henry Wu. Oral tolerance. *Imm Rev* 2011;241:241–259.

Chapter 11：維護肝臟的功能

Ahmed, Sattar Ansar. The immune system as a potential target for environmental estrogens (endocrine disrupters): a new emerging field. *Toxicology* 2000;150:191–206.

Bang, So-Young, Kyoung-Ho Lee, Soo-Kyung Cho, Hye-Soon Lee, Kyung Wha Lee, and Sang-Cheol Bae. Smoking increases rheumatoid arthritis susceptibility in individuals carrying the HLA–DRB1 shared epitope, regardless of rheumatoid factor or anti–cyclic citrullinated peptide antibody status. *Arth & Rheum* 2010 Feb;62(2):369–377, DOI: 10.1002/art.27272.

Caldas, Cezar Augusto Muniz, and Jozélio Freire de Carvalho. The role of environmental factors in the pathogenesis of non-organ-specific autoimmune diseases. *Best Prac Clin Rheum* 2012;26:5–11.

Cooper, Glinda S., Joan Wither, Sasha Bernatsky, Jaime O. Claudio, Ann Clarke, John D. Rioux, and Paul R. Fortin. Occupational and environmental exposures and risk of systemic lupus erythematosus: silica, sunlight, solvents. *Rheumatology* 2010;49:2172–2180.

Cooper, Glinda S., Susan L. Makris, Paul J. Nietert, and Jennifer Jinot. Evidence of autoimmune-related effects of trichloroethylene exposure from studies in mice and humans. *Environ Health Persp* 2009 May;117(5).

Cousins, R. J. Absorption, transport, and hepatic metabolism of copper and zinc: special reference to metallothionein and ceruloplasmin. *Physiol Rev* 1985 Apr;65(2):238– 309.

Duntas, Leonidas H. Environmental factors and autoimmune thyroiditis. *Endocrinol Metab* 2008 Aug;4(8).

Elinder, Carl-Gustaf. Epidemiology and toxicity of cadmium. April 2012. http://www .uptodate.com/contents/epidemiology-and-toxicity-of-cadmium?source=search _result&search=cadmium+toxicity&selectedTitle=1%7E150.

Flora, S. J. S., Megha Mittal, and Ashish Mehta. Heavy metal induced oxidative stress & its possible reversal by chelation therapy. *Indian J Med Res* 2008 Oct;128:501–523.

Gundacker, Claudia, Martin Gencik, and Markus Hengstschla. The relevance of the individual genetic background for the toxicokinetics of two significant neurodevelopmental toxicants: mercury and lead. *Mutation Research* 2010;705:130–140.

Hybenova, M., P. Hrda, J. Procházková, V. Stejskal, I. Sterzl. The role of environmental factors in autoimmune thyroiditis. *Neuro Endocrinol Lett* 2010;31(3):283–289.

Langer, P., M. Tajtakova, G. Fodor, A. Kocan, P. Bohov, J. Michalek, and A. Kreze. Increased thyroid volume and prevalence of thyroid disorders in an area heavily polluted by polychlorinated biphenyls. *Euro J Endocrinol* 1998;139:402–409.

Minich, Deanna M., and Jeffrey S. Bland. A review of the clinical efficacy and safety of cruciferous vegetable phytochemicals. *Nutrition Reviews* 2007 Jun;65(6[I]):259–267.

Parks, C. G., and G. .S Cooper. Occupational exposures and risk of systemic lupus erythematosus: a review of the evidence and exposure assessment methods in population- and clinic-based studies. *Lupus* 2006;15:728–736.

Söderlin, M. K., I. F. Petersson, S. Bergman, and B. Svensson. Smoking at onset of rheumatoid arthritis (RA) and its effect on disease activity and functional status: experiences from BARFOT, a long-term observational study on early RA. *Scand J Rheumatol* 2011;40:249–255.

Sonnenschein, Carlos, and Ana M. Soto. An updated review of environmental estrogen and androgen mimics and antagonists. *J. Steroid Biochem Molec Biol* 1998;65 (1–6):143–150.

Chapter 14：感染和特定自體免疫疾病

（由於前面章節已有列示許多針對特定疾病的參考文獻，因此本章不再重複列示。）

多發性硬化症

Benito-León, J., D. Pisa, R. Alonso, P. Calleja, M. Díaz-Sánchez, and L. Carrasco. Association between multiple sclerosis and Candida species: evidence from a case-control study. *Eur J Clin Microbiol Infect Dis* 2010;29:1139–1145, DOI: 10.1007/s10096- 010-0979-y.

Berer, Kerstin, and Gurumoorthy Krishnamoorthy. Commensal gut flora and brain autoimmunity: a love or hate affair? *Acta Neuropathol* 2012;123:639–651, DOI: 10.1007/s00401-012-0949-9.

Berer, Kerstin, Marsilius Mues, Michail Koutrolos, Zakeya Al Rasbi, Marina Boziki, Caroline Johner, Hartmut Wekerle, and Gurumoorthy Krishnamoorthy. Commensal microbiota and myelin autoantigen cooperate to trigger autoimmune demyelination. *Nature* 2011 Oct 26;479(7374):538–541, DOI: 10.1038/nature10554.

Chen, Xiaohong, Xiaomeng Ma, Ying Jiang, Rongbiao Pi, Yingying Liu, and Lili Ma. The prospects of minocycline in multiple sclerosis. *J Neuroimmunol* 2011;235:1–8.

Contini, Carlo, Silva Seraceni, Rosario Cultrera, Massimiliano Castellazzi, Enrico Granieri, and Enrico Fainardi. Chlamydophila pneumonia infection and its role in neurological disorders. *Interdiscip Perspect Infect Dis* 2010;2010.

Deretzi, G., J. Kountouras, S. S. A. Polyzos, C. Zavos, E. Giartza-Taxidou, E. Gavalas, I. Tsiptsios, and G Deretzi. Gastrointestinal immune system and brain dialogue implicated in neuroinflammatory and neurodegenerative diseases. *Curr Mol Med* 2011 Nov;11(8):696–707.

Fainardi, Enrico, Massimiliano Castellazzi, Carmine Tamborino, Silva Seraceni, Maria Rosaria Tola, Enrico Granieri, and Carlo Contini. Chlamydia pneumoniae–specific intrathecal oligoclonal antibody response is predominantly detected in a subset of multiple sclerosis patients with progressive forms. *J NeuroVirol* 2009;15:425–433.

Fazakerley, John K., and Robert Walker. Virus demyelination. *J NeuroVirol* 2003;9:148–164.

Filippi, Massimo, and Maria Assunta Rocca. MRI evidence for multiple sclerosis as a diffuse disease of the central nervous system. *J Neurol* 2005;252 (Suppl 5):V/16–V/24, DOI: 10.1007/s00415-005-5004-5.

Giuliania, Fabrizio, Sue Anne Fu, Luanne M. Metz, and V. R. Wee Yong. Effective combination of minocycline and interferon-h in a model of multiple sclerosis. *J Neuroimmunol* 2005;165:83–91.

Kaushansky, Nathali, Miriam Eisenstein, Rina Zilkha-Falb, and Avraham Ben-Nun. The myelin-associated oligodendrocytic basic protein (MOBP) as a relevant primary target autoantigen in multiple sclerosis. *Autoimmunity Reviews* 2010;9:233–236.

Kuusisto, H., H. Hyöty, S. Kares, E. Kinnunen, and I. Elovaara. Human herpes virus 6 and multiple sclerosis: a Finnish twin study. *Mult Scler* 2008;14:54.

Lünemann, Jan D., Thomas Kamradt, Roland Martin, and Christian Münz. Epstein-Barr virus: environmental trigger of multiple sclerosis? *J Virol* 2007 Jul;81(13):6777– 6784, DOI: 10.1128/JVI.00153-07.

Morelli, Alessandro, Silvia Ravera, Daniela Calzia, and Isabella Panfoli. Impairment of heme synthesis in myelin as potential trigger of multiple sclerosis. *Medical Hypotheses* 2012;78:707–710.

Riccio, P. The molecular basis of nutritional intervention in multiple sclerosis: a narrative review. *Compl Ther Med* 2011;19:228–237.

Selmi, Carlo, Anna Maria Papini, Piera Pugliese, Maria Claudia Alcaro, and M. Eric Gershwin.Environmental pathways to autoimmune diseases: the cases of primary biliary cirrhosis and multiple sclerosis. *Arch Med Sci* 2011;7(3): 368–380, DOI: 10.5114/aoms.2011.23398.

Van Meeteren, M. E., C. E. Teunissen, C. D. Dijkstra, and E. A. F. van Tol. Antioxidants and polyunsaturated fatty acids in multiple sclerosis. *Euro J Clin Nutr* 2005; 59:1347–1361.

Yao, S. Y., C. W. Stratton, W. M. Mitchell, and S. Sriram. CSF oligoclonal bands in MS include antibodies against Chlamydophila antigens. *Neurology* 2001 May 8;56(9): 1168-1176.

全身性紅斑性狼瘡

Crispín, Jose C., Maria Ines Vargas-Rojas, Adriana Monsiváis-Urenda, and Jorge Alcocer-Varela. Phenotype and function of dendritic cells of patients with systemic lupus erythematosus. *Clin Immunol* 2012;143:45–50.

Fagan, Thomas F., and Denise L. Faustman. Sex differences in autoimmunity. *Adv Cell Biol* 2004;34:295–306,

DOI:10.1016/S1569-2558(03)34020-2.

Harley, John B., and Judith A. James. Epstein-Barr virus infection induces lupus autoimmunity. *Bulletin of the NYU Hospital for Joint Diseases* 2006;64(1–2).

Lyons, Robert. Effective use of autoantibody tests in the diagnosis of systemic autoimmune disease. *Ann NY Acad Sci* 2005;1050:217–228, DOI: 10.1196/annals.1313.023.

McMurray, Robert W. Estrogen, prolactin, and autoimmunity: actions and interactions. *International Immunopharmacol* 2001Jun;1(6):995–1008.

Niller, H. H., H. Wolf, and J. Minarovits. Regulation and dysregulation of Epstein-Barr virus latency: implications for the development of autoimmune diseases. *Autoimmunity* 2008 May;41(4):298–328.

乳糜瀉

Fasano, A. Systemic autoimmune disorders in celiac disease. *Curr Opin Gastroenterol* 2006 Nov;22(6):674–679.

Mirza, N., E. Bonilla, and P. E. Phillips. Celiac disease in a patient with systemic lupus erythematosus: a case report and review of literature. *Clin Rheumatol* 2007;26:827– 828, DOI: 10.1007/s10067-006-0344-9.

Sollid, Ludvig M., and Bana Jabri. Is celiac disease an autoimmune disorder? *Curr Opin Immunol* 2005;17:595–600.

Ventura, Alessandro, Giuseppe Maguzzo, and Luigi Greco. Duration of exposure to gluten and risk for autoimmune disorders in patients with celiac disease. *Gastroenterology* 1999;117:297–303.

類風濕性關節炎

Bamonti, F., A. Fulgenzi, C. Novembrino, and M. E. Ferrero. Metal chelation therapy in rheumathoid arthritis: a case report: successful management of rheumathoid arthritis by metal chelation therapy. *Biometals* 2011 Dec;24(6):1093-1098.

Ebringer, Alan, Taha Rashid, and Clyde Wilson. Rheumatoid arthritis: proteus, anti-CC P antibodies and Karl Popper. *Autoimmunity Reviews* 2010;9:216–

223.

Fasano, A. Leaky gut and autoimmune diseases. *Clin Rev Allergy Immunol* 2012 Feb;42(1):71–78.

Hasni, S., A. Ippolito, G. G. Illei. Helicobacter pylori and autoimmune diseases. *Oral Diseases* 2011;17:621–627.

Peltonen, R., M. Nenonen, T. Helve, O. Hanninen, P. Toivanen, and E. Eerola. Faecal microbial flora and disease activity in rheumatoid arthritis during a vegan diet. *Br J Rheumatol* 1997;36:64–68.

Scher, Jose U., Carlos Ubeda, Michele Equinda, Raya Khanin, Yvonne Buischi, Agnes Viale, Lauren Lipuma, Mukundan Attur, Michael H. Pillinger, Gerald Weissmann, Dan R. Littman, Eric G. Pamer, Walter A. Bretz, and Steven B. Abramson. Periodontal disease and the oral microbiota in new-onset rheumatoid arthritis. *Arthritis & Rheumatism*, DOI: 10.1002/art.3453.

Wu, Hsin-Jung, and Eric Wu. The role of gut microbiota in immune homeostasis and autoimmunity. *Gut Microbes* 2012 Jan–Feb;3(1), 1–11.

修格蘭氏症候群

Laine, Mikael, Pauliina Porola, Lene Udby, Lars Kjeldsen, Jack B. Cowland, Niels Borregaard, Jarkko Hietanen, Mona Stahle, Antti Pihakari, and Yrjo T. Konttinen. Low salivary dehydroepiandrosterone and androgen-regulated cysteine-rich secretory protein 3 levels in Sjögren's syndrome. *Arthritis Rheum* 2007 Aug;56(8):2575– 2584.

Ramos-Casals, Manuel, Pilar Brito-Zerón, and Josep Font. The overlap of Sjögren's syndrome with other systemic autoimmune diseases. *Semin Arthritis Rheum* 36:246–255.

Tzioufas, Athanasios G., Efstathia K. Kapsogeorgou, Haralampos M. Moutsopoulos.Pathogenesis of Sjögren's syndrome: what we know and what we should learn. *J Autoimmun* 2012 Aug;39(1–2):1–116, DOI: 10.1016/j.jaut.2012.01.002.

自體免疫性甲狀腺炎：
葛瑞夫茲氏症、橋本氏甲狀腺炎

Ahmed, Rania, Safa Al-Shaikh, and Mohammed Akhtar. Hashimoto's Thyroiditis: a century later. *Adv Anat Pathol* 2012;19:181–186.

Boelaert, Kristien, Paul R. Newby, Matthew J. Simmonds, Roger L. Holder, Jacqueline D. Carr-Smith, Joanne M. Heward, Nilusha Manji, Amit Allahabadia, Mary Armitage, Krishna V. Chatterjee, John H. Lazarus, Simon H. Pearce, Bijay Vaidya, Stephen C. Gough, and Jayne A. Franklyn. Prevalence and relative risk of other autoimmune diseases in subjects with autoimmune thyroid disease. *Amer J Med* 2010;123:183.e1–183.e9.

Canning, M.O., C. Ruwhof, and H. A. Drexhage. Aberrancies in antigen-presenting cells and T cells in autoimmune thyroid disease: a role in faulty tolerance induction. *Autoimmunity* 2003 Sept–Nov;36 (6–7):429–442.

Duntas, Leonidas. Environmental factors and autoimmune thyroiditis. *Endocrinol & Metab* 2008 Aug;4(8):454–460.

Gallagher, Carolyn M., and Jaymie R. Meliker. Mercury and thyroid autoantibodies in U.S. women, NHANES 2007–2008. *Environment International* 2012;40:39–43.

Hybenova, M., P. Hrda, J. Prochazkova, V. Stejskal, and I. Sterzl. The role of environmental factors in autoimmune thyroiditis. *Neuro Endocrinol Lett* 2010;31(3):283-289.

Langer, P., M. Tajtakova, G. Fodor, A. Kocan, P. Bohov, J. Michalek, and A. Kreze. Increased thyroid volume and prevalence of thyroid disorders in an area heavily polluted by polychlorinated biphenyls. *Euro J Endocrinol* 1998;139:402–409.

Morshed, Syed A., Rauf Latif, and Terry F. Davies. Delineating the autoimmune mechanisms in Graves' disease. *Immunol Res* 2012, DOI: 10.1007/s12026-012-8312-8.

Prochazkova, J., I. Sterzl, H. Kucerova, J. Bartova, and V. D. Stejskal. The beneficial effect of amalgam replacement on health in patients with autoimmunity. *Neuro Endocrinol Lett* 2004 Jun;25(3):211–218.

Saranac, L., S. Zivanovic, B. Bjelakovic, H. Stamenkovic, M. Novak, and B. Kamenov. Why is the thyroid so prone to autoimmune disease? *Horm Res Paediatr*

2011;75:157– 165, DOI: 10.1159/000324442.

Skamagas, M., and E. B. Geer. Autoimmune hyperthyroidism due to secondary adrenal insufficiency: resolution with glucocorticoids. *Endocr Pract* 2011 Jan–Feb;17(1): 85–90.

Stazi, Anna Velia, and Biagino Trinti. Selenium status and over-expression of interleukin-15 in celiac disease and autoimmune thyroid diseases. *Ann Ist Super Sanita* 2010;46(4):389–399, DOI: 10.4415/Ann_10_04_06.

Sterzl, I., J. Prochazkova, P. Hrda, P. Matucha, J. Bartova, V. D. Stejskal. Removal of dental amalgam decreases anti-TPO and anti-Tg autoantibodies in patients with autoimmune thyroiditis. *Neuro Endocrinol Lett* 2006 Dec;27 (Suppl 1):25–30.

Tomer, Yaron. Genetic susceptibility to autoimmune thyroid disease: past, present, and future. *Thyroid* 2010 Jul;20(7):715–725, DOI: 10.1089/thy.2010.1644.

Tomer, Yaron, and Amanda Huber. The etiology of autoimmune thyroid disease: a story of genes and environment. *J Autoimmun* 2009;32:231–239.

免疫系統全方位復原計畫

從飲食、壓力、腸道、肝臟四大途徑全面拯救你的免疫系統

The Immune System Recovery Plan: A Doctor's 4-Step Program to Treat Autoimmune Disease

作　　者　蘇珊‧布魯（Susan S. Blum）醫師 著

　　　　　蜜雪兒‧班德（Michele Bender）執筆

譯　　者　毛佩琦

封面設計　呂德芬

責任編輯　張海靜、劉素芬

行銷業務　王綬晨、邱紹溢、劉文雅

行銷企畫　黃羿潔

副總編輯　張海靜

總 編 輯　王思迅

發 行 人　蘇拾平

出　　版　如果出版

發　　行　大雁出版基地

　　　　　地址 231030 新北市新店區北新路三段 207-3 號 5 樓

　　　　　電話 02-8913-1005

　　　　　傳真 02-8913-1056

　　　　　讀者傳真服務 02-8913-1056

　　　　　讀者服務信箱 E-mail andbooks@andbooks.com.tw

　　　　　劃撥帳號 19983379

　　　　　戶名 大雁文化事業股份有限公司

出版日期　2023 年 6 月 二版

定　　價　499

I S B N　978-626-7045-95-4

THE IMMUNE SYSTEM RECOVERY PLAN: A DOCTOR'S 4-STEP PROGRAM TO TREAT AUTOIMMUNE DISEASE by SUSAN BLUM, M.D., M.P.H., WITH MICHELE BENDER, FOREWORD BY MARK HYMAN, M.D.

Copyright: © 2013 by SUSAN BLUM, M.D.

This edition arranged with JANIS A. DONNAUD & ASSOCIATES, INC.

Through BIG APPLE AGENCY, INC., LABUAN, MALAYSIA.

Traditional Chinese edition copyright:

2018 as if Publishing, A Division of AND Publishing Ltd.

All rights reserved.

國家圖書館出版品預行編目 (CIP) 資料

免疫系統全方位復原計畫：從飲食、壓力、
腸道、肝臟四大途徑全面拯救你的免疫系統 /
蘇珊.布魯(Susan S. Blum), 蜜雪兒.班德(Michele
Bender)合著；毛佩琦譯. -- 二版. -- 臺北市：如果
出版：大雁出版基地發行, 2023.06
　　面；　公分
　　譯自：The immune system recovery plan : a doctor's
4-step program to treat autoimmune disease.
ISBN 978-626-7045-95-4(平裝)
1.CST: 自體免疫性疾病 2.CST: 保健常識
　415.695　　　　　　　　　　　112005252